RUDOLF STEINER GESAMTAUSGABE
VORTRÄGE

VORTRÄGE ÜBER MEDIZIN

RUDOLF STEINER

Anthroposophische Menschenerkenntnis und Medizin

Elf Vorträge

gehalten in verschiedenen Städten

zwischen dem 28. August 1923 und dem 29. August 1924

1994

RUDOLF STEINER VERLAG
DORNACH/SCHWEIZ

Nach vom Vortragenden nicht durchgesehenen Nachschriften
herausgegeben von der Rudolf Steiner-Nachlaßverwaltung
Die Herausgabe besorgten
Dr. med. Werner Belart und Dr. med. Hans W. Zbinden

1. Auflage in dieser Zusammenstellung
Gesamtausgabe Dornach 1971

2. Auflage, Gesamtausgabe Dornach 1982

3. Auflage, Gesamtausgabe Dornach 1994

Einzelausgaben und Abdrucke in Zeitschriften
siehe zu Beginn der Hinweise

Bibliographie-Nr. 319
Zeichen auf dem Umschlag nach einem Entwurf von Rudolf Steiner,
Schrift von Benedikt Marzahn
Zeichnungen im Text nach Kopien der Tafelzeichnungen Rudolf Steiners
in den Vortragsnachschriften, ausgeführt von Hedwig Frey
Alle Rechte bei der Rudolf Steiner-Nachlaßverwaltung, Dornach/Schweiz
© 1971 by Rudolf Steiner-Nachlaßverwaltung, Dornach/Schweiz
Printed in Germany by Greiserdruck, Rastatt
ISBN 3-7274-3190-3

Zu den Veröffentlichungen
aus dem Vortragswerk von Rudolf Steiner

Die Gesamtausgabe der Werke Rudolf Steiners (1861–1925) gliedert sich in die drei großen Abteilungen: Schriften – Vorträge – Künstlerisches Werk (siehe die Übersicht am Schluß des Bandes).

Von den in den Jahren 1900 bis 1924 sowohl öffentlich wie für Mitglieder der Theosophischen, später Anthroposophischen Gesellschaft zahlreichen frei gehaltenen Vorträgen und Kursen hatte Rudolf Steiner ursprünglich nicht gewollt, daß sie schriftlich festgehalten würden, da sie von ihm als «mündliche, nicht zum Druck bestimmte Mitteilungen» gedacht waren. Nachdem aber zunehmend unvollständige und fehlerhafte Hörernachschriften angefertigt und verbreitet wurden, sah er sich veranlaßt, das Nachschreiben zu regeln. Mit dieser Aufgabe betraute er Marie Steiner-von Sivers. Ihr oblag die Bestimmung der Stenographierenden, die Verwaltung der Nachschriften und die für die Herausgabe notwendige Durchsicht der Texte. Da Rudolf Steiner aus Zeitmangel nur in ganz wenigen Fällen die Nachschriften selbst korrigieren konnte, muß gegenüber allen Vortragsveröffentlichungen sein Vorbehalt berücksichtigt werden: «Es wird eben nur hingenommen werden müssen, daß in den von mir nicht nachgesehenen Vorlagen sich Fehlerhaftes findet.»

Über das Verhältnis der Mitgliedervorträge, welche zunächst nur als interne Manuskriptdrucke zugänglich waren, zu seinen öffentlichen Schriften äußert sich Rudolf Steiner in seiner Selbstbiographie «Mein Lebensgang» (35. Kapitel). Der entsprechende Wortlaut ist am Schluß dieses Bandes wiedergegeben. Das dort Gesagte gilt gleichermaßen auch für die Kurse zu einzelnen Fachgebieten, welche sich an einen begrenzten, mit den Grundlagen der Geisteswissenschaft vertrauten Teilnehmerkreis richteten.

Nach dem Tode von Marie Steiner (1867–1948) wurde gemäß ihren Richtlinien mit der Herausgabe einer Rudolf Steiner Gesamtausgabe begonnen. Der vorliegende Band bildet einen Bestandteil dieser Gesamtausgabe. Soweit erforderlich, finden sich nähere Angaben zu den Textunterlagen am Beginn der Hinweise.

INHALT

ANTHROPOSOPHISCHE GEISTESWISSENSCHAFT UND
MEDIZINISCHE ERKENNTNIS

ANTHROPOSOPHISCHE MENSCHENERKENNTNIS
UND MEDIZIN

WAS KANN DIE HEILKUNST
DURCH EINE GEISTESWISSENSCHAFTLICHE
BETRACHTUNG GEWINNEN?

DIE KUNST DES HEILENS VOM GESICHTSPUNKTE
DER GEISTESWISSENSCHAFT

ERSTER VORTRAG

Penmaenmawr (England), 28. August 1923

Da gewünscht worden ist, daß ich über die aus der anthroposophischen Weltanschauung herausgewachsenen therapeutischen Prinzipien an einem unserer Abende spreche, so komme ich diesem Wunsche sehr gerne entgegen, allein es ist schwierig, gerade über diesen Gegenstand kurz zu sprechen. Es ist schwierig, weil der Gegenstand ein außerordentlich ausgebreiteter ist und man in einem ganz kurzen Vortrag, der doch nur aphoristisch sein kann, kaum eine richtige Vorstellung von dem hervorrufen kann, auf das es ankommt, und weil auf der anderen Seite zum Beispiel gewisse Betrachtungen, die dabei angestellt werden müssen, etwas für das allgemeine Menschenbewußtsein abgelegen sind. Dennoch will ich versuchen, die Dinge, auf die es ankommt, so allgemeinverständlich als es möglich ist, am heutigen Abende darzulegen.

Daß sich innerhalb der anthroposophischen Bewegung auch eine medizinische Strömung befindet, das rührt ganz gewiß nicht davon her, daß wir als Anthroposophen überall dabei sein wollen und überall gewissermaßen unsere Nase hineinstecken möchten. Das ist ganz gewiß nicht der Fall. Aber während die anthroposophische Bewegung ihren Weg durch die Welt zu machen suchte, fanden sich zu dieser Bewegung auch Ärzte hinzu, ernst strebende Ärzte, und eine große, verhältnismäßig große Anzahl solcher Ärzte war zu einem mehr oder weniger klaren Bewußtsein gekommen, wie schwankend eigentlich die Anschauungen der heute offiziell geltenden Medizin sind, wie für das eigentliche Verständnis der Krankheitsprozesse und ihrer Heilung vielfach die Grundlagen fehlen.

Diese Grundlagen fehlen der offiziellen Wissenschaft aus dem Grunde, weil dasjenige, was heute Geltung, wissenschaftliche Geltung haben will, sich eigentlich nur auf die heute allgemein gebräuchliche Naturwissenschaft stützen will. Und diese Naturwissenschaft wiederum, sie glaubt nur sicher mit demjenigen zu gehen, was sie auf mechanische, physikalische oder chemische Weise in der äußeren Natur feststellen kann. Und sie wendet dann dasjenige, was sie durch Physik, Chemie über äußere Naturvorgänge findet, auch da an, wo sie zum Verständnis des Menschen kommen will. Aber wenn auch im Menschen eine Art Konzentration, mikrokosmischer Konzentration aller Weltenprozesse enthalten ist, so sind doch die äußeren physischen und chemischen Prozesse im menschlichen Organismus selber niemals in der Form vorhanden, in der sie draußen in der Natur vor sich gehen. Der Mensch nimmt die Stoffe der Erde in sich auf, die ja nicht bloß passive Stoffe sind, sondern die eigentlich immer erfüllt sind von Naturprozessen, von Naturvorgängen. Ein Stoff sieht nur äußerlich so aus, als ob er etwas in sich Ruhendes wäre. In Wirklichkeit webt und lebt ja alles in dem Stoffe. Und so nimmt der Mensch auch diejenigen Vorgänge, dieses Weben und Leben, wie es sich chemisch und physisch abspielt in der Natur, in seinen Organismus auf, aber er verwandelt es also gleich in seinem Organismus, er macht es in seinem Organismus zu etwas anderem.

Dieses andere, was aus den Naturprozessen im menschlichen Organismus wird, das kann man nur verstehen, wenn man zu einer wirklichen, wahren Menschenbeobachtung kommt. Aber die heutige Naturwissenschaft schließt eigentlich, indem sie sich einzig und allein auf das Physische, Chemische stützen will, dasjenige von ihrem Gebiete aus, was sich im Menschen als eigentlich Menschliches, auch zum Beispiel im physischen Körper des Menschen als eigentlich Menschliches abspielt. Denn im physischen Körper des Menschen spielt sich niemals etwas ab, was nicht zu gleicher Zeit unter dem Einflusse der ätherischen Vorgänge, der astralischen Vorgänge, der Ich-Vorgänge liegt. Aber indem die Naturwissenschaft ganz und gar absieht von diesen Ich-Vorgängen, diesen astralischen Prozessen, diesem ätherischen Leben und Weben, kommt sie eigentlich gar nicht an den Menschen heran. Daher kann diese Naturwissenschaft nicht eigentlich so in das menschliche Innere hineinschauen, daß ihr klar werden könnte, wie die äußeren chemischen und physischen Prozesse im Menschen dann weiter wirken, wie sie im gesunden Menschen weiter wirken, und wie sie im kranken Menschen weiter wirken.

Wie soll man denn aber die Wirkung eines Heilmittels in der rich-

tigen Art beurteilen, wenn man sich nicht ein Verständnis dafür verschaffen kann, wie irgendein Naturding, das wir in den Organismus
einführen, oder mit dem wir den Organismus behandeln, im menschlichen Organismus weiter wirkt.

Und so kann man sagen: Der denkbar größte Fortschritt auf medizinischem Gebiete in der neueren Zeit ist eigentlich nur gemacht
worden auf dem Gebiete der Chirurgie, wo es sich um äußere, man
möchte sagen, mechanische Handhabungen handelt.

Dagegen herrscht auf dem Gebiete – nicht nach meinem Urteil,
sondern eben gerade nach dem Urteil derjenigen Ärzte, die sich das
alles zum Bewußtsein gebracht haben – der eigentlichen Therapie eine
große Verwirrung, weil man den Zusammenhang zwischen irgendeinem Naturding und der Wirkung auf die Krankheit nicht durchschauen kann, wenn man durch die besondere Ansicht, die man über
die Naturwissenschaft hat, eigentlich den Menschen selber ausschließt
von der wissenschaftlichen Betrachtung.

Indem nun die Anthroposophie gerade darauf ausgeht, den Menschen in seinem innersten Wesen kennenzulernen, sowohl insofern er
ein übersinnliches wie insofern er ein sinnliches Wesen ist, kann auch
aus der Anthroposophie heraus eine Erkenntnis geschöpft werden über
die Behandlung des Menschen mit diesen oder jenen Naturmitteln im
Krankheitsfalle.

Im Grunde steht man heute schon vor einer gewissen Erkenntnis-
grenze in der Medizin, wenn man nur nach dem eigentlichen Wesen
der Krankheit frägt. Was ist die Krankheit? Aus den heutigen wissenschaftlichen Erkenntnissen läßt sich diese Frage: Was ist die Krankheit? – gar nicht beantworten. Denn, was ist nach diesen naturwissenschaftlichen Anschauungen die Summe all der Vorgänge, die im gesunden Menschen sich abspielen? Vom Kopf, vom äußersten Kopf-
ende bis zum letzten Zehenende am Fuße sind das die Naturprozesse.
Aber was sind denn die Prozesse, die sich während der Krankheit abspielen in der Leber, in der Niere, im Kopf, im Herzen, wo immer, was
sind denn das für Prozesse? Naturprozesse sind es. Alles, was gesunde
Prozesse sind, sind Naturprozesse; alles, was Krankheitsprozesse sind,
sind ja auch Naturprozesse. Warum ist denn der Mensch unter der

einen Sorte von Prozessen gesund und unter der anderen Sorte von Prozessen krank?

Es handelt sich gerade darum, daß man nicht im Allgemeinen herumspricht, so nebulos herumspricht: Nun ja, die gesunden Naturprozesse sind normal, die kranken Naturprozesse sind nicht normal. – Da stellt wirklich «zur rechten Zeit», wenn man nichts weiß, «ein Wort» sich ein!

Es handelt sich darum, daß man dann, wenn man nur die allgemeine Naturwissenschaft, wie sie heute üblich ist, anwendet, an den Menschen so herangeht: am liebsten nicht an den lebenden Menschen, sondern an die Leiche; man nimmt da oder dort irgendein Stück des Organismus und macht sich Vorstellungen darüber, was da nun für gesunde oder kranke Naturprozesse drinnen vorgehen. Und so ist es einem eigentlich gleichgültig, ob man irgendein Gewebe aus dem Kopf oder aus der Leber oder aus der großen Zehe nimmt oder dergleichen. Alles wird eben zuletzt zurückgeführt, ich will sagen, auf die Zelle. Es ist eigentlich nach und nach die bestausgebildete Menschenlehre die Histologie, die Gewebelehre geworden. Nun ja, wenn man in die kleinsten Teile hineingeht und alle Kräftezusammenhänge wegläßt, dann sind, so wie in der Nacht alle Kühe grau sind, alle Organe dann im Menschen gleich. Aber man bekommt dann eben eine nächtliche «Graue-Kuh-Wissenschaft», nicht eine wirkliche Wissenschaft, die sich der Spezifität der einzelnen Organe im Menschen annimmt.

Dasjenige, was da zur Grundlage dienen muß, das habe ich eigentlich erst vor einigen Jahren auszusprechen gewagt, obwohl es mich beschäftigt hat seit jetzt reichlich mehr als dreißig bis fünfunddreißig Jahren. Aber man stellt sich gewöhnlich nur vor, daß Geisteswissenschaft so leicht zu ihren Resultaten kommt. Man braucht nur hineinzuschauen in die geistige Welt, dann bekommt man das alles heraus, während man es schwierig hat, wenn man in Laboratorien arbeiten muß, in physikalischen Kabinetten oder auf der Klinik; da müsse man sich Mühe geben – so denkt man nämlich –, in der Geisteswissenschaft handle es sich nur darum, daß man hineinschaue in die Welt des Geistes, dann kriege man alles heraus. So ist es eben nicht. Gerade die gewissenhafte Geistesforschung erfordert mehr Mühe und vor allen Dingen mehr Verantwortung als das Hantieren in den Laboratorien oder auf der Klinik oder der Sternwarte. Und so ist es, daß zwar die erste Konzeption dessen, was ich jetzt kurz prinzipiell andeuten will, vor mir stand vor fünfunddreißig Jahren etwa, daß ich das aber erst vor einigen Jahren aussprechen konnte, nachdem alles verarbeitet worden ist und vor allen Dingen auch an der gesamten offiziellen Naturwissenschaft der Gegenwart verifiziert worden ist. Und gerade unter dem Einflusse dieser Prinzipien über die Gliederung des Menschen ist dasjenige entstanden, von dem ich eben erzählte, diese therapeutische Strömung innerhalb unserer anthroposophischen Bewegung.

Wir müssen im Menschen einfach, wenn wir ihn auch als physischen Menschen vor uns haben, durchaus drei voneinander verschiedene Glieder unterscheiden. Diese drei verschiedenen Glieder kann man in der verschiedensten Art benennen. Aber man kommt am besten an sie heran, wenn man sie so charakterisiert, daß man sagt: Der Mensch hat als das eine System seines auch physischen Wesens das Nerven-Sinnessystem, das hauptsächlich im Kopfe lokalisiert ist.

Der Mensch hat als zweites System das rhythmische System; das umfaßt die Atmung, das umfaßt die Blutzirkulation. Es umfaßt aber auch zum Beispiel die rhythmischen Tätigkeiten der Verdauung und so weiter. Das ist das zweite System des Menschen.

Und das dritte System des Menschen ist der Zusammenhang zwischen dem Bewegungssystem, Gliedmaßensystem und dem eigentlichen Stoffwechselsystem. Dieser Zusammenhang wird Ihnen sofort klar sein, wenn Sie daran denken, daß ja gerade durch die Bewegung der Glieder der Stoffwechsel befördert wird, und daß eigentlich nach innen die Gliedmaßen ganz organisch immer mit den Stoffwechselorganen zusammenhängen. Das wird Ihnen auch die Anatomie unmittelbar zeigen. Sehen Sie nur, wie die Beine nach innen sich fortsetzen in den Stoffwechselorganen und ebenso die Arme sich fortsetzen nach innen. So daß wir am Menschen unterscheiden können drei Systeme: Das Nerven-Sinnessystem, vorzugsweise im Kopfe lokalisiert, das rhythmische System, vorzugsweise in der Brust, um das Herz herum lokalisiert, das Stoffwechsel-Gliedmaßensystem, das vorzugsweise in den

Gliedmaßen und in den daran anhängenden Stoffwechselorganen lokalisiert ist.

Aber man darf sich diese Gliederung des Menschen nicht so vorstellen, wie – um die anthroposophische Bewegung möglichst anzuschwärzen – einmal ein Professor tat. Der versuchte nicht einzudringen in dasjenige, was damit eigentlich gemeint ist mit dieser Gliederung, sondern er versuchte diese Gliederung des Menschen anzuschwärzen und sagte: Diese Anthroposophen behaupten, der Mensch bestünde aus drei Systemen, aus dem Kopf, dem Rumpf – Brust und Bauch – und aus den Gliedmaßen. – Ja, man kann natürlich auf diese Art eine Sache sofort lächerlich machen.

Denn es handelt sich nicht darum, daß das Nerven-Sinnessystem nur im Kopfe ist. Es ist hauptsächlich im Kopfe, aber es dehnt sich dann über den ganzen Organismus aus, so daß der Mensch seine Kopforganisation über den ganzen Organismus verbreitet hat. Ebenso dehnt sich das rhythmische System nach oben und unten über den ganzen Organismus aus. Der Mensch ist also wiederum räumlich ganz rhythmisches System, ebenso ganz Stoffwechsel-Gliedmaßensystem. Wenn Sie die Augen bewegen, sind die Augen Gliedmaßen. Also nicht nebeneinander stehen diese Systeme räumlich, sondern sie sind ineinander gegliedert. Sie stecken ineinander, und man muß sich schon ein wenig an ein exaktes Denken gewöhnen, wenn man diese Gliederung des Menschen im richtigen Sinne beurteilen will.

Nun sind die beiden Systeme, das erste und das dritte, das Nerven-Sinnessystem und das Gliedmaßen-Stoffwechselsystem, einander eigentlich polarisch entgegengesetzt. Was das eine erzeugt, zerstört das andere; was das andere zerstört, erzeugt das eine. Sie wirken also ganz im entgegengesetzten Sinne. Und das mittlere System, das rhythmische System, stellt die Beziehung zwischen beiden her. Da wird gewissermaßen zwischen beiden hin- und hergependelt, damit ein Einklang zwischen dem Zerstören des einen Systems und dem Aufbauen des anderen Systems immer stattfinden kann. Wenn wir zum Beispiel das Stoffwechselsystem ins Auge fassen, so wirkt das Stoffwechselsystem mit seiner größten Intensität natürlich im menschlichen Unterleibe. Aber dasjenige, was da im menschlichen Unterleibe vor sich geht, das muß eine polarisch entgegengesetzte Tätigkeit hervorrufen im Haupte des Menschen, im Nerven-Sinnessystem, wenn der Mensch gesund sein soll.

Denken Sie nun, daß jene intensive Tätigkeit, die eigentlich die Tätigkeit des menschlichen Verdauungssystemes ist, sich durch eine zu starke, zu große Intensität bis nach dem Nerven-Sinnessystem ausdehnt, so daß also diejenige Tätigkeit, die eigentlich im Stoffwechselsystem sein sollte, auf das Nerven-Sinnessystem übergreift, dann haben Sie zwei, allerdings Naturprozesse meinetwillen, aber Sie sehen gleich, wie der eine Naturprozeß zum Abnormen wird. Er gehört eben nur hinein in das Stoffwechselsystem, und er bricht gewissermaßen nach oben durch in das Nerven-Sinnessystem.

Dadurch entstehen die verschiedenen Formen einer zwar von der Medizin heute etwas als Quantité négligeable behandelten Krankheit, aber, ich möchte sagen, von einem großen Teil der Menschheit weniger so behandelten Krankheit, denn es sind überall diese verschiedenen Krankheitsformen bekannt. Dadurch entsteht dasjenige, was unter den verschiedenen Formen der Migräne bekannt ist. Und man muß, um die Migräne in ihren verschiedenen Formen zu verstehen, diesen Prozeß begreifen, der eigentlich in seiner Intensität, so wie er da ist, sich im Stoffwechselsystem abspielen soll, und der nach dem Nerven-Sinnessystem hin durchbricht, so daß die Nerven und die Sinne selber so behandelt werden, daß der Stoffwechsel in sie hineinschießt, statt daß er an seinem eigentlichen Orte bleibt.

Das Umgekehrte kann stattfinden. Der Prozeß, der am intensivsten sein soll im Nerven-Sinnessystem, der ganz entgegengesetzt ist dem Stoffwechselprozeß, der kann wiederum in einer gewissen Weise nach dem Stoffwechselsystem durchbrechen. So daß im Stoffwechselsystem, statt daß dort nur ein ganz untergeordneter Nerven-Sinnesprozeß vor sich geht, ein gesteigerter Nerven-Sinnesprozeß sich abspielt, daß gewissermaßen dasjenige, was dem Kopf gehört, durchbricht und in dem Unterleibe auftritt, die Kopftätigkeit also im Unterleibe auftritt. Wenn dies geschieht, dann entsteht im Menschen die gefährliche Krankheit des abdominalen Typhus.

So sieht man in der Tat dadurch, daß man diesen dreigliedrigen

Menschen von Grund aus versteht, wie im menschlichen Organismus der Krankheitsprozeß aus dem gesunden Prozeß heraus sich entwickelt. Wäre unser Kopf mit seinem Nerven-Sinnessystem nicht so organisiert, wie er organisiert ist, dann könnten wir nie einen Typhus haben. Wäre unser Unterleib nicht so organisiert, wie er ist, könnten wir niemals eine Migräne haben. Aber die Kopftätigkeit soll im Kopfe, die Unterleibstätigkeit im Unterleibe bleiben. Brechen sie durch, so entstehen eben solche Krankheitsformen.

Und wie auf diese zwei besonders charakteristischen Krankheitsformen, so kann man auf andere Krankheitsformen hindeuten, die immer dadurch entstehen, daß eine gewisse Tätigkeit, die in ein gewisses Organsystem gehört, an einem anderen Orte, in einem anderen Organsystem sich geltend macht.

Geht man nur anatomisch vor, so sieht man eben, wie die kleinsten Teile im Gewebe des Organismus drinnen sind. Aber man sieht dieses Wirken von polarisch entgegengesetzter Tätigkeit nicht. An der Nervenzelle können Sie nur studieren, daß sie entgegengesetzt organisiert ist, sagen wir der Leberzelle. Wenn Sie ins Ganze des Organismus so hineinschauen können, daß er Ihnen eben in seiner Dreigliederung erscheint, dann merken Sie auch, wie die Nervenzelle eine Zelle ist, die fortwährend sich auflösen will, die fortwährend abgebaut sein will, wenn sie gesund sein soll, und wie eine Leberzelle etwas ist, was fortwährend aufgebaut sein will, wenn sie gesund sein soll. Das sind polarische Tätigkeiten. Sie wirken in der richtigen Weise aufeinander, wenn sie entsprechend verteilt sind im Organismus, sie wirken in der unrichtigen Weise ineinander, wenn sie ineinander eindringen.

Das rhythmische System steht in der Mitte und will eben immer den Ausgleich schaffen zwischen den einander entgegengesetzten polarischen Tätigkeiten des Nerven-Sinnessystems und des Stoffwechsel-Gliedmaßensystems.

Ich möchte nun ein besonderes Beispiel herauswählen, um Sie gewissermaßen hineinschauen zu lassen – ich kann natürlich alles nur aphoristisch erörtern –, wie man die Beziehung des aus der Natur genommenen Heilmittels mit seinen Kräften zu den im Inneren des

Menschen wirkenden Gesundungs- und Erkrankungskräften finden kann.

Wollen wir einmal unseren Blick hinwenden auf ein ganz bestimmtes Erz, das sich in der Natur findet, das sogenannte Antimonerz. Antimon hat, wenn man es schon äußerlich betrachtet, eine außerordentlich interessante Eigenschaft. Es formt sich in der Natur so, daß gewissermaßen Spieße entstehen, stangenförmige, spießartige Gliederungen, die sich aneinanderlegen, so daß man das Antimonerz in der Natur so findet, daß man es, wenn ich es schematisch aufzeichne, etwa so

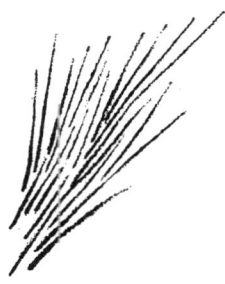

aufzeichnen könnte. Fast wie ein mineralisches Moos oder eine mineralische Flechte wächst das. Man sieht, daß gewissermaßen dieses Mineral sich fadenförmig anordnen will. Man sieht noch viel deutlicher, wie sich dieses Mineral, dieses Erz fadenförmig anordnen will, wenn man es einem gewissen physikalisch-chemischen Prozeß unterwirft. Dann wird es noch dünnfaseriger. Es ordnet sich ganz dünnfaserig an. Besonders bedeutsam aber ist das, was auftritt, wenn man dieses Antimon einer gewissen Art von Verbrennungsprozeß unterwirft. Man bekommt einen weißen Rauch, der sich an Wände anlegen kann und dann glänzend, spiegelartig wird.* Man nennt das den Antimonspiegel. Er wird heute wenig mehr respektiert, wurde aber in der alten Medizin außerordentlich viel angewendet, eben aus alten Erkenntniskräften heraus, von denen ich Ihnen in den Vormittagsvorträgen wiederholt gesprochen habe. Dieser Antimonspiegel, also das, was sich erst aus dem Verbrennungsprozeß heraus entwickelt und sich an Wänden ablagern kann, so daß es spiegelglänzend wird, ist eben etwas außerordentlich Wichtiges.

* Siehe Hinweis auf Seite 249

Zu alledem gesellt sich eine andere Eigenschaft. Ich will nur dies hervorheben: Wenn man das Antimon gewissen elektrolytischen Prozessen unterwirft und es an die sogenannte elektrolytische Kathode bringt, so braucht man nur, nachdem man das Antimon herangebracht und dem elektrolytischen Prozeß unterworfen hat an der Kathode, einen kleinen Einfluß auszuüben, und man bekommt eine kleine Antimonexplosion. Kurz, dieses Antimon hat die denkbar interessantesten Eigenschaften.

Wenn man in einer gewissen mäßigen Dosierung das Antimon in den menschlichen Organismus einführt, so kann man an den verschiedenen Vorgängen studieren, wie in der Tat dieselben Kräfte, die sich so verhalten, wie ich es jetzt geschildert habe am Antimon, im menschlichen Organismus ihre Fortsetzung erfahren, und wie sie da allerlei Kräfteformen, allerlei Wirkungsformen annehmen.

Diese Wirkungsformen – ich kann natürlich die Einzelheiten, die Belege hier nicht auseinandersetzen, will Ihnen nur dasjenige, was eben innerer Zusammenhang ist, kurz skizzieren –, diese Prozesse also, die da im menschlichen Organismus auftreten, treten zum Beispiel besonders stark überall da auf, wo Blut gerinnt. Also sie verstärken, sie befördern das Blutgerinnen. Aber untersucht man nun mit denjenigen Methoden, die eben auch zu der Dreigliederung des menschlichen Organismus gehören, die uns allmählich in die menschliche Wesenheit hineinschauen lassen und erkennen lassen, wie die einzelnen Systeme in den verschiedenen Organen sich verhalten, schaut man so in den menschlichen Organismus hinein, so findet man, daß dasjenige, was im Antimon lebt, nicht bloß draußen im mineralischen Antimon lebt, sondern daß das tatsächlich ein Kräftezusammenhang ist, der im menschlichen Organismus selber lebt, der immer im menschlichen Organismus, im gesunden Organismus vorhanden ist, und der nun im kranken menschlichen Organismus auch Formen annimmt von der Art, wie ich es Ihnen jetzt auseinandergesetzt habe.

Dieser, ich möchte sagen, im menschlichen Organismus selber vorhandene Antimonprozeß, ist einem anderen Prozeß polarisch entgegengesetzt. Er ist entgegengesetzt dem Prozesse, der überall da auftritt, wo die plastisch tätigen Kräfte, zum Beispiel die zellenbildenden

Kräfte auftreten, die zellenrundenden Kräfte, wo also dasjenige auftritt, was eigentlich die Zellsubstanz des menschlichen Organismus
bildet. Ich möchte diese Kräfte, weil sie vorzugsweise zum Beispiel in
der Eiweißsubstanz enthalten sind, die albuminisierenden Kräfte nennen. Und so haben wir im menschlichen Organismus die Kräfte, die
wir draußen in der Natur, im Antimon namentlich, dann finden, wenn
wir das Antimon zum Beispiel der Verbrennung unterwerfen und bis
zum Antimonspiegel bringen. Die Kräfte, die draußen im Antimon
wirken, die haben wir also im menschlichen Organismus auch wirkend.
Wir haben aber auch die entgegengesetzten Kräfte wirksam, die albuminisierenden Kräfte, welche die Antimonkräfte zum Stillstand bringen, wegschaffen.

Diese zwei Kräftesysteme, albuminisierende und antimonisierende
Kräfte, die wirken nun einander so entgegen, daß sie im menschlichen
Organismus in einem gewissen Gleichgewicht stehen müssen. Man muß
nun erkennen, daß zum Beispiel jener Prozeß, den ich Ihnen vorhin
prinzipiell geschildert habe und der zugrunde liegt dem abdominalen
Typhus, im wesentlichen darauf beruht, daß das Gleichgewicht zwischen diesen beiden Kräftesystemen gestört ist.

Um nun recht in den menschlichen Organismus hineinzuschauen,
muß man dasjenige zu Hilfe nehmen können, was ich Ihnen gerade
von den verschiedensten – allerdings nicht medizinischen – Gesichtspunkten aus in diesen Morgenvorträgen während dieses Kursus auseinandergesetzt habe.

Da haben wir gesehen, wie der Mensch nicht bloß diesen physischen Körper hat, sondern einen ätherischen oder Bildekräftekörper,
einen astralischen Körper, eine Ich-Organisation. Und gerade gestern
war ich in der Lage, Ihnen auseinanderzusetzen, wie einen innigen Zusammenhang der physische Körper und der Bildekräftekörper auf der
einen Seite haben, das Ich und der astralische Körper auf der anderen
Seite, wie aber einen loseren Zusammenhang der astralische Leib und
der Bildekräfteleib oder Ätherleib haben, denn die trennen sich jede
Nacht.

Dieser Zusammenhang, der in einem Ineinanderspielen der Kräfte
des astralischen Leibes und des Ätherleibes besteht, ist nun radikal

19

gestört beim abdominalen Typhus. Bei diesem abdominalen Typhus tritt das ein, daß der astralische Leib schwach wird, nicht in der entsprechenden intensiven Weise in den physischen Leib hineinwirken kann, dadurch, weil er für sich wirkt, jenes Übergewicht hervorruft, was gewissermaßen die Nerven-Sinnesorganisation, die hauptsächlich dem Astralleibe unterliegt, hinunterdrängt. Statt daß sie sich nun verwandelt in der Stoffwechselorganisation, bleibt sie als solche, als astralische Tätigkeit vorhanden. Der Astralleib wirkt für sich. Er wirkt nicht ordentlich hinein in den Ätherleib. Dadurch entstehen die Krankheitssymptome, die eben das Symptomenbild des Typhus geben.

Nun wirkt dasjenige, was gerade im Antimon so auftritt, daß das Antimon gewissermaßen die mineralische Natur verleugnet, kristallinisch spießig wird, daß sogar der Antimonspiegel,* wo er sich ablagert, wie die Schneeblumen am Fenster erscheint, also auch die innere Kristallisationskraft wie in der Natur aufweist, diese Kristallisationskraft also, die im Antimon wirksam wird, wirkt, wenn wir sie nun in entsprechender Weise als Arznei verarbeiten und in den Organismus einführen, so, daß sie diesen Organismus unterstützt, damit er seinen Astralleib mit seinen Kräften wiederum in der richtigen Weise in den Ätherleib hineinschieben, diese Leiber wieder in den richtigen Zusammenhang bringen kann.

Wir unterstützen mit dem aus dem Antimon in der entsprechenden Weise hergestellten Heilmittel denjenigen Prozeß, der dem typhösen Prozeß entgegengesetzt ist. Und dadurch kann man gerade mit dem Antimonheilmittel – dem, je nachdem die Krankheit diesen oder jenen Verlauf nimmt, andere Stoffe beigemischt sein müssen, die wiederum in einer ähnlichen Beziehung zum menschlichen Organismus stehen –, man kann mit diesem Heilmittel, dem andere Stoffe beigemischt sind, gerade die Krankheit bekämpfen, indem man die Prozesse im Organismus erregt und unterstützt, damit er seine eigene, ich möchte sagen, antimonisierende Kraft entfaltet, die dann dahin geht, den richtigen Rhythmus im Zusammenwirken von ätherischem Leib und astralischem Leib hervorzurufen.

So führt die anthroposophische Betrachtung dazu, das Verhältnis zu sehen zwischen dem, was draußen in der Natur, im Naturding wirkt, wie ich es Ihnen an dem Beispiel des Antimons gezeigt habe, und dem, was im Inneren des menschlichen Organismus wirkt. Sie können diese albuminisierende, also plastisch rundende, und die nach Linien wirkende Kraft bis in die Keimzelle hinein verfolgen.

Demjenigen, der wirklich Erkenntnisse auf diesem Gebiete erworben hat – so unangenehm es ihm ist, es so zu sagen, weil er ja weiß, daß er den Haß und die Antipathie der entsprechenden Leute hervorruft – und der so hineinsieht in das Getriebe des menschlichen Organismus, dem kommen die wirklich sonst wunderbarsten mikroskopierenden Untersuchungen über die Eizelle, über die Keimzelle, außerordentlich dilettantisch vor. Da beobachten die Leute äußerlich die Eizelle als solche, die Entstehung der sogenannten Zentrosomen – Sie können ja das in irgendeiner Embryologie nachlesen –, ohne zu wissen, wie diese albuminisierenden Kräfte, die auch den Gesamtorganismus beherrschen, entgegengesetzt, polarisch entgegengesetzt den antimonisierenden Kräften wirken. Die Rundung der Eizelle als solche wird hervorgerufen durch die albuminisierende Kraft; die Zentrosomen nach der Befruchtung werden hervorgerufen durch die antimonisierenden Prozesse.

Das aber geht in dem ganzen menschlichen Leibe vor sich. Und indem man in der richtigen Weise das Heilmittel bereitet und durch die Diagnose weiß, worinnen man den menschlichen Organismus unterstützen muß, führt man diejenigen Kräfte diesem menschlichen Organismus zu, die er braucht, um einem Krankheitsprozesse entgegenzuarbeiten.

Indem man die anthroposophischen Gesichtspunkte in die Medizin hineinbringt, wird eigentlich eben das bewirkt, daß die wirkliche richtige Beziehung des Makrokosmos, der ganzen Welt zum Menschen dabei ins Auge gefaßt wird. Und geradeso wie ich Sie auf das Antimon gewiesen habe – ich müßte natürlich über das Antimon viel sagen, wenn ich das nun im einzelnen wissenschaftlich auseinandersetzen wollte, aber ich will ja nur das Prinzipielle andeuten – und auf die Prozesse, die es aus sich hervorgehen lassen kann, die es in sich hat, wenn man es so oder so behandelt, so könnte ich Ihnen nun zum Beispiel auch das ganze Verhalten innerhalb der Natur und ihrer Prozesse zeigen, sagen wir für dasjenige, was man als Mineral Quarz nennt, Kieselsäure, Silicea, was dem Granit als einem seiner Bestandteile beigemischt ist, was in seinen Vorkommen durchsichtig kristallisiert und so hart ist, so daß man es nicht mehr mit dem Messer ritzen

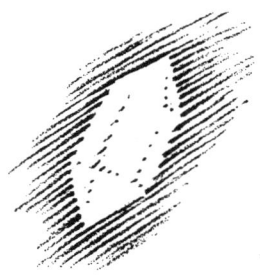

kann, eben ein Bestandteil des Granits ist. Wenn man diesen Stoff in entsprechender Weise behandelt, so bekommt er, wenn er dem Organismus beigebracht wird – in der richtigen Dosierung selbstverständlich, das muß dann die Diagnose ergeben –, die Eigenschaft, dasjenige, was im Nerven-Sinnessystem wirken soll, was der Organismus im Nerven-Sinnessystem als die Eigenkräfte dieses Nerven-Sinnessystems aufbringen soll, zu unterstützen. So daß man sagen kann: was eigentlich die Sinne tun sollen, das unterstützt man, wenn man in der rechten Weise dieses Heilmittel, das aus Silizium, aus dem Quarz bereitet ist, dem Menschen beibringt. Man muß dann, je nachdem die Nebensymptome sind, andere Stoffe wiederum beimischen, aber in der Hauptsache handelt es sich hier um die Wirkung desjenigen, was im Kieselsäurebildungsprozeß liegt. Wenn man also diesen Kieselsäurebildungsprozeß in den menschlichen Organismus hineinbringt, so wird eine zu schwach wirkende Tätigkeit im Nerven-Sinnessystem unterstützt. Sie wirkt dann in der richtigen Stärke. Nun, wenn diese Nerven-Sinnestätigkeit zu schwach wird, so bricht die Verdauungstätigkeit eben nach dem Kopfe durch. Die migräneartigen Zustände entstehen.

Unterstützt man nun die Sinnestätigkeit, die Nerven-Sinnestätigkeit in der richtigen Weise mit einem Heilmittel, das in rechter Art aus der Kieselsäure, aus dem Quarz, Silicea, erzeugt ist, dann wird das Nerven-Sinnessystem bei dem Migränekranken so stark, daß es wiederum den durchgebrochenen Verdauungsprozeß zurückdrängen kann.

Ich schildere Ihnen diese Dinge natürlich etwas grob, aber Sie werden daraus sehen, worauf es ankommt. Es kommt darauf an, den gesunden und kranken menschlichen Organismus wirklich zu durchschauen, nicht bloß nach seiner Zellenzusammensetzung, sondern nach dem, was als Kräfte in gleichem Sinne oder polarisch oder rhythmisch in diesem menschlichen Organismus wirkt, um dann dasjenige in der Natur aufzusuchen, was beim Naturwirken im menschlichen Organismus diesen oder jenen krankhaften Prozeß bekämpfen kann.

So kann man zum Beispiel finden, wie derjenige Prozeß, der im Phosphor enthalten ist, in der äußeren Natur ein Prozeß ist, der, wenn man ihn in den menschlichen Organismus hinüberführt, unterstützend auf eine gewisse Art inneren Unvermögens des menschlichen Organismus wirkt: dann nämlich, wenn der menschliche Organismus in bezug auf gewisse Kräfte, die in seinem Inneren, wenn er gesund ist, immer wirken sollen, unfähig wird, diese Kräfte in der richtigen Weise wirken zu lassen, wenn er zu wenig Kraft hat, um gewisse Kräfte in sich wirken zu lassen, die eigentlich eine Art organischen Verbrennungsprozesses sind, der immer da ist bei der Umbildung der Stoffe im menschlichen Organismus. Bei jeder Bewegung, bei allem, was der Mensch tut, auch bei demjenigen, was innerlich ausgeführt wird, geschehen ja organische Verbrennungsprozesse. Nun kann der menschliche Organismus zu schwach werden, um diese organischen Verbrennungsprozesse in der richtigen Weise zu regeln. Sie müssen nämlich in einer gewissen Weise gehemmt werden. Werden sie zu wenig gehemmt, dann entwickeln sie sich in vehementer Art. Die organischen Verbrennungsprozesse haben eigentlich durch sich selbst immer eine unermeßliche, unbegrenzte Intensität, sonst würde sogleich da oder dort eine zu große Ermüdung eintreten, oder man würde überhaupt nicht weiterkönnen, als sich bewegender Mensch. Diese organischen Verbrennungsprozesse haben eigentlich eine, ich will sagen, unbegrenzte Intensität, und der Organismus muß fortwährend die Möglichkeit haben, sie zu hemmen.

Wenn nun entweder in einem Organsystem oder im ganzen Organismus diese hemmenden Kräfte nicht da sind, wenn der Organismus zu schwach geworden ist, um seine organischen Verbrennungsprozesse in der richtigen Weise zu hemmen, dann entsteht dasjenige, was in den verschiedensten Formen die Tuberkulose ist. Es wird nur durch die organische Ohnmacht, möchte ich sagen, durch das Nichthemmenkönnen der Verbrennungsprozesse der geeignete Nährboden für die Bazillen geschaffen; diese können sich dann auf diesem Nährboden finden.

Es soll gar nichts hier gegen die Bazillentheorie gesagt werden. Die Bazillentheorie ist sehr nützlich. Aus der verschiedenen Art, wie die Bazillen da oder dort auftreten, erkennt man natürlich verschiedenes; für die Diagnose erkennt man daraus überhaupt außerordentlich viel. Es soll von mir selbst aus überhaupt nicht gegen die offizielle Medizin aufgetreten werden, sondern sie soll eigentlich nur da fortgesetzt werden, wo sie an gewisse Grenzen kommt. Und so fortgesetzt kann sie werden, indem eben gerade die Gesichtspunkte der Anthroposophie auf sie angewendet werden.

Führt man dem Organismus nun Phosphor zu, dann unterstützt man diese Fähigkeiten, die organischen Verbrennungsprozesse zu hemmen. Aber da muß man Rücksicht darauf nehmen, daß diese Hemmung von den verschiedensten Organsystemen ausgehen kann. Geht sie zum Beispiel, sagen wir von dem System, das in den Knochen vorzugsweise arbeitet, aus, dann muß man die Phosphorwirkung im menschlichen Organismus dadurch unterstützen, daß man sie gewissermaßen gerade nach der Knochenseite hin spezialisiert. Das geschieht, indem man das Heilmittel des Phosphors verbindet in irgendeiner Weise, die sich eben dann durch das genauere Studium der Sache ergibt, mit Kalzium oder Kalziumsalz. Hat man es mit einer Dünndarmtuberkulose zu tun, so wird man irgendwelche Kupferverbindungen in der richtigen Dosierung dem Phosphor beimischen. Hat man es mit einer Lungentuberkulose zu tun, so wird man zum Beispiel Eisen zu dem Phosphor hinzugeben. Aber es kommen dann, da die Lungentuberkulose eine äußerst komplizierte Erkrankung ist, unter Umständen noch andere Beimischungen in Betracht. So sehen Sie also, daß die Möglichkeit einer wirklichen Therapie darauf beruht, wie die chemischen und physikalischen Prozesse im menschlichen Organismus sich fortsetzen, wie sie da drinnen weiterwirken.

Die offizielle Medizin geht eben vielfach von der Ansicht aus, daß so, wie die Antimonkräfte draußen im Antimon wirken, sie auch im menschlichen Organismus wirken. Das ist nicht der Fall. Man muß sich klar sein darüber, wie diese Prozesse im menschlichen Organismus weiter wirken. Und das kann man namentlich sehen, wenn man eben die eigentlich anthroposophischen Erkenntnisse auf die Versuche anwendet, um die es sich dabei handelt.

Haben wir beim Antimon und seinen Kräften gesehen, daß das Antimon den Rhythmus herstellt zwischen astralischem Körper und Ätherkörper oder Bildekräftekörper, so kann man bei den Kräften, die in der Kieselsäure, im Quarz, in der Silicea wirken, sehen, daß sie besonders dazu geeignet sind, das richtige Verhältnis zwischen dem Ich und dem astralischen Leib, wenn es gestört wird, herzustellen, um dadurch auf das Nerven-Sinnessystem gesundend zu wirken. Während es beim Kalk so ist – insbesondere bei dem Kalk, der von Kalkabsonderungen der Tiere verwendet wird –, daß man Heilmittel bekommt, die das richtige Verhältnis herstellen zwischen dem Bildekräfteleib und dem physischen Leib.

So daß man sagen kann: Es führt einen die richtige Anschauung des Menschen dazu, Kalk oder überhaupt Ähnliches, namentlich also vom tierischen Organismus Abgesondertes, Austernschalen zum Beispiel zu verwenden, um das richtige Verhältnis herzustellen, wenn es gestört ist, was sich immer dann auch in physischen Prozessen ausdrückt, in Krankheitsprozessen. Um das richtige Verhältnis zwischen dem Ätherleib und dem physischen Leib herzustellen. Darauf hat man bei solchen kalkigen oder ähnlichen Absonderungen bei der Heilmittelbereitung zu reflektieren.

Hat man es zu tun mit einem arrhythmischen Zusammenwirken des Bildekräfteleibes und des astralischen Leibes, so muß man auf solche Dinge sehen, wie sie beispielsweise im Antimon, aber noch in zahlreichen anderen Metallen vorhanden sind, insbesondere aber auch in den Bestandteilen, die im mittleren Teile der Pflanzen enthalten sind, also in den Blättern und in dem Stamme namentlich stark vorhanden sind, während diejenigen Kräfte, die dem Phosphorprozeß entsprechen, vorzugsweise in den Blütenorganen der Pflanzen enthalten sind, und diejenigen Prozesse, die dem Kieselsäureprozeß entsprechen, in den Wurzelorganen der Pflanzen. So daß man auch die Beziehung finden kann zwischen den Kräften, die in den verschiedenen Teilen der Pflanzen sind. Die Wurzelkräfte haben eine entschiedene Verwandtschaft und Beziehung zum menschlichen Kopf und zum Nerven-Sinnessystem. Die Blätter und die Stammorgane haben eine besondere Beziehung zu dem rhythmischen System und die Blütenorgane eine besondere Beziehung zum Unterleibs-, zum Stoffwechselsystem. Wenn man daher oftmals in einer einfachen Weise dem Verdauungs-, dem Stoffwechselsystem zu Hilfe kommen will, so gelingt das sehr häufig einfach dadurch, daß man, nachdem man in der richtigen Weise diagnostiziert hat, bestimmte Blütenorgane wählt, die man zu Tee bereitet. Auf diese Weise kommt man den Verdauungsorganen bei. Während man die Salze der Wurzeln ausziehen muß durch einen besonderen Ausziehungsprozeß, wenn man ein Heilmittel gewinnen will, das zum Beispiel auf den Nerven-Sinnesprozeß, auf die Kopforgane besonders wirkt.

Und so muß man auf der einen Seite die Natur, auf der anderen Seite den menschlichen Organismus durchschauen. Dann kann man in der Natur wirklich die Heilmittel so finden, daß man sehen kann, wie die beiden Dinge zusammenhängen, daß man nicht bloß klinisch probieren muß: Wie wirkt das? – Und dann, nicht wahr, eine Reihe von Fällen aufzeichnet, von denen neunzig Prozent oder siebzig Prozent irgendwie ein günstiges Resultat zeigen, wobei man sich außerdem in vierzig Fällen dann geirrt hat. Dann wird die Sache statistisch behandelt, und je nachdem die Statistik das oder jenes ergibt, wird die Sache dann als Heilmittel oder nicht als ein Heilmittel betrachtet.

Ich kann diese Dinge eben wirklich nur in der Kürze aphoristisch behandeln, um Ihnen zu zeigen, wie in der Tat, ohne irgendwie in einen Dilettantismus oder in eine ärztliche Sektiererei zu verfallen, streng wissenschaftlich vorgegangen werden kann, um den Erkrankungsprozessen durch Heilmittel, die aus der menschlichen Anschauung stammen, beizukommen.

Ebenso wie die Erkenntnis des richtigen Naturstoffes und Naturprozesses wichtig ist, die zum Heilmittel verarbeitet werden müssen,
ebenso wichtig ist dann die besondere Art der Anwendung.

Gerade dadurch, daß man entweder auf das Nerven-Sinnessystem
wirken kann, um in der angedeuteten Weise von ihm aus in der rechten Art die Gesundung herbeizuführen, oder auf das rhythmische
System, oder auf das Stoffwechsel-Gliedmaßensystem, gerade dadurch,
daß man auf diese einzelnen Systeme wirken muß, ist es wichtig, ist es
wesentlich, auch zu wissen, wie die Behandlungsmethode nun eintreten
soll. Denn fast jedes Heilmittel kann man wiederum in dreierlei Art
anwenden. Entweder wird es dem Menschen durch den Mund in den
Magen und so weiter eingeführt, man rechnet also bei der Art und
Weise, wie der Mensch das Heilmittel aufnimmt, auf den Stoffwechsel
des Menschen, auf das Stoffwechselsystem und darauf, wie das Stoffwechselsystem dann auf die anderen Systeme wirkt. Daher hat man
Heilmittel, die insbesondere in dieser Art gebraucht werden, daß sie
dem Menschen durch Mund und Magen eingeführt werden und so
weiter.

Dann aber gibt es auch Heilmittel, die im eminentesten Sinne so verwendet werden müssen, daß sie schon durch ihre Verwendungsweise
auf das rhythmische System wirken. In dieser Beziehung wird Antimon ganz besonders dazu berufen sein, die richtige Behandlungsmethode in bezug auf diesen Punkt zu finden. Denn da treten die Inji-
zierungen, die Injektionsmethoden ein. Und das Heilmittel, das dem
Blute eingeimpft wird, oder in anderer Weise injiziert wird, das ist
dasjenige, bei dem vor allen Dingen wiederum darauf gerechnet wird,
daß es auf den rhythmischen Prozeß des Menschen wirkt.

Bei denjenigen Heilmitteln, die man als Bäder und in Salben verwendet, oder selbst da, wo es darauf ankommt, äußerlich mechanisch
den menschlichen Organismus zu behandeln, sagen wir in Massage-
prozessen oder dergleichen, also da, wo es sich darum handelt, in einer
mehr äußerlichen Weise das Heilmittel oder den Heilprozeß an den
Menschen heranzubringen, da rechnet man darauf, daß die Heilmethode auf das Nerven-Sinnessystem wirkt.

Und so kann man wiederum durch jedes andere System in der verschiedensten Weise eben wieder zum Heilprozeß hinarbeiten. Nehmen wir an, wir haben Silicea, ein Quarz. Es ist etwas anderes, ob wir zum Beispiel ein Heilmittel haben, das wir zubereiten, und das durch den Mund genommen werden soll, oder ob es injiziert wird. Rechnen wir darauf, daß es durch den Mund genommen wird, so wollen wir durch die Art und Weise, wie es im Verdauungssystem verarbeitet wird und das Verdauungssystem wiederum die Kräfte in das Nerven-Sinnessystem schickt, also auf dem Umwege durch das Verdauungssystem die Quarzprozesse hereinführen. Rechnen wir aber damit, daß sie mehr hineingeschickt werden sollen in das Nerven-Sinnessystem, dadurch daß sie eingefügt werden dem Blutorganismus, dem Atmungsrhythmus, wodurch wiederum auf dem Umweg durch diesen Rhythmus geheilt werden kann, wenn wir also dies beabsichtigen, so injizieren wir.

Wenn wir beabsichtigen, durch das Verdauungsorgan irgendwie aromatisch-ätherische Substanz, wie sie in der Pflanzenblüte enthalten ist, zur Wirksamkeit zu bringen, so machen wir einen Tee, den wir durch den Mund in den Magen einführen. Wollen wir dadurch wirken, daß wir das ätherische Öl, das in aromatischer Weise auf das Nerven-Sinnessystem wirkt, direkt zur Wirksamkeit bringen oder durch das Nerven-Sinnessystem auf den rhythmischen Prozeß, dann machen wir aus den Säften dieser Blüten meinetwillen irgendein Bad, indem wir den Saft dieser Blüten dem Wasser beimischen und ein Bad daraus bereiten. Da wirken wir auf das Nerven-Sinnessystem.

Und so sehen Sie, wie wiederum auch von den Behandlungsweisen, die man den einzelnen Stoffen in ihrem Verhältnis zum Menschen angedeihen läßt, eben die Heilwirkung abhängt.

Alle diese Dinge werden in einer wirklich durchsichtigen Weise erst zum Vorschein kommen, wenn anthroposophische Erkenntnis immer mehr und mehr auf die Beziehung der Naturwirkungen zum Menschen angewendet wird, wenn also durch Anthroposophie herauskommt, welche Heilmittel man anwenden soll, und wie man sie auf den Menschen anwenden soll.

Damit auf diese Weise etwas bewirkt werden kann, sind durch

Ärzte, die sich hinzugefunden haben zu unserer anthroposophischen Bewegung, unsere Klinisch-Therapeutischen Institute mit ihren entsprechenden Laboratorien und sonstigen Unternehmungen gegründet worden, damit auf der einen Seite Heilmittel und Heilmethoden ausprobiert werden können, auf der anderen Seite die Heilmittel hergestellt werden können. Solche klinischen sowohl wie chemisch-pharmazeutischen Institute haben wir in Arlesheim bei Dornach und Stuttgart.

Insbesondere soll hier hingewiesen werden auf das Klinisch-Therapeutische Institut in Arlesheim, das ja unter der ausgezeichneten Leitung von Frau Dr. *Wegman* steht, die insbesondere eine segensreiche Wirksamkeit für dieses Institut dadurch entfaltet, daß sie dasjenige hat, was ich den Mut des Heilens nennen möchte. Denn es gehört gerade, wenn man einerseits hineinblickt in die Kompliziertheit der Naturvorgänge, aus denen die Heilungsprozesse hervorgeholt werden sollen, auf der anderen Seite in die ungeheure Kompliziertheit der Gesundheits- und Krankheitsprozesse im Menschen, es gehört, wenn man dieses unermeßliche Feld vor sich hat – und man hat immer dieses unermeßliche Feld vor sich, auch wenn man eben nur eine bestimmte Anzahl von Patienten hat –, dann zum Heilen der Mut des Heilens.

Angegliedert ist diesem Arlesheimer Institut ein Internationales Pharmazeutisches Laboratorium, in dem die Heilmittel hergestellt werden. Sie können heute in der ganzen Welt verwendet werden, wenn man nur die richtigen Mittel und Wege sucht. Das Laboratorium stellt die Mittel her; es müssen nur die Leute die Mittel und Wege zu dem Laboratorium finden, darum handelt es sich. Es müssen die Leute die richtigen Mittel und Wege finden, in welcher Weise man zu den Heilmitteln kommt. Nicht auf dilettantische Weise wird gearbeitet, nicht verleugnet wird die heutige Wissenschaft, sondern die heutige Wissenschaft wird nur fortgesetzt.

Wird diese Erkenntnis einmal reifen in weitesten Kreisen, dann können wir um das Gelingen einer solchen Bewegung, wie es das Internationale Pharmazeutische Laboratorium in Arlesheim ist, wirklich ganz unbesorgt sein. Aber es ist schwierig, gegenüber der heutigen rein materialistischen Richtung eine auf voller Menschenerkenntnis beruhende Therapie mit ihren Heilmitteln in der Welt auch wirklich zur Geltung bringen zu können. Hier müßte man eigentlich auf die Einsicht jedes Menschen rechnen, dem die Gesundheit seiner Mitmenschen am Herzen liegt.

Nun, indem man so zunächst hinzuweisen hat auf dasjenige, was durch Naturheilmittel erreicht werden kann und ihre entsprechende Verwendung, wird natürlich nicht ausgeschlossen, was auf dem Wege, ich möchte sagen, mehr geistig-seelischer Prozesse in der Heilung erreicht werden kann. Auf diesem Gebiete macht man ja ganz besonders fruchtbare Beobachtungen. Wenn man nun das Hygienisch-Therapeutische, wie man es ja immer muß in einer richtigen Pädagogik, in die Schule hineinzutragen hat, sieht man, wie die Art und Weise, wie man seelisch-geistig im Unterricht auf die Kinder wirkt – wenn ich pädagogische Vorträge halte, so setze ich ja diese Dinge auseinander –, zwar vielleicht manchmal nicht sofort, aber im Verlauf des Lebensprozesses, die mannigfaltigsten gesundenden und krankmachenden Wirkungen haben kann. Ich will nur eines erwähnen. Der Lehrer kann zum Beispiel mit Bezug auf das Gedächtnis des Kindes in der richtigen Weise vorgehen, indem er ihm nicht zuviel und nicht zuwenig zumutet. Geht er unrichtig vor, mutet er dem Gedächtnis zuviel zu im achten, neunten, zehnten, elften Lebensjahre, hat er nicht den richtigen pädagogischen Takt nach dieser Richtung, dann wird dasjenige, was da die Seele vollbringen muß in einer übermäßigen Erinnerungstätigkeit, in einer künstlich gezüchteten Erinnerungstätigkeit, sich später im Leben ausleben als allerlei physische Erkrankungen. Man kann nachweisen den Zusammenhang zwischen dem Diabetes und falschen Gedächtnismethoden im Unterricht. Während auch wiederum das Stören des Gedächtnisses nach einer anderen Seite in einer ungünstigen Weise durchaus auf das Kind wirken kann.

Ich kann das nur prinzipiell erwähnen, denn die Zeit ist ja schon so sehr vorgeschritten. Aber man sieht daraus, wie nicht nur an Gesundheit und Krankheit die natürlichen Heilmittel arbeiten, sondern wie die besondere Art, wie die Seele selber arbeitet, für Gesundheit und Krankheit von ganz besonderer Wichtigkeit ist.

Und von da ausgehend kann man dann auch den Weg hinüberfinden zu denjenigen Methoden, wo wir versuchen, durch rein geistig-seelische Einflüsse von Mensch zu Mensch, die ich heute natürlich der Kürze der Zeit halber nicht im einzelnen beschreiben kann, Gesundungsprozesse herbeizuführen. Gerade auf diesem Gebiete kann man sich aber sehr leicht einem Dilettantismus hingeben. Man kann zum Beispiel den Glauben hegen, daß die sogenannten Geisteskrankheiten am leichtesten durch geistige Einflüsse zu heilen sind. Gerade die Geisteskrankheiten zeichnen sich dadurch aus, daß man den Kranken eigentlich seelisch-geistig kaum beikommen kann. Das ist es ja gerade, daß bei sogenannten Geisteskrankheiten die Seele sich gegen äußere Einflüsse abschließt. Aber man wird immer finden, daß gerade bei den sogenannten Geisteskrankheiten, die eigentlich ihren Namen mit Unrecht führen, physische Krankheitsprozesse irgendwo verborgen vorliegen. Ehe man dilettantisch gerade bei Geisteskrankheiten herumhantieren will, soll man eigentlich den physischen Krankheitsherd, der sich manchmal sehr verbirgt, diagnostisch richtig finden, dann wird man gerade wohltätig wirken durch entsprechende Heilung des physischen Organismus.

Viel eher wird es sich gerade bei physischen Krankheiten darum handeln, daß man durch allerlei geistig-seelische Einflüsse, die heute meist sehr dilettantisch betrieben werden – darauf will ich jetzt nicht eingehen –, hilft. Gerade bei physischen Krankheiten wird in dieser Beziehung viel Segen gestiftet werden können, in mancherlei Weise der äußere Prozeß, der durch Heilmittel herbeigeführt werden soll und dergleichen mehr, unterstützt werden können.

Ich kann das nur andeuten. Diejenigen Methoden, die auf dem Boden der Anthroposophie fußen, schließen ganz gewiß therapeutische seelisch-geistige Einflüsse nicht aus, sondern ein. Das beweisen wir ja dadurch, daß Sie im Klinisch-Therapeutischen Institut in Arlesheim-Dornach neben den physischen Heilmethoden die sogenannte Heileurythmie finden können.

Diese Heileurythmie besteht darin, daß man dasjenige, was Sie hier als Kunsteurythmie sehen, an dem bewegten Menschen, dem Menschen in seiner Gliederung, aber sich bewegend im Raume, umformt, das

Vokalisierende so umformt, daß sich der Mensch in gesunden Bewegungen, die aber aus der Eurythmie herausgeholt sind, bewegt, daß man die vokalisierenden Bewegungen so anwendet, daß man gerade die Kräfte, die ich vorhin die albuminisierenden Kräfte im Menschen genannt habe, dadurch unterstützt. Während durch die konsonantisierenden Kräfte vielfach die antimonisierenden Kräfte unterstützt werden.

So kann man auch durch das Zusammenwirken von konsonantischer und vokalischer Heileurythmie das Gleichgewicht zwischen diesen beiden Kräftearten herbeiführen. Und namentlich kann es sich da zeigen, wenn die Dinge richtig, nicht dilettantisch gemacht werden, wie andere Heilprozesse, namentlich auch bei chronischen Erkrankungen, ungeheuer unterstützt werden können durch diese Heileurythmie.

Diese Heileurythmie beruht eigentlich darauf, daß gerade seelischgeistige Vorgänge wachgerufen werden durch dasjenige, was der Mensch mit den Gliedern seines Körpers ausführt. Wenn man weiß, welche Bewegungen aus dem gesunden Menschenorganismus unmittelbar hervorgehen wollen, dann kann man auch die entsprechenden Bewegungen finden, die heilend wirken, wenn von den Gliedmaßen aus, von der menschlichen Bewegung aus zurückgewirkt wird auf den Prozeß der inneren Organe.

So gibt es gerade in dem Klinisch-Therapeutischen Institut in Arlesheim die Möglichkeit, diese Heileurythmie aufzusuchen und zu sehen, wie sie als Therapie nun ein besonderer Zweig innerhalb der ganzen Heilprozesse sein kann, die eben aus wirklicher Menschenerkenntnis heraus auf anthroposophischem Boden gefunden werden können.

Es würde natürlich zu weit gehen, gerade auf diesem Gebiete Einzelheiten auszuführen. Das Prinzip ist eigentlich in dem gegeben, was ich dargestellt habe.

So ist es eben gekommen, daß wir in der mannigfaltigsten Weise, weil sozusagen Heilkundige an uns herangekommen sind, diese therapeutische Strömung innerhalb der anthroposophischen Bewegung ausbilden mußten. Sie hat sich aus den Zeitverhältnissen heraus ergeben. Sie ist sozusagen von der gegenwärtigen Zivilisation gefordert worden.

Anthroposophie hat ja im Grunde genommen nur die Antwort gegeben auf Fragen, die an sie gestellt worden sind.

Ich konnte Ihnen heute wirklich nur aphoristisch die Prinzipien auseinandersetzen; mehr ist in dieser ja schon allzulang gewordenen Zeit nicht möglich. Und wollte ich auch nur einiges ausführen, so daß es, ich möchte sagen, in seiner Ganzheit dastünde, dann müßte ich etwas ähnliches tun, was ich auch vorgestern bei dem eurythmischen Vortrage abgelehnt habe, ich müßte Sie einladen, über Nacht dazubleiben und mir zuzuhören bis morgen früh, bis wir dann zu dem morgigen Vormittagsvortrag zusammenkommen. Das ist etwas Krankmachendes, und es kann doch wirklich nicht jemand, der über das Gesundmachen reden will, auf diese Weise die Leute krank machen! Daher muß man sie zu gesundem Schlafe schon lieber durch kürzere Darstellung nach Hause schicken.

ZWEITER VORTRAG

London, 2. September 1923

Natürlich muß mein erstes Wort sein, meine sehr verehrten Anwesenden, daß ich Sie um Entschuldigung bitte, nicht in Ihrer Sprache sprechen zu können, sondern daß ich zu Ihnen deutsch sprechen werde, was übersetzt werden muß, und daher für die verehrten Zuhörer das Anhören etwas mühevoll wird sein müssen. Aber da ich die englische Sprache nicht in der Weise beherrsche, wie es nötig wäre zu einem Vortrage, so muß das eben so verlaufen. Ich bin einigen Freunden, vor allen Dingen Mrs. Larkins, sehr dankbar dafür, daß ich im Anschluß an die geisteswissenschaftlichen Vorträge, die ich in Sommerkursen in Ilkley und in Penmaenmawr habe halten dürfen, nun auch an diesen Abenden zu Ihnen über etwas sprechen darf, was in unserer geisteswissenschaftlichen Bewegung aufgetreten ist als eine Art medizinische Bewegung, nicht etwa – das bitte ich wirklich durchaus zu berücksichtigen – in irgendeiner Opposition gegen die offizielle Wissenschaft, gegen die offizielle Medizin, sondern durchaus in der Absicht, dasjenige, was an großen Einsichten, an großen Fortschritten in der gegenwärtigen Wissenschaft vorhanden ist, durch geisteswissenschaftliche Anschauung weiterzuführen. Es ist auch innerhalb der geisteswissenschaftlichen Bewegung, die, bevor solche wissenschaftliche Strömungen in ihr zur Geltung gekommen sind, durchaus sich mehr mit den allgemein menschlichen, künstlerischen, religiösen, sittlichen, pädagogischen Fragen und dergleichen befaßt hat, nicht etwa so gewesen, daß die Absicht bestanden hat, einmal auch agitatorisch etwa auf dem medizinischen Gebiete aufzutreten, sondern es haben sich in diese geisteswissenschaftliche Bewegung auf dem Kontinente auch Ärzte gefunden, Ärzte, die trotz ihrer durchaus wissenschaftlichen Überzeugung ihre Seelenbedürfnisse zunächst glaubten innerhalb dieser geisteswissenschaftlichen Bewegung befriedigen zu können. Und dasjenige, was ihnen da als eine Art Erforschung der über die physisch-sinnliche Welt hinausliegenden geistigen Welt entgegentrat, das führte sie einfach dazu, nach und nach zu glauben, daß manche von den großen Zweifeln, manche von den großen Fragen, die innerhalb der medizinischen Wissenschaft der Gegenwart sich dem praktischen Arzt ergeben, gerade auf diesem Felde befriedigende, ich will nicht sagen, sogleich Lösungen, aber befriedigende Weiterführungen finden können.

Und so ist denn eine ärztliche Bewegung auf dem Kontinente aus dieser unserer sogenannten anthroposophischen geisteswissenschaftlichen Bewegung herausgewachsen. Ich muß sagen, daß ich eigentlich nicht gerade mit Vorliebe über diesen Teil unserer geisteswissenschaftlichen Bewegung spreche, denn Sie werden aus dem Verlaufe der Beschreibungen überall sehen, daß es mir vielmehr darauf ankommt, Heilmittel herzustellen, die in der Tat wirksam sind, als über die Dinge viel zu sprechen. Aber dasjenige, was sich hier geltend machen will, ruht ja vor allen Dingen auf Grundlagen, auf die man eben erst aufmerksam machen muß, gerade den wissenschaftlich gebildeten Menschen der Gegenwart erst durchaus aufmerksam machen muß.

Ich kann mir sehr gut denken – und ich kenne alle die Untergründe, aus denen so etwas hervorgeht –, daß sich in Ihnen wirklich Widerspruch über Widerspruch gegen dasjenige, was ich zu sagen haben werde, geltend macht. Ich verstehe diese Widersprüche vollständig. Und eigentlich kann es heute noch nicht anders sein, als daß aus der wissenschaftlichen Überzeugung, die der Arzt hat, eben solche Widersprüche kommen. Deshalb war es uns auch nicht zunächst darum zu tun, irgend etwas theoretisch zu vertreten, sondern sogleich mit der Praxis aufzutreten. Und so wurde denn dem Wunsche von Ärzten und auch anderen wissenschaftlichen Physikern, Chemikern, Biologen dadurch Rechnung getragen, daß wir wissenschaftliche Institute gründeten, wissenschaftliche Forschungsinstitute. Dasjenige, was vor allen Dingen in Betracht kommt, ist das chemisch-pharmazeutische Laboratorium in Arlesheim. Und damit stehen dann in Verbindung innerhalb unserer Bewegung ein biologisches, ein physikalisches Institut. Daß es uns wirklich um ernste Forschung zu tun ist, das wird Ihnen vielleicht daraus hervorgehen, daß zum Beispiel gerade in unserem biologischen Institute schon ganz wichtige Arbeiten gemacht worden sind, obwohl der Bestand dieser Institute ja eigentlich nur ein sehr kurzer ist.

Es ist uns nach meiner vollen Überzeugung gelungen, in dem biologischen Institut, das unter der Leitung von Herrn Dr. *Kolisko* und Frau Dr. *Kolisko* steht, wenigstens bis zu einer großen Wahrscheinlichkeit, die Funktionen der Milz aufzuklären, und zwar in der Richtung, daß wir in der Milzfunktion sehen müssen eine Regulierung derjenigen Unregelmäßigkeiten, die im rhythmischen Verdauungsprozeß entstehen dadurch, daß ja der Mensch nicht vollständig im Rhythmus essen kann. Und selbst, wenn er meinetwillen sich ganz pedantisch, exakt pedantisch die Zeiten für sein Essen einteilen würde, so würde es dennoch durch die verschiedene Wahl der Nahrungsmittel und dergleichen eine Unterbrechung des Verdauungsrhythmus geben.

Und da stellt sich denn das Merkwürdige heraus, daß die Milzfunktion gerade darinnen besteht, die rhythmischen Störungen des menschlichen Verdauungsprozesses, die gerade durch das Leben des Menschen eben hervorgebracht werden müssen, auszugleichen.

Dann ist es uns gelungen in den allerletzten Zeiten – in einer Abhandlung wird das dargestellt, die eben jetzt erschienen ist –, im biologischen Institute wirklich den exakten Nachweis zu führen, daß kleinste Entitäten verschiedener Stoffe tatsächlich Wirkungen ausüben.

Es soll damit nicht etwa für irgendeine Parteirichtung in der Medizin eingetreten werden. Gerade wenn man exakt vorgeht auf diesem Gebiete, so findet man dieses, daß das eine Gebiet in der entsprechenden Weise mit entsprechend größeren Quanten, aber das andere Gebiet des menschlichen Organismus eben doch mit kleinsten Quanten behandelt werden muß. Es gab bisher auf diesem Gebiete im Grunde genommen nur den homöopathischen Glauben, keine exakte Forschung.

Es scheint nun tatsächlich gelungen zu sein, auf ganz exaktem Wege nachweisen zu können, daß gewisse Substanzen zum Beispiel Antimonverbindungen – das geht in sehr starker Verdünnung –, in anderer Weise auf das Wachstum des Weizenkorns einwirken, als wenn man mit der Verdünnung noch weitergeht; geht man dann noch weiter, so kommt man immer in einen rhythmischen Gang über Maxima und Minima. Wir haben alles getan, um mit voller Verantwortung auf diesem Gebiete den Nachweis zu führen, daß Verdünnungen selbst in dem Verhältnis von eins zu einer Trillion durchaus vitale Wirkungen haben. Wir haben Weizenkörner, die wir sehr genau ausgewählt haben nach ihren Keimungsintensitäten, zum Keimen gebracht in Flüssigkeiten, in denen wir die entsprechend verdünnten Substanzen hatten, so daß durch die sehr gewissenhafte Art, die, wie ich glaube, bei Frau Kolisko vorliegt, tatsächlich dasjenige, was bisher, ich möchte sagen, nur als ein laienhafter Glaube hat auftreten können, auf eine wissenschaftliche Basis gestellt worden ist.

Ich führe dieses nur einleitungsweise aus dem Grunde an, damit gezeigt werden kann, wie wir durchaus nicht etwa so, wie das in laienhafter Weise geschieht, in unwissenschaftlicher Art vorgehen wollen. Die geisteswissenschaftlichen Einsichten werden in der Tat durch ein geistiges Schauen gewonnen, über das ich Ihnen nicht näher zu sprechen haben werde; das geschieht bei den Auseinandersetzungen, die ich eben an anderen Orten gebe. Die großen Richtlinien werden in der Tat durch geistiges Schauen gewonnen, und durch dieses geistige Schauen glaube ich, daß es mir gelungen ist, die Möglichkeit herbeizuführen, auch wirklich exakt den Zusammenhang der inneren Menschenorganisation mit der Konstitution nicht nur der Natursubstanzen, sondern vor allen Dingen der Naturprozesse in exakter Weise formulieren zu können, so daß die tiefe Kluft, die ja heute – das müssen wir uns doch offen gestehen – wirklich besteht zwischen Pathologie und Therapie, durch diese Methode überbrückt werden kann. So daß man tatsächlich in der Zukunft eine Pathologie wird haben können, die von selber in die Therapie übergeht, weil durch das Anschauen sowohl des gesunden Organismus wie namentlich des kranken Organismus, man genau wird entdecken können, wie – ich werde heute in einigen Beispielen das erläutern – nicht nur von außer dem menschlichen Organismus entstandenen Substanzen, sondern von außer dem menschlichen Organismus vollzogenen Prozessen, sei es von der Natur, sei es im Laboratorium vollzogenen Prozessen, innerhalb des menschlichen Organismus heilend gewirkt werden kann. Und auf das Therapeutische kommt es uns ja dabei vor allen Dingen an. Wir wissen sehr gut, daß die Pathologie heute eigentlich weiter fortgeschritten ist, als sie selber weiß. Pathologie ist heute etwas, was man in jedem ihrer Punkte aufgreifen und um ein Stück weiterführen kann. Während in der Tat eine tiefe Kluft besteht zwischen der Einsicht, die in bezug auf die Struktur, auf die Histologie von Organen besteht, und demjenigen, wie nun das eigentliche Heilmittel in dem menschlichen Organismus weiterwirkt. Man durchschaut heute nicht einmal den gewöhnlichen Ernährungsprozeß vollständig, der, wie ich glaube, viel weiser aus Instinkt eingerichtet ist, als man ihn je einrichten könnte durch eine wissenschaftliche Theorie, geschweige denn, daß man durchschaute in exakter Weise die Beziehungen, die bestehen zwischen den Substanzen sowohl wie zwischen dem Funktionieren dieser Substanzen innerhalb des menschlichen Organismus, und draußen sowohl in der Natur wie eben auch in denjenigen Prozessen, die im Laboratorium vollzogen werden können.

Auf den Weg bin ich dadurch gebracht worden, daß ich glaube, daß ich in einer jetzt wirklich mehr als dreißigjährigen Forschung feststellen konnte, daß das allerwichtigste ist, um den Menschen zu durchschauen in seiner ganzen Konstitution, die fundamentale Differenz zwischen drei verschiedenen Arten des Funktionierens im menschlichen Organismus festzustellen. So habe ich denn unterscheiden gelernt im Menschen eigentlich ein dreifaches Funktionieren des Organismus.

Ich habe gegliedert dieses dreifache Funktionieren – ich möchte sagen, die Dinge sind ja natürlich alle im Werden – zunächst im weitesten Sinne in den Nerven-Sinnesprozeß. Alles dasjenige fasse ich unter diesen ersten Teil, was zusammenhängt mit dem Funktionieren der Sinne im weitesten Sinne und der mit ihnen in irgendeiner Verbindung stehenden Nerven. Ich unterscheide nun davon alles dasjenige, was rhythmische Prozesse im menschlichen Organismus sind. Und wiederum, als drittes, unterscheide ich von diesen beiden Prozessen dasjenige, was Stoffwechsel- und Bewegungsprozesse sind. Die Stoffwechsel- und Bewegungsprozesse hängen ja miteinander innig zusammen; jede innere und äußere Bewegung des menschlichen Organismus ist im innigen Kontakt mit einem Vorgang des Stoffwechsels und kann eigentlich nur mit diesem als Funktion in Zusammenhang betrachtet werden.

Diese drei Funktionsarten im menschlichen Organismus sind fundamental voneinander verschieden, und zwar so stark, daß dasjenige, was ich als die Prozesse des Nerven-Sinneslebens auffasse, sogar polarisch entgegengesetzt ist den Prozessen, die zusammengefaßt werden können als motorische und Stoffwechselprozesse. So daß, wenn wir zum Beispiel irgendeinen Prozeß in dem Stoffwechsel haben, dieser Prozeß – und zwar jeder Prozeß im Stoffwechsel – einen polarisch entgegengesetzten Prozeß im Nerven-Sinnesapparat hervorruft. Die rhythmischen Vorgänge sind dann der Ausgleich zwischen beiden. Nun handelt es sich darum, die realen Unterschiede zwischen diesen Prozessen zu finden.

Da möchte ich zunächst darauf hinweisen, daß eine genauere Einsicht in den menschlichen Organismus zeigt – ich kann diese Dinge natürlich nur skizzieren in der Kürze der Zeit –, daß, wenn wir es mit der Nerven-Sinnesorganisation zu tun haben, wir es im wesentlichen zu tun haben mit der Wirkung des Substantiellen, der verschiedenen Stoffe im menschlichen Organismus. Also kommt irgend etwas in Betracht, was bloß innerhalb der Sinnesorganisation oder der Nervenorganisation ist, so ist für die Betrachtung das Wesentliche, daß wir die Relation kennen zwischen irgendeiner Substanz, die wir in der Weltumgebung des Menschen haben, und demjenigen, was wiederum substantiell in dem Verlauf des Nerven-Sinnesprozesses sich findet.

Haben wir es mit einem Stoffwechselprozeß zu tun, der zusammenhängt mit einem Bewegungsprozeß, so kommt vor allen Dingen in Betracht, nun nicht das Substantielle dessen, was wir in der menschlichen Umgebung finden, sondern die Vorgänge an dem Substantiellen, die Prozesse an dem Substantiellen. Ich möchte das von der anderen Seite beleuchten. Handelt es sich darum, daß man konstatieren kann, daß ein Krankheitsherd im Nerven-Sinnesapparat ist, so werde ich zu erforschen haben, welche Substanzen da als Heilfaktoren – wir werden über das Genauere dann weitersprechen – in Betracht kommen können. Handelt es sich aber darum, einen Krankheitsprozeß zur Abheilung zu bringen im Bewegungs- und Verdauungssystem, so kommt es darauf an, nachzuforschen, welcher Prozeß entweder als Naturprozeß oder als Laboratoriumsprozeß vorliegen muß in der Verarbeitung von Substanzen, um die betreffenden Substanzen zu Heilmitteln umzuformen.

Im Speziellen gesprochen – es ist ein Fall, den ich dann weiter erörtern werde –, nehmen wir an, wir versuchen die Heilkraft des Antimons. Wir werden die Heilkraft des Antimons zu unterscheiden haben
in bezug auf alles dasjenige, was seinen Herd im Nerven-Sinnesapparat des Menschen hat. Da würde es sich uns handeln um das Substantielle des Antimons. Handelt es sich darum, die Heilwirkung des Antimons für das motorische und das im Zusammenhang damit stehende
Stoffwechselsystem zu betrachten, dann wird es sich darum handeln,
das Antimon solchen Prozessen zu unterwerfen, Verbrennungsprozes-
sen, Oxydationsprozessen, wo das Antimon als Rauch aufgeht, und
der Rauch sich als Spiegel* absetzt, und wir werden von dem richtigen
Ausführen dieser Prozesse den Erfolg dieses Heilmittels zu erwarten
haben. So daß wir eigentlich immer sagen können, ganz fundamental:
wir sollen die Substanzen, die Heilfaktoren in der Umgebung des
Menschen suchen für das Nerven-Sinnessystem. Wir sollen die Prozesse, die wir entweder selbst herbeiführen oder die die Natur herbeiführt, ansehen als das Heilende für die Stoffwechsel- und Bewegungsprozesse im menschlichen Organismus. Da diese beiden Prozesse polarisch einander entgegengesetzt sind, wirkt das Rhythmische, alles
Rhythmische, vor allen Dingen der Atmungsrhythmus, der Zirkulationsrhythmus, die Verdauungsrhythmen, die anderen Rhythmen im
Menschen, Schlafens- und Wachensrhythmus im Menschen, die wirken
nun vermittelnd, ausgleichend, so daß nun bei denjenigen Prozessen,
die sich auf die Organe der rhythmischen Organisation des Menschen
beziehen, nun auch wieder bei der Herstellung der Heilmittel gesehen
wird, auf die Wechselwirkung, die sich ergeben wird aus der Zube-
reitung des wirksamen Substantiellen und der wirksamen Prozesse, die
man die Natur herbeiführen läßt oder selber herbeiführt.

Damit ist zunächst nur einiges Fundamentales erörtert. Ich möchte
dann auf das Gesprochene eingehen, werde mir dann erlauben, nachdem ich heute das Fundamentale erörtern werde, morgen auf einige
unserer Heilmittel einzugehen, die in dem Pharmazeutischen Laboratorium in Arlesheim hergestellt werden und die in der damit verbun-
denen Klinik, die unter der ausgezeichneten Leitung von Frau Dr.
Wegman steht, die ja auch anwesend ist, ausprobiert werden. Ich werde

* Siehe Hinweis auf Seite 249

auf das eigentliche Therapeutische noch eingehen. Vom Anfang an war ich durchaus dafür, daß das Geisteswissenschaftliche nur die Richtlinien abzugeben hat, aber keine Heilmittel herstellt anders, als daß wir unsere Laboratorien in Verbindung mit der Klinik haben, so daß tatsächlich dann am Krankenbett in der Klinik verifiziert wird.

Faßt man diese Differenzierung des Menschen in die Prozesse des Nerven-Sinnessystems, des rhythmischen Systems und des Stoffwechsel-Bewegungssystems ins Auge, so muß man dann finden, wie der Mensch so konstituiert ist, daß diese drei Systeme zwar in bezug auf ihr Funktionieren durchaus voneinander verschieden sind, daß sie aber an jeder Stelle der menschlichen Organisation sich durchdringen. Es ist dies eine unbequemere Betrachtungsweise des Menschen als die gewöhnliche. In der gewöhnlichen Betrachtungsweise nimmt man irgendein Organ oder einen Teil eines Organs, betrachtet es nun eben histologisch oder der Zellenanatomie nach und so weiter.

Hier hat man nötig, bei jedem Organ zu unterscheiden, inwiefern an dem Funktionieren dieses Organs beteiligt ist der Nerven-Sinnesprozeß, der rhythmische Prozeß, der Stoffwechsel-Bewegungsprozeß. Denn alle drei Formen sind nun an jedem Organ des Menschen beteiligt. Nur wenn wir mehr nach den eigentlichen Sinneswerkzeugen des Menschen gehen, dann präponderiert der Nerven-Sinnesprozeß, und es tritt in den Hintergrund der rhythmische Prozeß und der Stoffwechsel-Bewegungsprozeß. Haben wir es aber zu tun wiederum mit dem Stoffwechsel-Bewegungsprozeß, so präponderiert eben eigentlich in ihm nur dieser Stoffwechselprozeß. Aber nichts gibt es im Trakt des Stoffwechsel- und Bewegungssystems, das nicht wieder durchzogen ist von den Prozessen des Nerven-Sinnessystems, die hier untergeordnet sind. Und ebenso ist es im rhythmischen System.

Nun durchschaut man die ganze menschliche Organisation, wenn man vor sich haben kann für eine wirklich innere Beobachtung das entsprechende Funktionieren im Organ. Sagen wir zum Beispiel, wir haben es mit irgendeinem Teil des Gehirns zu tun. Man muß nun hinschauen können, ob in richtigem Verhältnis die beiden entgegengesetzten Organtätigkeiten vorhanden sind, Nerven-Sinnestätigkeit,

Stoffwechsel-Bewegungstätigkeit, und ob das rhythmische System in entsprechender Weise zwischen beiden ausgleichend funktioniert. Das macht sich – grob gesprochen – bei den Kopforganen des Menschen ganz anders als zum Beispiel bei den Verdauungsorganen selber. Aber man sieht auf der anderen Seite, wie man gerade dadurch zu einer genaueren Kenntnis des Menschen, sowohl in substantieller wie in funktioneller Hinsicht im Verhältnis zu seiner Weltumgebung kommt, und dadurch zu einem Zusammenhang zwischen der Pathologie und der Therapie.

Betrachten wir das einmal an einem einzelnen Beispiel. Eine ja vielleicht unter den schweren Krankheitsfällen weniger geschätzte Krankheit, die aber recht lästig werden kann manchen Menschen, vielen Menschen auch wirklich lästig wird – ich möchte sie herausheben als ein Beispiel –, ist ja Catarrhus aestivus, der sehr viele Menschen gerade in einer bestimmten Jahreszeit befällt. Und um ein Verständnis herbeizuführen dieses Prozesses, der da zugrunde liegt, ist eigentlich folgendes notwendig.

Zunächst muß man sich darüber klar sein, daß in der Kindheit des Menschen, namentlich in der ersten Kindheit des Menschen, die ganze Gliederung in die drei eben genannten Systeme eine andere ist als im späteren Lebensalter. Bei der Kindheit haben wir es zu tun mit einer Menschenorganisation, bei der die Nerven-Sinnesorgane in viel intensiverer Weise in die beiden anderen Systeme hineingreifen als im späteren Lebensalter beim Menschen. Das Kind ist schon in gewissem Sinne ganz Sinnesorgan. Alle Prozesse spielen sich so ab, daß durch den ganzen Organismus hindurch Vorgänge, wenn auch in intimer, feiner Weise geschehen, wie sie sich sonst an der Peripherie des Menschen in den Sinnesorganen vollziehen. Das Kind ist durchaus eigentlich Sinnesorgan in intimerer, feinerer Weise. Dadurch ist der ganze Organismus des Kindes in ähnlicher Weise, wie eben Sinnesorgane sind, mehr der Außenwelt ausgesetzt als der Organismus des Menschen im späteren Lebensalter. Denn es ist ja so, daß alles das, was mit der Nerven-Sinnesorganisation zusammenhängt, unmittelbar der Außenwelt exponiert ist, dem Einfluß der Außenwelt unmittelbar unterliegt. Die ganze Organisation des Kindes unterliegt daher dem Einflusse der Außenwelt – im weitesten Umfange natürlich gedacht – viel mehr als im späteren Lebensalter, wo man ganz auf die inneren Prozesse der Organe angewiesen ist, auch der Stoffwechselprozesse im Zusammenhange mit dem Bewegungsprozeß. Die Bewegungen spielen sich zwar in der äußeren Welt ab, aber dasjenige, was die ihnen zugrunde liegende Organisation ist, tendiert ebenso nach dem Inneren des Menschen, wie die Nerven-Sinnesorganisation nach außen tendiert. Wir finden daher, daß unter dem Einfluß der präponderierenden Nerven-Sinnesorganisation beim Kinde auftreten können jene Prozesse, die man zusammenfassen kann dann etwa unter dem Namen der exsudativen Diathese, Lockerungen der Gewebe, die beim Kinde eigentlich ganz generell, allgemein im Organismus auftreten können.

Später, wenn diesem Präponderieren des Nerven-Sinnesprozesses im ganzen Organismus polarisch im richtigen Verhältnis entgegenwirkt für das spätere Lebensalter der Stoffwechsel-Bewegungsprozeß, dann tritt, wenn man das Kind vorsichtig aufgezogen hat, die Neigung zu solcher exsudativen Diathese im allgemeinen zurück und kann sich später spezialisieren, so daß eben der lästige Catarrhus aestivus auftreten kann.

Man hat diesen Catarrhus aestivus zurückgeführt – das brauche ich ja hier nur zu erwähnen – auf gewisse Substanzen, die enthalten sein sollen im Pollenstaub der Gramineen. Das entspricht nur der Neigung unserer Zeit, die Pathologie zurückzuführen eben auf unmittelbar substantiell Äußeres. Wenn man sowohl den menschlichen Organismus geisteswissenschaftlich durchschaut, wie die Vorgänge, die sich abspielen in der Umgebung des Menschen beim Blühen der Gramineen, dann können wir durchaus sagen: der ganze Naturprozeß in der Jahreszeit, wo die Gramineen eben blühen, der spielt sich natürlich nicht bloß um die Gramineen ab, der spielt sich auch um den Menschen ab, der namentlich ausgesetzt ist denselben atmosphärischen Einflüssen, unter denen die Gramineen blühen.

Nun kann beim Menschen, indem er sich, ich möchte sagen, in der Organisation spezialisiert hat gerade nach der Nase, den Augen hin, was dann zum Catarrhus aestivus führt, wenn sich dasjenige, was unter dem Präponderieren des Nerven-Sinnesprozesses eben zur exsudativen

Diathese geführt hat in der Kindheit, spezialisiert auf den Anfang der Atmungsorgane nach innen, dann eben dieser lästige Katarrh auftreten. Er entsteht dann dadurch, daß der Mensch denjenigen Naturprozessen, denen die Gramineen beim Blühen ausgesetzt sein müssen, nun auch ausgesetzt ist und für diese Naturprozesse besonders empfindlich ist.

Dadurch, daß der Sinnesprozeß nicht in genügender Weise durch den Stoffwechselprozeß paralysiert ist, daß der Sinnesprozeß in der Peripherie präponderierend bleibt, haben wir den Menschen ausgesetzt denselben atmosphärischen Einflüssen, den Einflüssen seiner Umgebung, die gerade günstig sind beim Blühen der Gramineen.

Wenn man diesen Prozeß außen durchschaut, wenn man wirklich eingeht auf die Art und Weise dessen, was da geschieht als Naturprozeß beim Blühen der Gräser, der Gramineen, dann sagt man sich, wie kommst du dieser Empfindlichkeit, die beim Catarrhus aestivus auftritt, bei? Und nun sucht man durch diese Einsicht, die man da gewonnen hat, danach, diesen Prozeß, den man bei den Gramineen so hat, daß er sich ganz nach außen auch abspielt, ganz peripherisch, ich möchte sagen, in die Luft hinein sich abspielt, zu paralysieren – denn er ist dann auch im Menschen vorhanden, wenn der Mensch eben den Catarrhus aestivus hat – dadurch, daß man den Fruktifikationsprozeß, das Eilen zum Fruktifikationsprozeß, der bei den Gramineen in vollständiger Nacktheit, möchte ich sagen, nach der Atmosphäre hinausschaut, da aufsucht, wo er auftritt, nicht peripherisch nach außen gerichtet, sondern zentral nach innen geschoben. Als solchen findet man ihn, wenn man Früchte nimmt, die von lederartigen Schalen umgeben sind und bei denen sich in irgendwelchen Stoffen der Fruktifikationsprozeß nun zentral nach innen abspielt, zentripetal sich abspielt.

Und formt man so im Laboratorium den entgegengesetzten Prozeß vom Fruktifikationsprozeß bei den Gramineen, formt man ihn zum Heilmittel und versucht man namentlich dieses Heilmittel dadurch zur Wirksamkeit zu bringen, daß man es durch Impfung, Vakzination anwendet, also unmittelbar in den Organismus einführt durch Impfung, dann kann man tatsächlich dieser Überempfindlichkeit gegen

44

dieselben atmosphärischen Einflüsse, die bei den Gramineen günstig sind, beim Menschen aber einen Krankheitsprozeß erregen, entgegenwirken. Wir haben tatsächlich bei diesem Heilmittel, das bei uns als «Gencydo» gemacht wird und in der weitaus größten Zahl der Fälle sich als außerordentlich wirksam erwiesen hat beim Catarrhus aestivus, gerade sehen können, wie es möglich ist, durch entsprechende Formungen von Prozessen, die uns ja eigentlich die Natur vormacht, zu Heilmitteln zu kommen. Wir müssen nur wissen, in welchem Falle wir dem Naturprozeß entgegenarbeiten müssen. Das ist zum Beispiel der Fall, wenn gerade die Sinnes-Nerventätigkeit präponderiert, und wir werden später sehen, wann wir mit dem Naturprozeß gehen müssen. Man muß nur wissen, wie man in jedem Fall vorgehen muß. So daß wir also nicht nur dasjenige benutzen, was laboratoriumsmäßig chemisch entweder im Sinne der Naturprozesse oder entgegen der Naturprozesse geschehen muß, was wir als Heilfaktoren und eben nicht nur als Substanzen haben, sondern vor allen Dingen auf die Zubereitungsweise achten, indem wir auf dasjenige schauen, was wiederum in der äußeren Natur den Prozeß als solchen herbeiführt, das Dynamische am Prozeß ausmacht. Dieses Dynamische versuchen wir zu imitieren in technischer Weise, um dadurch gerade die Heilfaktoren aus der Natur herauszuziehen.

Nach solchen Prinzipien sind ja jetzt reichlich schon Heilmittel in dem Klinisch-Therapeutischen Institut in Arlesheim hergestellt worden. Sie werden alle nach diesem Prinzip hergestellt, aber alle durchaus spezialisiert.

Ich will zum Beispiel noch folgendes als Heilmittel erwähnen. Gewiß, ich muß sagen, ich verstehe jeden Widerspruch, jede Opposition, da ich ja weiß, daß die Dinge aus einer Denkweise entspringen, die durchaus nicht gang und gäbe und auch nicht geläufig ist. Ich möchte nur dies für uns anführen, daß in dieser Weise die Richtlinien gegeben werden und dann in unseren Kliniken durchaus verifiziert werden, und daß dies in derselben Weise unter voller Verantwortung gemacht wird, wie sonst in klinischen Betrieben es üblich ist. Deshalb darf ich vielleicht auch, ich möchte sagen, etwas gewagtere Darstellungen geben, indem ich durchaus voraussetze, daß ich, wie gesagt, jede Opposition verstehe und es mir durchaus begreiflich ist, daß sich sogar eine Art von Unbehagen gegenüber diesen Dingen, die einem sogar phantastisch erscheinen könnten, geltend machen könnte.

Es ist außerordentlich interessant, gerade jenen merkwürdigen Prozeß zu betrachten, der sich in der Pflanze selber vollzieht. Wir haben ja in der Pflanze neben dem, was die Pflanze also vorzugsweise zusammensetzt, alle möglichen Substanzen enthalten: Salze, Metallisches und so weiter. Nun, es ist weniger wichtig für eine Therapie, die direkt rationell wirken soll, auf die Zusammensetzung der Pflanze zu sehen, als zu sehen auf die Art und Weise, wie zum Beispiel, sagen wir, irgendeine Metallverbindung oder ein Salz durch den ganzen Prozeß des Wachsens und Fruktifizierens der Pflanze geht.

Nehmen wir irgendeine Pflanze, zum Beispiel Cichorium intybus. Wer wirklich geisteswissenschaftlich Cichorium intybus studieren will, der wird studieren zunächst, in welch eigentümlicher Weise namentlich dasjenige, was in Cichorium intybus vor allen Dingen in Betracht kommt, enthalten ist: Kieselsäure und alkalische Salze.

Kieselsäure und alkalische Salze sind nun aber wiederum im Cichorium intybus in ganz verschiedener Verarbeitung, unter ganz verschiedenen Prozeßzusammenhängen in der Wurzel, in den Blättern und in den Blüten enthalten.

Wer diesen Prozeß im Cichorium intybus studiert und sieht, wie da in eigentümlicher Weise ineinandergewoben und verwoben werden die Prozesse, die auf der einen Seite an der Kieselsäure hängen, an den alkalischen Salzen auf der anderen Seite, wer dieses verfolgt, der wird dann auf geisteswissenschaftliche Weise ·wiederum zurückgeführt zum Menschen herüber.

Nun sagte ich schon, in unserem Leibe, in jedem Organsystem, leben drei Systeme, aber es präponderiert immer eines, jedes ist wiederum für den ganzen Menschen tätig; betrachten wir zum Beispiel am menschlichen Organismus die Gallenfunktion im Zusammenhang mit allen anderen Verdauungsorganen, so finden wir vor allen Dingen, daß es neben allem übrigen Wirken der Galle außerordentlich wichtig ist, daß die Galle funktioniert, richtig funktioniert gerade für die Gesundheit des Nerven-Sinnessystems. Denn wir können dann, wenn wir Verdauungsstörungen auf Störungen der Gallenfunktion zurückführen, immer auch auftreten sehen außerordentlich große Störungen irgendwie in den Organen des Nerven-Sinnessystems.

Wenn wir den Gallenabsonderungsprozeß verfolgen, so wird er eigentlich erst interessant, wenn wir ihn im ganzen Zusammenhang mit der menschlichen Konstitution als denjenigen Prozeß betrachten können, der, vom Verdauungssystem ausgehend, das Nerven-Sinnessystem versorgt.

Dieser Prozeß ist auf der einen Seite in den Gallenfunktionen des Menschen vorhanden, ganz abgesehen von den Substanzen, die dabei spielen. Auf der anderen Seite wirkt er außer dem Menschen in fast getreuer Imitation von der Wurzel von Cichorium intybus gegen den Stengel und gegen die Blüte hinauf, in der Radix von Cichorium intybus. Wenn wir da sehen, wie verarbeitet werden gerade die Kieselsäure und die alkalischen Salze, so finden wir darinnen eine genaue Imitation desjenigen, was im menschlichen Organismus der Gallenabsonderungsprozeß in seiner Wirkung gerade auf das Nerven-Sinnessystem ist.

Ahmen wir nun den Prozeß nach, der sich in Cichorium intybus vollzieht. Es gibt Laienärzte, die verwenden Cichorium intybus nun direkt, wenn Verdauungsstörungen vorliegen. Aber trotzdem durchaus Erfolge erzielt werden können, die nicht in Abrede gestellt werden sollen, werden sie sehr selten dauernde sein, da ja der Prozeß, der sich in Cichorium intybus vollzieht, gebunden ist an die Labilität der Pflanze selber und, indem er in den menschlichen Organismus hereingeführt wird, einer solchen Veränderung unterliegt, daß er nicht mehr derselbe bleibt. Aber er ist so verwandt dem menschlichen Prozeß, daß, wenn wir ihn laboratoriumsmäßig verarbeiten, namentlich Kieselsäure verarbeiten, wir also ein Präparat machen, das Kieselsäure enthält, alkalische Salze enthält, und zwar so, daß dann in einer gewissen Weise, nicht eigentlich chemisch, sondern nur durch Pulverisierung aneinander gebunden und mit harzigen Bindemitteln ausgestattet, eine lose Verbindung da ist zwischen Kieselsäure und alkalischen Salzen, mehr ein feines, natürliches, möchte ich sagen, Aneinanderkleben vorhanden ist. Und wenn wir dann das durch den Verdauungskanal einführen, führen wir nun so tatsächlich nicht dieselben Substanzen, aber denselben Prozeß in den menschlichen Organismus ein, der sich beim Galleabsondern vollzieht, insofern das Galleabsondern mit dem Nerven-Sinnessystem in seinem Funktionieren seine Verwandtschaft hat. Es handelt sich also darum, in dem, was man im Laboratorium macht, dasjenige wirksam, ich möchte sagen, dauernd nachzuahmen, was die Pflanze selber ausführt, bei der man zum Beispiel in ihrem Pflanzenbildungsprozeß erkennen kann: dieser Prozeß ist in irgendeiner Weise polarisch oder gleichlaufend verwandt mit irgendeinem Prozeß im menschlichen Organismus, so daß sich auf diese Weise eben ergibt ein wirkliches Ineinanderarbeiten von Pathologie und Therapie. Man sieht es dem Organ an, was unregelmäßig ist im Zusammenwirken der drei Prozesse.

Und indem man gerade der Natur ablauscht, wie man dem Organismus gewissermaßen das, was er nicht ausführen kann, für einige Zeit abnimmt, indem man das zu erforschen versucht, führt man geradezu – ich möchte sagen: Cichorium intybus erweist sich als die wachsende Galle – die Gallenfunktion in den Menschen für eine Zeit ein, weil der Organismus sie selbst nicht ausführen kann, bis der Organismus an der fremden Galle, an dem, was man nach dem Muster von Cichorium intybus fabriziert hat, sich wieder gewöhnt hat, das Gallenfunktionieren auszuüben. Dann läuft er sozusagen wiederum durchaus richtig.

Es handelt sich nur darum, daß man durch die bloße Pflanzenheilmethode, weil ja die Natur viel vollkommener wirkt, das Richtige nicht erreichen kann, weil ja der Pflanzenprozeß wiederum vernichtet wird, wenn er in irgendeiner Weise in den Organismus eingeführt wird.

Da die Zeit schon etwas vorgeschritten ist und ich Ihre Aufmerksamkeit für dieses eine Mal nicht zu stark in Anspruch nehmen möchte, werde ich nur noch einiges erwähnen über ein Mittel, das sich als besonders erfolgreich erwiesen hat und das unsere Ärzte das «Biodoron» genannt haben.

Dieses Biodoron ist dadurch zustande gekommen, daß zunächst vor eine zusammenfassende, eben geisteswissenschaftliche Anschauung der ganze Symptomkomplex der sogenannten Migräne gestellt worden ist. Diese Migräne ist ja ebenfalls für viele Menschen eine so außerordentlich lästige Krankheit, die in den allerverschiedensten Formen auftritt. Die Migräne beruht nun auf einem unregelmäßigen Präponderieren des Stoffwechselprozesses da, wo er nicht hingehört, innerhalb jener Region der menschlichen Organisation, wo eigentlich präponderierend vorzugsweise wirken sollte der Nerven-Sinnesprozeß im Verein mit dem rhythmischen Prozeß.

Nun handelte es sich mir wiederum darum, diesen ganzen Prozeß in seiner Zusammenfassung, wie er sich ausdrückt in der Zusammenschau des Symptomkomplexes der Migräne, als Prozeß draußen in der Natur zu finden.

Er drückt sich nun in ganz wunderbarer Weise aus, und zwar so, daß man den Symptomenkomplex auf der einen Seite hat und einen entgegengesetzt verlaufenden Prozeß in der Art und Weise, wie im Prozeß von Equisetum arvense die Kieselsäure eben in Tätigkeit gebracht wird von den schwefelsauren Salzen. Equisetum arvense enthält ja ungefähr neunzig Prozent Kieselsäure. Wir werden morgen noch von der ganz bedeutsamen Funktion der Kieselsäure für das Nerven-Sinnessystem und alles, was damit zusammenhängt, zu sprechen haben. Die Kieselsäure ist aber in einer gewissen Art und Weise in Equisetum arvense zum Prozeß verarbeitet, also daß nur in einer solchen Verbindung, wie sie eben da hergestellt ist mit einem harzigen Bindemittel, innerhalb des Pflanzenwachstums der Bildeprozeß geschehen kann durch das Zusammenwirken der Kieselsäure mit den schwefelsauren Salzen.

Wenn man einfach das Bild von Equisetum arvense vor sich hat und nun sieht, wie da in einer steifen Art, mit überall Präponderierenlassen des Kieselsäurebildungsprozesses sich diese Pflanze bildet und zurückhält ihr ganzes Wachstum vom Blütenwesen, was wiederum gefunden werden kann im Zusammenhange mit den normalen Stoffwechselvorgängen, dann bildet sich einem unmittelbar in einer wirklichen intimen Anschauung der beiden Prozesse, des Prozesses, der sich im Symptomenkomplex der Migräne ausdrückt, und des ganzen Prozesses, der sich in einer so wunderbaren Weise abspielt zwischen Kieselsäure und schwefelsauren Salzen im Equisetum arvense, die Vorstellung aus: da sind zwei einander entgegengesetzte Prozesse.

Aber deshalb hilft doch noch nicht irgendwie Equisetum arvense, in irgendeiner Weise direkt verwendet, gegen Migräne. Denn da tritt nun das Eigentümliche auf, das einem recht klar wird, daß zwar gewisse vegetative Prozesse im menschlichen Organismus ähnlich den Pflanzenprozessen sind, aber doch von innen wiederum radikal verschieden sind. Es handelt sich also darum, nicht bloß den Prozeß, der sich in Equisetum arvense abspielt, direkt aufzunehmen und etwa ihn nun in den menschlichen Organismus einzuführen, sondern ihn erst, ich möchte sagen, zu animalisieren.

Solche Dinge gelingen, wenn man nun in entsprechender Weise im Laboratorium den Prozeß eben imitiert, aber innerlich lebendig, so daß man verwendet Kieselsäure auf der einen Seite, auf der anderen Seite Schwefel. Man kann direkt den Schwefel verwenden, denn der ist das eigentlich Wirksame im Equisetum arvense. Nun aber führt man die Bindung herbei neben anderen Bindemitteln, die eine untergeordnete Bedeutung haben, dadurch, daß man in den Prozeß den Eisenprozeß einfügt. Jetzt hat man den ganzen Prozeß von Equisetum arvense animalisiert, und man bekommt ein Präparat, bei dem es wesentlich darauf ankommt, wie man es herstellt. Denn durch das, wie man den Prozeß durchführt, durch den man zuletzt das Präparat bekommt, sehen Sie gewissermaßen, daß es darstellt das Ergebnis eines Prozesses, der sich abspielt zwischen Kieselsäure, Eisen und Schwefel. Und das, was man da als Präparat bekommen hat, was nun nur, ich möchte sagen, zunächst in dem Präparat in Ruhe gebracht ist, das wird wiederum zum Prozeß aufgerufen, in Bewegung gebracht, wenn es eingeführt wird in den menschlichen Verdauungsprozeß und angewendet wird – wie gesagt, unsere Ärzte haben es «Biodoron» genannt – gerade gegen die lästige Migräne.

Dieses Migräneheilmittel hat sich tatsächlich, ich möchte sagen, fast ausnahmslos in einer außerordentlich erfolgreichen Weise gezeigt.

So versuchen wir eben, die Heilfaktoren mehr auf dynamische Weise durch die Herstellung der entsprechenden Prozesse zu erreichen für die Heilmittel also, die Sie von dem Klinisch-Pharmazeutischen Institut in Arlesheim bekommen. Es handelt sich darum, was für Prozesse sie in sich bergen, was für Prozesse sie im menschlichen Organismus hervorrufen.

Auf diese Weise ist es uns gelungen, immerhin – die Dinge wurden verifiziert in zahlreichen Fällen – für die verschiedenen Formen, für die verschiedenen Verzweigungen der Tuberkulose, für die mannigfaltigsten Erkrankungen des Verdauungssystemes und so weiter, wie gesagt, ungefähr hundert Heilmittel zu finden; und wir sind daran, sozusagen die letzte Hand anzulegen an denjenigen Prozeß, den wir hervorrufen wollen mit einem gewissen Pflanzennaturprodukt zur inneren Heilung der Karzinome. Doch werde ich über diese Heilmittel mir erlauben, morgen im einzelnen zu sprechen, über Tuberkuloseheilmittel, Karzinomheilmittel, Heilung auch von typhösen Krankheiten und so weiter.

Es wird ersichtlich geworden sein, daß das Wesentliche bei uns nicht darinnen liegt, was nun in dem Präparat drinnen ist, sondern darin, wie das Präparat laboratoriumsmäßig entstanden ist. Dadurch birgt das Präparat einen bestimmten Prozeß, der wiederum innerhalb des Organismus in der gleichen oder in einer anderen Form sich auslöst und in dem Verlauf eines organischen Prozesses liegt oder den polarischen Gegensatz bildet.

Und auf diese Weise ist man imstande, durch Zusammenschauen der Naturprozesse und der Prozesse, die sich in der Pathologie erkennen lassen, die gegenseitige Relation von Naturvorgängen und Vorgängen im menschlichen Organismus herbeizuführen, die Aufeinanderwirkung eben, die da sein muß, wenn die betreffenden Naturprozesse in den menschlichen Organismus als Heilprozesse eingeführt werden sollen. Auf die Herbeiführung von Heilprozessen durch die Funktionen, die wir ausführen in unseren Laboratorien, darauf kommt es an. Daher ist es dann auch von ganz besonderer Wichtigkeit, wie nun diese Heilmittel gerade verwendet werden, wiederum in Gemäßheit dieser Differenzierung des menschlichen Organismus. Die Wirkung ist von fundamentalem Unterschied, ob irgendein Heilmittel durch den Verdauungsprozeß eingeführt wird, durch Impfung direkt in den Zirkulationsprozeß, oder ob es, wie ich morgen zeigen werde, näher verwandt zum

Sinnesprozeß, zum Nerven-Sinnesprozeß angewendet wird, wie in dem Versetzen von Bädern oder Waschungen und dergleichen mit unseren Heilmitteln.

Also ob man äußerlich oder halb innerlich, möchte ich sagen, wie bei der Impfung, oder ganz innerlich das Heilmittel anwendet, davon hängt es wiederum ab, wie man auf den menschlichen Organismus wirkt. Denn ich möchte sagen, das besonders Bedeutsame bei diesen Heilmitteln ist dieses, daß wir heilen möchten nicht durch Substanzen, sondern wir möchten heilen durch Prozesse. Und wir geben Heilmittel ab in der Hoffnung – das heißt, die Dinge sind ja verifiziert –, daß die Prozesse, die wir aus dem Zusammenschauen von Natur und Mensch ausführen können, sich gewissermaßen in dem Präparat konservieren und wiederum ausgelöst werden im menschlichen Organismus als Heilprozesse. Das ist das wesentlich Neue an den Dingen, um die es sich bei uns handelt. Wir wollen durch Vorgänge, Prozesse, durch das Wie der Herstellung heilen.

Daher ist es bei uns nicht von so großer Wichtigkeit, zu sagen, was just in dem Präparat drinnen ist, sondern es kommt überall darauf an, wie die Dinge im Intimen sich abspielen.

Auf das Therapeutische dann, und namentlich auf einzelne Heilmittel und Verrichtungen im Äußeren werde ich mir erlauben, morgen einzugehen.

Frage: Wie lange Zeit ist es her, daß die Mittel für Migräne und Heufieber ausprobiert sind?

Dr. Steiner: Nun, es ist doch schon eine Anzahl von Jahren, daß die Fälle ausprobiert worden sind, vor allen Dingen doch in einer großen Anzahl von Fällen. Es tritt ja dadurch, daß unsere Methoden Verifikationsmethoden sind, diese Eigentümlichkeit auf, daß auf der einen Seite, so wie bei einem mathematischen Problem, der Erfolg gewissermaßen vorausgesehen wird und dann verifiziert wird. Auf diese Weise hat man es nicht mit einer bloßen empirischen Methode zu tun, sondern sozusagen dadurch, daß – wie man es sonst ja auch beim experimentellen Laboratoriumsversuch hat – man dasjenige, was vorausgesetzt werden kann, verifiziert findet, wird natürlich der Wert der Verifikation doch ein höherer als beim bloßen empirischen Ausprobieren. Die Methoden sind natürlich noch jung, und dasjenige, um was es sich handelt, wird sein, daß wir natürlich froh wären, wenn sie im weitesten Umfang ausprobiert würden.

Für Biodoron liegen seit etwa drei bis vier Jahren schon Verifizierungen vor, in einer großen Anzahl von Fällen gerade Verifizierungen, die außerordentlich wichtig sind, zum Beispiel in solchen Fällen, wo die Migräne ein ganz alt gewordener chronischer Zustand war, der durch Jahrzehnte da war, und wobei dieses Mittel gewirkt hat.

Nur natürlich, das möchte ich doch ausdrücklich erwähnen, gerade bei diesem Mittel ist es außerordentlich wichtig, daß richtig diagnostiziert wird. Daher kann das Mittel eigentlich nur dann, wenn man in der richtigen Weise diagnostiziert hat, zu einer Verifizierung dienen. Es ist ja natürlich nicht wünschenswert, daß bei jedem beliebigen Kopfschmerz dieses Biodoron angewendet wird, denn dann können negative Fälle sehr zahlreich auftreten.

Es muß also erst richtig diagnostiziert werden; aber dann geben wir sehr viel darauf. Es ist der Prozentsatz ja in den drei bis vier Jahren ein außerordentlich großer, dadurch daß wir es klinisch machen. In einzelnen Fällen wurde es aber auch schon früher durch private Ärzte ausprobiert.

Ich möchte noch erwähnen, daß es Berichte gibt, sowohl zunächst Auseinandersetzungen über die Methoden wie auch Berichte über die Behandlung und über die Erfolge gerade für das Biodoron. Sie sind herausgegeben von dem Klinisch-Therapeutischen Institut in Stuttgart: «Die Migräne», zusammengestellt von Dr. *Knauer*, ein Bericht, der eine Anzahl von Fällen enthält – man kann natürlich nicht alle anführen –, aber eine Anzahl von charakteristischen Fällen enthält, und auch eine entsprechende Kasuistik. Ich glaube, diese Berichte und Beschreibungen sind ja vom Klinisch-Therapeutischen Institut auch zu beziehen, leider bis jetzt nur in deutscher Sprache, sie können aber jederzeit, wenn sie verlangt werden, auch in andere Sprachen übersetzt werden.

DRITTER VORTRAG

London, 3. September 1923

Es ist mir gesagt worden, daß eine noch weitergehende theoretische Begründung desjenigen gewünscht werde, was ich gestern vorgebracht habe. Nun ist es mir immer so, als ob die Zweifel und die innere Opposition, die sich gegen die Anschauungsweise in ganz begreiflicher Art heute geltend machen muß, noch stärker, ich möchte sagen, aus dem Inneren herausgetrieben werden, wenn diese geistige Begründung gegeben wird, und daß ich namentlich mit Bezug auf das Medizinische ein bißchen die Hoffnung habe, daß es ja auf diesem Felde so ist, daß, wenn die Heilmittel helfen werden in der Anwendung und man aus den Heilmitteln sehen wird, daß hinter der Sache etwas steckt, man uns die theoretische Grundlage verzeihen werde. So daß ich gerade auf diesem Gebiete, wenn es nicht ausdrücklich verlangt wird, etwas zurückhaltend bin mit der theoretischen Begründung. Denn sie muß für den ersten Augenblick noch phantastischer klingen, obwohl sie so exakt ist wie die Mathematik, als dasjenige, was über die Praxis der Heilmittel gesagt werden kann. Dennoch, da es gewünscht wird, werde ich nicht nur am Schlusse, wie ich gemeint habe, eine kurze Begründung geben, sondern ich werde gleich am Ausgangspunkte heute etwas über diese theoretische Begründung sagen.

Es handelt sich nämlich darum, daß durch den bewunderungswürdigen Fortschritt unserer Naturwissenschaft Unendliches geleistet worden ist in bezug auf die Erkenntnis der äußeren physisch-sinnlichen Welt, daß aber gerade diese außerordentlich bedeutsame Erkenntnis der äußeren physisch-sinnlichen Welt davon hinweggeführt hat, den Menschen selber in seiner totalen Wesenheit zu erfassen.

Dasjenige, was man mit den Naturgesetzen, die man draußen in der Natur heute, sei es durch die Beobachtung, sei es durch das Experiment erkundet, begreifen kann, das reicht beim Menschen nicht weiter als bis zum Erfassen der Sinnesorganisation, nämlich desjenigen, was wie physische Apparate als Sinne in den Menschen eingegliedert ist, und desjenigen, was das Mechanische der Bewegung ist. Alles übrige geht gradweise, je weiter man wirklich in das Wesen des Menschen eindringt, so vorwärts, daß die äußeren Naturgesetze immer weniger gelten. Ich muß mich natürlich trotzdem kurz fassen, kann also die Dinge nur aphoristisch andeuten.

Aber es ist ja bekannt genug, daß eigentlich der Mensch, sagen wir, höchstens zu zehn Prozent oder etwas darüber aus den physisch-mineralischen Stoffen besteht, die wir in festem Zustande kennen, daß der Mensch zum weitaus größten Teil, sagen wir, Flüssigkeitssäule ist.

In dieser Flüssigkeitssäule sind dann wiederum wirksam diejenigen Impulse, die, vermittelt zum Beispiel durch den Atmungsprozeß aber auch durch sonstige Prozesse der menschlichen Organisation, Prozesse sind, die wir in der Natur eigentlich nur in der frei sich bewegenden Luft finden. Und dann kommen als viertes dazu die Wärmeprozesse. Nur auf dasjenige, was im Menschen so vorhanden ist, wie wir draußen in der Natur die scharfkonturierten, die mineralisch-physischen Substanzen finden, sind die Naturgesetze anwendbar, mit denen man heute glaubt, den ganzen Menschen zu erkennen. Man erkennt mit diesen Naturgesetzen kurioserweise nur einen Teil der Sinnesorganisation beziehungsweise, weil die Sinnesorganisation hauptsächlich im menschlichen Kopf organisiert ist, einen Teil der menschlichen Kopforganisation. Die Kopforganisation des Menschen ist nämlich diejenige, die am meisten der physischen Welt, der Konstitution der physischen Welt ähnlich ist.

Vom Kopfe geht das Nervensystem des Menschen zum Teil aus. Jedenfalls aber hängt es im Menschen mit der Kopforganisation zusammen, dieses Nervensystem. Nun ist heute der Glaube, daß das gesamte Nervensystem zusammenhängt mit demjenigen, was wir im Menschen als geistige Fähigkeiten bezeichnen. Wenn Sie sich heute eine auch nur physiologisch gefärbte Psychologie ansehen, so werden Sie sehen, daß eigentlich in diesen Psychologien nur behandelt ist die Gedankenwelt, die Gedankenwelt im Zusammenhange mit Gehirn und Nervensystem. Die Gefühlswelt und Willenswelt des Menschen wird gewissermaßen nur angeklebt, als etwas Nebensächliches erwähnt, und man glaubt, daß Gefühl und Wille ebenso mit dem Nervensystem zusammenhingen wie die Vorstellungswelt. Das ist nicht der Fall.

Wenn ich noch einmal zurückgreife auf den dreigliedrigen Menschen, wie ich ihn gestern charakterisiert habe, so ist zu sagen, daß nur die eigentliche Fähigkeit des Vorstellens mit dem Nervensystem des Menschen zusammenhängt; das Gefühlsleben nur indirekt. Dagegen hängt das Gefühlsleben direkt mit dem rhythmischen System zusammen.

Und hier haben wir schon einen der Punkte, wo sich notwendigerweise gerade wegen ihrer Bewunderungswürdigkeit auf anderen Gebieten die heutige Naturwissenschaft den Weg vollständig versperrt, von der physischen Organisation des Menschen vorzudringen zu seiner geistigen Organisation.

In Wahrheit liegt die Sache so, daß die gesamte Gefühlswelt unmittelbar in die rhythmische Organisation eingreift, in jene rhythmische Organisation im weiteren Sinne, wie ich sie gestern charakterisiert habe. Und das Nervensystem dient nur dazu, der Vermittler zu sein, daß wir über unsere Gefühle Vorstellungen und Gedanken haben können. So daß also in Atmung und Blutzirkulation die Gefühlsimpulse unmittelbar eingreifen. Nur für das, was wir als Vorstellungen haben über die Gefühle, sind die organischen Vermittler die Nerven. Und ebenso wie in das rhythmische System die Gefühlswelt des Menschen eingreift, ebenso greift in das Stoffwechsel-Bewegungssystem der Wille unmittelbar ganz ein. Und dasjenige, was wir in den Nerven oder durch die Nerven haben, das sind nur die Vorstellungen des Gewollten, die Vorstellungen von dem Gewollten.

Nun werden Sie sagen: das braucht ja den Mediziner nicht weiter zu interessieren. Es ist eine Theorie über den Menschen, und man könnte im Medizinischen davon absehen. Das ist aber ganz und gar nicht der Fall. Das ist in dem Augenblicke nicht der Fall, wenn man die Folgen für die heutige medizinische Anschauung sieht, die aus diesem Vorurteil erwachsen, daß das Nervensystem dem gesamten Seelenleben direkt zugeordnet ist.

Man unterscheidet heute, wie ja genugsam bekannt ist, zwischen den sogenannten sensitiven Nerven, die vom Zentrum zu den Sinnen gehen sollen und die sinnlichen Wahrnehmungen vermitteln, und den sogenannten motorischen Nerven, welche etwas zu tun haben sollen mit dem Willen.

Es gibt in Wahrheit zwar anatomisch-physiologisch metamorphosierte Nerven, aber es gibt nur einerlei Art von Nerven. Jeder Nerv ist nur physischer Vorstellungsvermittler. Und diejenigen Nerven, die wir heute motorische Nerven nennen, die sind in ihrer Funktion nicht anders als die sogenannten sensitiven Nerven. Während der sensitive Nerv zu den Sinnen geht, um die Außenwelt wahrzunehmen, geht der sogenannte motorische Nerv, der auch nichts anderes ist als ein innerlicher sensitiver Nerv, in das Innere und vermittelt die Wahrnehmungen, die ich zum Beispiel habe, wenn ich ein Glied bewege, die ich habe, wenn ich irgendwie eine innerliche unbewußte Bewegung auszuführen habe. Der Nerv ist nur der Vermittler der Wahrnehmung für irgend etwas Äußeres oder Inneres. Es gibt nicht zwei Arten von Nerven, nicht sensitive und motorische Nerven. Meinetwillen, die Terminologie ist mir dann einerlei, ob man sie dann sensitive oder motorische nennt, das ist gleichgültig, aber nur einerlei Art und anatomisch-physiologisch etwas metamorphosiert, nur einerlei Art von Nerven gibt es.

Ich weiß natürlich, daß naheliegende Einwände gegen diese Anschauung gemacht werden können. Aber ich habe, da ich wirklich seit fünfunddreißig Jahren arbeite an der Ausgestaltung dieser Anschauung vom Menschen, wirklich alle diese Einwände sorgfältig geprüft. Jede einzelne Tatsache, die genommen werden kann aus dem Funktionieren oder Nichtfunktionieren des Nervensystems, sagen wir zum Beispiel bei der Tabes dorsalis, jede dieser Tatsachen, wenn sie wirklich vorurteilslos interpretiert wird, ordnet sich in dasjenige theoretische System ein, das ich Ihnen eben auseinandergelegt habe. Während Sie überall die Brüche sehen werden, wenn Sie die heutige Interpretation, sagen wir zum Beispiel, der Tabeserkrankungen nehmen. Sie kommen nur zurecht auch mit dem, was sorgfältig gerade heute mit solchen Dingen in der Naturwissenschaft verzeichnet ist, wenn Sie wissen, daß es nur einerlei Art von Nerven gibt, und daß die Gefühlswelt in keinem direkten, sondern nur in einem indirekten Zusammenhang mit dem Nervensystem steht, daß die Gefühlswelt unmittelbar eingreift in das Atmungs- und Zirkulations-, überhaupt in das rhythmische System, daß der Wille unmittelbar wirkt als stoffwechselartig, jener unbewußte Wille in unserem Inneren, der dem Gesamtstoffwechselprozesse zugrunde liegt und der dann wiederum sich metamorphosiert zu dem bewußten Willen, der den äußeren bewußten Bewegungen zugrunde liegt.

Dies war das erste, ich möchte sagen, für mich erschütternde Ergebnis, das ich gehabt habe eigentlich seit dreißig Jahren aus den Anschauungen, die ich über den Menschen gewinnen konnte. Ich habe es nicht auszusprechen gewagt bis zum Jahre 1917, weil es tatsächlich verhältnismäßig leicht ist, irgendein wissenschaftliches Ergebnis, das wenig abweicht von den Gewohnheiten, auszusprechen. Dagegen ist es wirklich nicht leicht, ich möchte sagen, gegen das Urteil, das so gut begründet erscheint, daß es zweierlei Nerven gibt, in der Welt irgendwie vorzugehen. Und erst als ich beruhigt sein konnte darüber, daß es heute keine naturwissenschaftliche Tatsache gibt, die dem widersprechen würde, die sich nicht einordnen ließe in diese Anschauung von der Einerleiheit der Nerven, wagte ich 1917, nachdem ich dreißig Jahre beschäftigt war mit dem Ausarbeiten dieser Anschauung, sie auszusprechen.

Aber diese Anschauung hat eine ganz andere Folge noch. Nehmen Sie nur diese Tatsache, daß die Gefühlsimpulse unmittelbar eingreifen in das rhythmische System, die Willensimpulse unmittelbar eingreifen in das Stoffwechsel-Bewegungssystem, dann haben Sie in dem Willenssystem und in demjenigen, was sich dann weiter angliedert an das Willenssystem, in dem Gefühlssystem des Menschen, das wir überhaupt nur fassen können auf spirituelle Art, indem wir die Gefühle nur fassen können als geistige Entitäten, in denen haben Sie die Antriebe zum Beispiel zur Zirkulation. Und Sie kommen hinweg von etwas, worüber nun wirklich auch wiederum nicht leichter Hand hinwegzukommen ist.

Heute sucht die Physiologie, die unserer gesamten medizinischen Denkweise zugrunde liegt, den eigentlichen Motor für die Blutzirkulation im Herzen, und das Herz wird angesehen als dasjenige, was die Impulse aussendet, um das Blut durch den Organismus zu treiben. Das

Umgekehrte ist wahr. Das Blut wird durch den Organismus bewegt, durch die spirituelle Wesenheit des Menschen, die in der Willensorganisation in den Stoffwechsel unmittelbar eingreift, die in den Gefühlsimpulsen in die Zirkulation unmittelbar eingreift und in die Atmung, also in das rhythmische System. Diese gesamte innere Bewegung, diese gesamte innere rhythmische Tätigkeit kommt unmittelbar aus dem geistigen Menschen, und das Herz, die Herztätigkeit ist nicht die Ursache der Blutzirkulation, sondern sie ist die Folge der Blutzirkulation, die Folge der Säftebewegung. Das Herz drückt also eigentlich nur aus in seinen eigenen Bewegungen, wie es innerlich erregt und bewegt wird durch die Bewegung, die eigentlich von dem geistigen Menschen ausgeht.

Das sind zwei Dinge, die nach und nach der Physiologie als der Grundlage der Medizin eben werden zugrunde gelegt werden müssen: die Anschauung von der Einerleiheit der Nerven und von dem Zugeordnetsein des gesamten Nervenlebens nur zum Vorstellungsleben, und dann auf der anderen Seite die Bewegung der flüssigen und luftförmigen Elemente im Menschen unmittelbar vom Geistigen aus, so daß die Herzbewegung als Folge der rhythmischen Bewegung im Menschen erscheint, nicht als deren Ursache.

Ich erinnere mich noch lebhaft, welche wilden Leidenschaften ich einmal ausgelöst habe in einem Eisenbahnwaggon auf der Strecke zwischen Trälleborg und Stockholm, als ich einem schwedischen Arzte diese Herztheorie auseinandersetzte. Es war ein schreckliches Gewühl von Leidenschaften, in das der Mann gekommen ist. Also ich kann ganz gut begreifen, wie sich diese Dinge heute in dasjenige, was wir nun alle einmal gewohnt sind zu denken, hineinstellen. Aber nur dadurch öffnet man sich das Tor vom physischen Menschen zum geistigen Menschen. Denn in dem Augenblicke, wo Sie zweierlei Nerven haben, geht die eine Art von Nerven von der sinnlichen Wahrnehmung zum Zentrum, geht als physische Organisation vom Sinn zum Zentrum. Vom Zentrum aus geht der Willensnerv. Der motorische Nerv vermittelt ebenso materiell dasjenige, was nun als Wille erscheint. Sie kommen aus dem Materiellen überhaupt nicht heraus. Dadurch, daß Sie zweierlei Nerven konstruieren, die es gar nicht gibt – es gibt nur einerlei Nerven –, haben Sie sich das Tor zu dem Geistigen des Menschen zugesperrt. Und das ist dasjenige, was uns die so bewundernswerte Naturwissenschaft, die für den äußeren Menschen so großartig ist, für den Menschen gebracht hat. Sie ist so weit gegangen, daß sie eine rein ausgedachte Theorie an die Stelle der Wirklichkeit gesetzt hat, die rein ausgedachte Theorie, daß es zweierlei Nerven gibt, während eben die motorischen Nerven auch sensitive Nerven sind und nur zur Wahrnehmung der inneren Bewegungen da sind. Auf der anderen Seite macht sie das Herz zu einer Art von Pumpe, zu einem physikalischen Apparat, der durch eine Art Automatismus die rhythmische Zirkulation des Menschen hervorruft. Dann löscht sie sich, indem sie in diesen physischen Automaten Herz die ganze Ursache der rhythmischen Bewegungen des Menschen hineinverlegt, den Zusammenhang aus zwischen dem rhythmischen System und auch zwischen dem Stoffwechselsystem und der geistigen Wesenheit des Menschen.

Das ist das Zuschließen des Tores zum geistigen Menschen, zu der spirituellen Wesenheit des Menschen gewesen, daß auf der einen Seite die Theorie von den zweierlei Nerven aufgestellt worden ist, und auf der anderen Seite die Herztheorie, die das Herz nicht dasjenige sein läßt, was es ist, sondern es zum physischen Motor für die Blutzirkulation macht, während es in Wahrheit in seinen Bewegungen nur der Ausdruck für das Blut wirklich ist, das vom spirituellen Menschen aus bewegt wird.

Das hat schon seine bedeutsamen Folgen. Denn dadurch erst, daß Sie in dieser Weise sehen, wie die Nervenorganisation sich eigentlich hineinverlegt in den Menschen, können Sie die Nervenorganisation in der richtigen Weise, sagen wir zum Beispiel, in Beziehung zu der Organisation des Verdauungssystemes bringen. Das Verdauungssystem gehört dem System des Menschen an, das ich das Stoffwechsel-Bewegungssystem genannt habe, und das Nervensystem ist polarisch ihm entgegengesetzt.

Nun betrachten wir einmal den Menschen, wie er in bezug auf das eine und das andere System ist. In bezug auf das Stoffwechselsystem: äußere Stoffe werden aufgenommen. Das Wesentliche für das Verdauungssystem ist die Tätigkeit, die nun hervorgerufen wird, wenn in den Körper die äußeren Stoffe hineinversetzt werden. Dasjenige, was der Organismus des Menschen genötigt ist deshalb zu tun, weil ein Fremdkörper in ihn hineinkommt, den er umgestalten, den er metamorphosieren muß, was der Mensch deshalb tun muß: darauf kommt es an, auf diesen Prozeß kommt es an bei der Verdauung, und dieser Prozeß bleibt auf einer bestimmten Stufe stehen. In dem Momente, wo nun dieser zunächst fortschreitende Prozeß gewissermaßen im Überwinden der Kräfte der äußeren Nahrungsmittel stehenbleibt, da tritt der Impuls der Ausscheidung ein. Und die Ausscheidung tritt hier in bezug auf das Stoffwechselsystem so ein, daß diese Ausscheidung unmittelbar nach außen erfolgt. Wir haben also zu begreifen das Stoffwechsel-Bewegungssystem so, daß zunächst die Impulse des Menschenorganismus, die verwandt sind mit dem Willen, der Wille unmittelbar in den Stoffwechsel eingreift, daß diese Impulse, die verwandt sind mit dem Willen, die Überwindung, die Konstitution des Stoffes, wie er außen ist, so weit treiben, daß er bis zu einem gewissen Punkte kommt. Dann wird ausgeschieden, ausgeschieden auf allen den Wegen, die ja bekannt sind. Aber die Ausscheidung erfolgt nach außen.

Derjenige Teil der Verdauungstätigkeit aber, der durch den ganzen organischen Prozeß in die Kopforganisation, das heißt in diejenige Organisation, wo das Nerven-Sinnessystem nicht ausschließlich, aber vorzugsweise lokalisiert ist, hingetrieben wird, der geht nicht nur bis zu diesem Punkt im menschlichen Organismus, bis zu dem der Prozeß geht im Stoffwechsel-Bewegungssystem, sondern dasjenige, was für die Kopforganisation Verdauung ist, das wird weitergetrieben, indem die Ausscheidung nun nicht nach außen geht, sondern innerlich erfolgt. Und was ist das Ergebnis dieser innerlichen Ausscheidung, die also abgelagert wird in dem Menschen selber, was ist das Ergebnis dieser innerlichen Ausscheidung? Das ist das Nervensystem. Das Nervensystem ist dasjenige System im menschlichen Organismus, das eigentlich seinen substantiellen Gehalt einer innerlichen Ausscheidung verdankt, die aber im Organismus bleibt, nicht nach außen getrieben wird, natürlich nur bis zu einem gewissen Punkte im Organismus bleibt, und dort durch die plastischen Kräfte der ersten unsichtbaren Wesenheit des Menschen, der ersten übersinnlichen Wesenheit des Menschen, dem sogenannten Äther- oder Lebensleib, durch die plastischen Kräfte, durch die Bildekräfte dieses Äther- oder Lebensleibes geformt wird.

So daß man zu unterscheiden hat außer dem physischen Leib des Menschen diese erste übersinnliche Wesenheit, den Äther- oder Lebensleib, der eigentlich nur dynamisch ist, nicht materiell, nur dynamisch. In der ganzen Welt sind diese dynamischen Wirkungen ebenso vorhanden, im Menschen auf besondere Weise.

Dieser Bildekräfteleib enthält die gestaltenden Kräfte, die nun jene Ausscheidungsprodukte zu dem so wunderbar gebauten Gehirn, überhaupt dem wunderbar gebauten Nervensystem formen.

Meine sehr verehrten Anwesenden, ich fordere Sie auf, alles dasjenige, was histologisch, was embryologisch, was sonst entwickelungsgeschichtlich, evolutionistisch über die Beschreibung, ich will sagen, zum Beispiel einer Embryonalzelle und einer Nervenzelle zu sagen ist, all das vorurteilslos zu prüfen und Sie werden das mit keiner anderen theoretischen Grundlage in Übereinstimmung finden können als einzig und allein mit derjenigen, die ich eben auseinandergesetzt habe.

Und so kann man schon wirklich als ein, ich möchte sagen, ganz gewissenhafter Skeptiker zu demjenigen stehen, was die Geistesforschung, die ich vertrete, sonst sagt. Sie sagt, man kann kommen zu einer Art von exakter Clairvoyance, einem exakten Untersuchen dieses Übersinnlichen. Wie man dieses Übersinnliche exakt untersucht: ich habe es beschrieben in meinem Buche, das als «Initiation» ins Englische übersetzt worden ist. Gerade durch solche Untersuchungen des Übersinnlichen kommt man eben dazu, dasjenige, was nun nicht mehr den physischen Naturgesetzen folgt, sondern eigentlich in der Natur eine Art künstlerischer Tätigkeit ist, daß man das, diese plastischen, diese plastizierenden Kräfte verfolgt, die vorzugsweise im menschlichen Kopforganismus tätig sind, und die in diesem Kopforganismus jene sonst als Ausscheidungsimpulse nach außen getriebenen materiellen Entitäten formen.

So daß das Sonderbare bei dieser Betrachtungsweise herauskommt, daß wir in unserem Nervensystem eigentlich durchaus eine Summe von Abbauprozessen zu sehen haben, und daß die Funktion unseres

Nervensystems eigentlich darauf beruht, daß sie lediglich in Abbauprozessen besteht, weil sie eine über einen gewissen Punkt hinausgetriebene Ausscheidung und nach der Ausscheidung geformte, plastisch geformte Materie ist.

Das gibt den fundamentalen Unterschied zwischen einem Organ, das der Nerven-Sinnesorganisation angehört, und einem Organ, das der Verdauungsorganisation angehört. Ein Organ, das der Nerven-Sinnesorganisation angehört, ist in der Evolution wesentlich weitergeschritten, ist in einer absteigenden Evolution. Ein Organ, das der Stoffwechsel-Gliedmaßenorganisation angehört, ist nur in einer aufsteigenden Evolution, geht bis zu einem gewissen Punkte und fördert von diesem Punkte an die Ausscheidung.

Das sind die Dinge, die uns zeigen, wie die Organe sind in ihrem gesunden Zustande, das sind aber auch die Grundbedingungen, um zu erkennen, wie die Organe sich verhalten in ihrem kranken Zustande. Und das sind schließlich die Fundamente, die dazu führen, nun auch die Heilmittel in ihrem Zusammenhange mit dem Krankheitsprozeß in Wirklichkeit zu erkennen. Machen wir uns das klar an einem Beispiel.

Der Prozeß, der sich in unserem Gehirn oder auch, man könnte sagen, im ganzen Nervensystem abspielt, dieser Prozeß, der die Materie bis zu einem gewissen Punkte entwickelt, dann sie abbaut und die Abbauprodukte, also gewissermaßen die poverierten Produkte wiederum formt, dieser Prozeß geht in unserem Nervensystem vor sich. Und dieser Abbauprozeß, nicht Aufbauprozeß, dieser Dissimilationsprozeß, nicht Assimilationsprozeß, dieser Prozeß des Abbaues, der liegt unseren Vorstellungen zugrunde. Unseren Vorstellungen liegt eigentlich zugrunde, daß wir in jedem Augenblicke unseres Lebens mit Bezug auf unser Nervensystem eine Art atomistisches Sterben durchmachen, das nur immer aufgehoben wird durch die Aufbauprozesse. Man möchte sagen, im Momente des Sterbens drängt sich zusammen alles dasjenige, was verteilt ist auf das ganze Erdenleben des Menschen in dem fortdauernden Abbauprozesse des Nervensystemes.

Wenn man diese Prozesse studieren kann, wobei man es also mit einem Funktionieren der materiellen Kräfte bis zu einem gewissen

Punkte zu tun hat, dann mit einem Abbau, dann sagt man sich das Folgende: Wodurch denken wir denn eigentlich als Menschen? Wodurch sind wir denn geistige Wesen? Durch dieselben Kräfte, durch die wir, sagen wir, durch die Embryonalentwickelung ins Leben treten? – Keineswegs! Unser physisches System darf sich nicht in gerader Linie weiterentwickeln, damit wir Menschen sein können, sondern es muß von einem gewissen Punkte an eine lebendige Entwickelung durchmachen, eine Devolution muß eintreten. Und in der Devolution, nicht in der Evolution, ist die Grundlage gegeben für dasjenige, was unsere geistigen Tätigkeiten sind.

Bedenken Sie die Folge einer solchen Anschauung. Man glaubt, so etwas wie der Nervenprozeß sei ein aufsteigender Prozeß, und als solcher, als aufsteigender Prozeß, wie der Wachstumsprozeß oder wie der Ernährungsprozeß, sei er die Grundlage des Denkens, des Vorstellens. Das ist ja gar nicht möglich. Die Grundlage des Vorstellens ist ein Abbauprozeß. Die Materie muß erst zerstört und die Zerstörungsprodukte plastisch geformt werden, damit sie die Grundlage abgeben können für das Funktionieren des Geistigen in uns, für die Gedanken. Wir müssen erst unsere materielle Grundlage zerstören, wir müssen gewissermaßen erst Löcher in das Gehirn schlagen, damit wir denken können. Also nicht etwa auf den organischen Wachstumskräften beruht die Fähigkeit des Denkens, sondern damit der Geist in unsere Organisation einziehen kann, ist es notwendig, daß diese Organisation erst einem Abbauprozeß, einem Zerstörungsprozeß, einem partiellen Ertötungsprozeß unterliegt.

Dann, wenn Sie das klar durchschauen, kommen Sie dazu, daß Sie sich sagen: Hier ist eine Straße, es hat geregnet, es hat einen weichen Boden, Wagen fahren darüber; ich sehe die Furchen. Aber nehmen wir jetzt an, irgendein Wesen käme vom Mars herunter, hätte niemals Wagen gesehen, die Wagen wären fort, und es sähe nur die Furchen. Das untersucht nun die Furchen, geht in die Erde hinein und sagt: Unter der Erdoberfläche, im Inneren der Erde, da sind die Kräfte, die von unten hinauf die Furchen gemacht haben. – Wir können es dem Wesen nicht verübeln, daß es im Erdboden drinnen die Gründe sucht für die Furchen, nur liegen sie nicht darinnen, sondern sie liegen in den

Wagen, die darüber gefahren sind und die Furchen hineingefahren haben.

So ungefähr ist es mit unserem Gehirn. Sie glauben, das ist ein Organisationsprozeß von unseren Organen nach außen; während die Furchungen unseres Gehirns Eingrabungen sind von seelisch-geistigem Leben. Und wir kommen nun darauf, daß wir unseren physischen Körper in bezug auf seine Nerven-Sinnesorganisation überhaupt nur als die Widerlage, als das Widerstehende gebrauchen, um die geistige Tätigkeit auszuüben. So wie Sie jede Spur des Wagens oben, der dahin oder dorthin gefahren ist, verfolgen können – und Sie können daraus vieles erschließen, immer findet sich von irgend etwas, was der Wagen getan hat, eine Spur –, so können Sie aus dem Gehirn natürlich das ganze Denken erklären. Das ist eben gerade die wunderbare Illusion des Materialismus, daß man ja nicht etwa sagen soll, man soll es nicht aus dem Gehirn erklären; im Gegenteil, man kann aus dem Gehirn das ganze Denken erklären und das Vorstellungsleben, aber weil es eingegraben ist von dem spirituellen Leben.

Wenn Sie diesen Prozeß verfolgen, der also ein Abbauprozeß ist, und Sie gehen dann vom Menschen hinaus in den großen kosmischen Prozeß, so haben Sie da draußen dieselben Vorgänge. Und zwar haben Sie den Vorgang, der sich heute im Menschen abspielt, aber nur sich aufhält – wenn ich mich so ausdrücken darf – im Status nascendi, im Moment des Entstehens, diesen Prozeß, der sich abspielt im Abbauen des materiellen Prozesses, der dem Nervensystem zugrunde liegt, diesen Prozeß, der aber nur aufgehalten wird im Status nascendi, den haben Sie kosmisch in der Natur draußen vorhanden beim Entstehen der Kieselsäure, überall, wo sie in der Natur auftritt. Wenn Sie daher in der richtigen Art ein Präparat herstellen aus der Kieselsäure, die draußen im Kosmos denselben Prozeß vorstellt, nur daß da der Prozeß fortgeht und dann in einem späteren Punkte zum Stillstand kommt, während er im menschlichen Haupte im Status nascendi aufgehoben wird, wenn Sie diesen Prozeß, der da draußen ist, in der entsprechenden Weise nun zum Präparat verwerten und das dem Menschen in der geeigneten Weise beibringen, dann nehmen Sie einem Körper, der in einer Weise in seinem Ätherleib schwach geworden ist, diesen Prozeß nicht durchführen kann, durch das Heilmittel diesen Prozeß ab. Nun hat die Kieselsäure das Merkwürdige, daß, wenn wir sie durch die Substanzen, die wir ihr beimischen, und durch die Prozesse, durch die wir sie verarbeiten, wenn wir sie im gesamten menschlichen Organisationsprozesse zum Kopfe bringen, sie da tatsächlich dem Menschen dasjenige abnehmen kann, was er deshalb, weil eine organische Schwächung vorliegt, nicht durch seine inneren Organisationskräfte ausführen kann.

So sehen Sie richtig hin auf dasjenige, was im menschlichen Haupte vor sich geht. Aber Sie müssen das menschliche Haupt im Zusammenhang sehen mit den spirituellen Impulsen. Und Sie sehen hin auf dasjenige, was draußen im Kosmos vor sich geht in der Kieselsäurebildung, und Sie erkennen, daß Sie im Kieselsäureprozeß, festgehalten eben im Silizium, in der Silicea, in diesem Prozeß etwas haben, das Sie hineinorganisieren können in den Menschen, wodurch Sie ihm abnehmen dasjenige, was er ohne dies nicht kann. Dadurch rufen Sie aber wiederum die innerste Organisation des Menschen zur Reaktion auf, so daß sie von sich aus wieder kann, was man ihr eine Zeitlang abgenommen hat.

So sieht man durch spirituelles Schauen, was eigentlich die Kieselsäure im menschlichen Organismus für eine Funktion ausübt, wenn der Organismus diese Funktion nicht selber ausüben kann. Das ist es, was als eine fundamentale Erkenntnis entsteht, wenn man eben die gesamte menschliche Organisation und auch den Zusammenhang mit der äußeren Natur durchschaut. Man braucht dann nur zu fragen: Was geschieht nicht in irgendeinem Teil des menschlichen Organismus und was sollte geschehen?

Weiß man dann von der Natur, wo der Prozeß liegt, der gerade an der Stelle des menschlichen Organismus fehlt, so ist die Pathologie unmittelbar die wirkliche reale Grundlage der Therapie. Und jede in der Pathologie gegebene Fragestellung richtig beantworten, ist unmittelbar auch die therapeutische Antwort.

Das ist dasjenige, was die Möglichkeit bedeutet, so vorzugehen, daß man sagt: Nun, ich verfertige ein Heilmittel. Durch das Einsehen des Zusammenhanges kann ich voraussagen, wie das Heilmittel wirken wird. Wirkt es dann in der Tat so, so ist das ein Verifizieren, kein bloßer Empirismus, sondern es ist ein Verifizieren.

Sehen Sie überall nach, wie es die äußeren Wissenschaften machen. Ist man imstande, durch irgendeine theoretische Anschauung vorauszusagen, was eintreten soll, dann sieht man nicht auf die Menge der Fälle, die verifizieren, sondern wenn man die Bedingungen wirklich richtig herstellt und das Vorausgesagte sich erfüllt, dann hält man zunächst dasjenige, was man angenommen hat, für verifiziert. Und insbesondere ist es ja wichtig für das Praktische, daß eine solche Verifizierung eintritt, denn die Praxis zeigt ja auf diesem Gebiete immer, ob wir mit unseren Voraussagen recht haben oder nicht. Dasjenige also, was erreicht werden kann durch dieses Hinlenken der Menschenerkenntnis von der bloßen physischen Natur zur geistigen Natur, das ist, daß wir lernen, die Prozesse, die wir in der Pathologie beobachten, bei einer therapeutischen Behandlung so vorauszusehen, wie wir sonst im Laboratorium oder im physikalischen Kabinett einen äußeren Naturprozeß voraussagen. Tritt er in der Weise ein, wie wir ihn vorausgesagt haben, so haben wir die Sache durchschaut. So dehnen wir das wirklich Wissenschaftliche so aus, wie wir es gewohnt sind in der Physik zu machen, während wir in den biologischen Wissenschaften, und namentlich in ihrer praktisch therapeutischen Verwertung, eben heute durchaus sehen, daß eine bloße empiristische Methode da ist. Es handelt sich also nicht darum, weniger Wissenschaft zu haben, sondern mehr Wissenschaft zu haben, um zu einer wirklich rationellen, das heißt, auch durchschaubaren Erkenntnis des Zusammenhanges zwischen Pathologie und Therapie zu kommen.

Es ist schon erschrecklich spät geworden. Daher werde ich genötigt sein, in einem kürzeren, nunmehr letzten Teil einiges noch zusammenzufassen, was einiges Licht noch werfen kann auch von der therapeutischen Seite aus auf dasjenige, was ich gesagt habe.

Wenn wir diese Organisation für das Sinnes-Nervensystem, die hauptsächlich konzentriert, lokalisiert ist im menschlichen Haupte, ins Auge fassen, so finden wir nach dem Gesagten, daß sie im wesentlichen zugrunde liegt dem Gedankenleben, dem Vorstellungsleben. Aber was ist dasjenige, was der Mensch sein Gedankenleben nennt? Es ist dasjenige, was von der eigentlichen Kraft der Gedanken in das Bewußtsein hereinspielt, und dasjenige, was der Mensch eigentlich so wahrnimmt, daß er ganz instinktiv, unwillkürlich davon spricht, wie eigentlich der Gedanke keine Wirklichkeit ist. Der Gedanke, der erlebt wird, ist kraftlos. Der Gedanke, der erlebt wird, ist im Grunde genommen nur in einem Bilddasein vorhanden.

Dagegen hat dieses Gedankenleben noch eine andere Seite, eine wesentlich andere Seite, und wir können, ich möchte sagen, in einer einfachen Weise uns vor die Seele führen, welche andere Seite dieses Gedankenleben hat, wenn wir daran denken bloß, daß ja diese Erscheinung nach dem Bewußtsein beim ganz kleinen Kinde noch nicht vorhanden ist. Dagegen ist die andere Seite dieses Gedankenlebens bei dem ganz kleinen Kinde sehr wohl vorhanden. Das ist die wirkliche dynamisierende, plastizierende Kraft des Gedankenlebens. Wir haben die eine Seite des Gedankenlebens, die für das gewöhnliche Bewußtsein eben in den Vorstellungen, in den Gedanken, in den Begriffen zur Offenbarung kommt, und wir haben gewissermaßen die nach rückwärts gerichtete Kraft der Gedanken, die identisch ist mit jener plastizierenden Kraft, die ich vorhin erwähnt habe. So daß, wenn wir auf das menschliche Vorstellungsleben sehen in seinem Zusammenhang mit dem ganzen menschlichen Organismus, wir eigentlich sagen müssen: dasjenige, was wir vom Gedankenleben wahrnehmen, unmittelbar erleben, das ist wie ein Spiegelbild im Verhältnis zu einem wirklichen Gegenstand. Das Wirkliche am Gedankenleben sind die nach innen gehenden plastischen Kräfte.

Und diese nach innen gehenden plastischen Kräfte sehen wir am ganz kleinen Kinde, das noch nicht ein bewußtes Gedankenleben hat, ja am stärksten an der Plastik des Gehirns arbeiten. Gerade wenn der Mensch noch ein Kind ist, wird am stärksten an der Ausarbeitung desjenigen Organs gearbeitet, das dann die Grundlage des Vorstellungslebens selber wird.

Wir wagen es, von einer latenten Wärme zu sprechen und von einer Wärme, die erscheint, von einer erscheinenden Wärme. Wir wissen, daß durch gewisse Prozesse eine gebundene Wärme frei gemacht werden kann, herauskommt aus der Substanz, in der sie gebunden war, latent war. Wir wagen es nur heute noch nicht, in derselben Weise davon zu sprechen, daß im Kinde allmählich das bewußte Vorstellungsleben aus dem unbewußten Vorstellungsleben herausgetrieben wird, und daß dieses unbewußte Vorstellungsleben im Kinde am allerlebendigsten an der Plastik des ausgeschiedenen Materiellen arbeitet, um das Nervensystem durch seine plastizierende Kraft zustande zu bringen. Diese plastizierende Kraft dauert dann das ganze menschliche Leben fort, ist am stärksten in der Kindheit. Und wir sehen dadurch auf das erste Übersinnliche im Menschen.

Übersinnlich sind die Gedanken, aber es sind eigentlich nur die Bilder, die erlebt werden; übersinnlich sind aber auch die Kräfte, die nun das eigentliche Gedankenorgan formen, die am Nervensystem arbeitenden Kräfte.

Aber man möchte sagen, das ist nur der dem physischen Geschehen, dem physischen Prozeß nächste Teil des übersinnlichen Menschen. Es ist etwas, was sich anschaut, möchte ich sagen, wie das, was zwischen physischem Leib und Seelischem steht. Schauen wir aber hin auf das rhythmische System, das in direktem Zusammenhang, wie ich gesagt habe, mit dem Gefühlsleben des Menschen steht, so sehen wir da ein Höheres in diesem rhythmischen System tätig, und wir sehen in dem rhythmischen System nicht nur gewissermaßen ein ätherisch Plastisches wirksam, sondern ein ätherisch Plastisches, das durchseelt ist. Und im Innersten ist der Rhythmus gerade dieses merkwürdige Ineinanderarbeiten des Prozesses, den wir auf der einen Seite gesehen haben im Verdauungs-Bewegungssystem, im Stoffwechsel-Bewegungssystem, wo bis zu einem gewissen Punkte die Evolution des Stoffprozesses gebracht wird, wo dann der Stoffprozeß ausscheiden will, während er im Nervenprozeß innerlich ausscheidet.

Stellen wir uns nun den ganzen Prozeß so vor, daß er gewissermaßen geführt wird als Stoffwechselprozeß bis zu einem gewissen Punkte, dann die Ausscheidung entsteht, aber sofort zurückgebildet wird, so daß fortwährend der ganze Prozeß hin- und herpendelt zwischen einem Stoffwechselprozeß und einem abbauenden Nervenprozeß, dann haben Sie den Grundtypus jenes rhythmischen Prozesses, der allen rhythmischen Prozessen zugrunde liegt. Er hängt zusammen mit einer Tätigkeit des Menschen, des übersinnlichen, des spirituellen Menschen, die ausgeht von dem beseelten ätherischen Prozesse, von dem beseelten Ätherleben gewissermaßen.

Und schauen wir auf die Atmung, auf die Blutzirkulation, irgend etwas, das sich gerade in der Sphäre der rhythmischen Prozesse abspielt, so haben wir dieses gewissermaßen gegenüber dem bloßen ätherischen Prozesse höhere Wirken eines durchseelten ätherischen Prozesses in unseren rhythmischen Vorgängen. Die lassen sich nun wiederum im Zusammenhange mit den Vorgängen im Kosmos beurteilen.

Wir sehen, wie da, wo er nicht über seine Grenzen hinausgehen soll, der Stoffwechsel über seine Grenzen hinausgeht, so daß er gewissermaßen am unrichtigen Orte, in einem unrichtigen Organ des Menschen zum Nervenprozeß wird. Gewiß, es sieht phantastisch aus, entspricht aber der Realität. Wenn innerhalb des Stoffwechselsystems, des eigentlichen Stoffwechselsystems, der Stoffwechselprozeß über den Punkt, den ich charakterisiert habe, wo er zur Ausscheidung führen sollte, hinausführt und gewissermaßen übergeht an unrechtem Orte in den Nervenprozeß, dann entsteht die Krankheit, die in den verschiedenen Formen des Typhus abdominalis erscheint. So daß wir sagen müssen: die typhösen Krankheiten sind innerhalb des Stoffwechselprozesses auftretende Nervenprozesse, Nervenprozesse, die natürlich nur als Prozesse auftreten, nicht bis zu einer wirklichen Bildung eines Nervensystems führen können. Es handelt sich nun darum: wie kommen wir einem solchen Prozeß bei?

Da schauen wir wiederum hinaus in den Kosmos, und es bietet sich uns in dem Kosmos jener merkwürdige Stoff, der natürlich im Kosmos als Prozeß enthalten ist, aber im Antimonerz festgehalten wird. Eigentlich sind ja die Mineralien, die Erze, durchaus festgehaltene Prozesse.

Dieses Antimon ist ein merkwürdiges Mineral, ein merkwürdiges Erz. Es beginnt gleichsam immer die Kristallisation, wirft Gestalten auf, die spießig sind, drahtförmige Gestalten. Es sieht fast aus wie eine in der Mineralisation festgehaltene Pflanze oder wie ein in der Mineralisation festgehaltenes Moos. Aber es hat noch andere Eigenschaften. Unterwerfen wir dieses Antimon einem gewissen elektrolytischen Prozeß und bringen wir das, was wir daraus gewinnen, an die Kathode, so braucht es nur einer ganz geringen Berührung mit einer Metallspitze und wir können daraus hervorholen einen regelrechten kleinen Explosionsprozeß.

Und wiederum, wenn wir dieses Antimon unter gewissen Umständen zur Verbrennung bringen, den Rauch auffangen an bestimmten Flächen, so bekommen wir den wunderbaren Antimonspiegel, eine Ablagerung des Antimonerzes, das durch eine bestimmte Art von Verbrennungsprozeß durchgegangen, rauchbildend war, den Rauch abgelagert hat. Wir bekommen durch einen Prozeß, dem wir das Antimon unterwerfen können, gewissermaßen eine Fortsetzung desjenigen Prozesses, den wir im Antimon, wie es in der Natur vorkommt, festgehalten sehen.

Wenn wir nun diesen Antimonspiegel gewinnen – und die Gewinnung des Antimonspiegels* bildet innerhalb unseres pharmazeutischen Laboratoriums etwas sehr Wichtiges –, wenn man diesen Antimonspiegel gewinnt, so nähert man sich denjenigen Kräften, welche rückbildend wirken auf solche Prozesse, die innerhalb des Stoffwechselsystems bis in die Nervenbildungsprozesse hineinführen. Die antimonisierenden Kräfte, möchte ich sagen, schlagen diesen Prozeß im Stoffwechsel, der über sein Ziel hinausschießen will, wiederum auf sein Ziel zurück. Und wir bekommen eine Nachbildung des rhythmischen Prozesses dadurch, daß wir den organischen Prozeß, der zu weit geht, durch das Antimon, das bis zum Antimonspiegel gebracht worden ist, wiederum zurücktreiben.

Wir können auf diese Weise direkt, wenn wir diese antimonisierende Kraft richtig benutzen, diesen, ich möchte sagen, nervenbildenden Prozeß an unrechter Stelle wiederum zerstören, aufhalten, auf seine richtige Stelle zurückführen und bekommen dadurch, daß wir erfassen den eigentlichen typhösen Prozeß, indem wir in die Natur hinaussehen, welcher Prozeß diesen pathologischen Prozeß zurückführt, den entsprechenden therapeutischen Prozeß.

So daß wir immer in der Lage sind, durch Durchsichtigmachen der pathologischen Prozesse einfach in der Natur, entweder die unterstützenden, wie ich gestern schon sagte, oder die entgegenwirkenden Prozesse zu finden und dadurch in der Tat die Heilmittel auf ganz rationelle Weise herbeizuführen.

Man kann wirklich hoffen, daß das auch zum Ende kommen kann, was bis zu einem gewissen sehr weiten Grade schon uns Erfolge gebracht hat, aber was eben jetzt erst eigentlich in seiner Vollendung ist, nämlich das Aufsuchen des Heilmittels für die Karzinombildungen.

Wenn man sagen muß, daß der Stoffwechselprozeß hinausgetrieben werden kann über sein Ziel, so daß er zum nervösen Prozeß hinüberführt, gewissermaßen den nervösen Prozeß, den nervenbildenden Prozeß an unrechter Stelle ausführt, so kann noch etwas anderes eintreten. Es kann an unrechter Stelle nicht nur die Tendenz eintreten im menschlichen Organismus, Nerven zu bilden, sondern an unrechter Stelle kann die Tendenz eintreten, die sonst nur in den Sinnesorganen wirkende Prozesse hervorrufen. Da wird der Stoffwechsel noch weiter getrieben als nur zu dem Punkt, wo er nervenbildend auftreten will, da wird der Stoffwechselprozeß getrieben bis zu der Tendenz, an unrechtem Orte des menschlichen Organismus ein Sinnesorgan zu bilden. Und diese Tendenz liegt dem Karzinom zugrunde.

So skeptisch man heute noch dem entgegensehen muß, so wird man immer mehr und mehr, gerade wenn man nun, ich möchte sagen, mit dieser Richtlinie histologisch und so weiter bei der Karzinomuntersuchung vorgeht, sehen, daß dem Karzinom zugrunde liegt ein an unrechter Stelle entstehenwollendes Sinnesorgan. Natürlich ist das sehr approximativ und grob gesprochen, aber es liegt der Prozeß zugrunde, der eigentlich nur bei der Bildung des Sinnesorgans tätig sein sollte.

Und nun handelt es sich darum: wie können wir diesen Prozeß zurücktreiben bis zu dem Punkt, wo der Stoffwechsel eigentlich enden soll und unmittelbar nicht zur Ablagerung, sondern zur unmittelbaren Ausscheidung führen soll?

Und da bietet sich uns eben der Heilprozeß dadurch, daß wir den Saft der verschiedenen Arten von Viscum verwenden, und zwar nicht, wie manche eingewendet haben, weil da eine laienhafte Vorstellung zugrunde liegt, sondern im Gegenteil, weil ein wirkliches Durchschauen auch wiederum desjenigen Prozesses zugrunde liegt, der eigentlich da

72

ist, wenn sich die Mistel als eine parasitische Pflanze da oder dort, sagen wir, auf dem einen oder anderen Baume bildet. Da liegt nämlich etwas außerordentlich Kompliziertes zugrunde.

Wenn wir den Prozeß untersuchen, der, grob gesprochen, der Holzbildung zugrunde liegt, dem Entstehen des Baumes aus der gewöhnlichen krautartigen Pflanze, aus der Pflanze, die nicht innerlich noch verholzt ist, wenn wir also diesen Prozeß des Baumwerdens aus der Pflanze in der richtigen Weise schauen können, so ist dieser Prozeß kosmisch ein sehr, sehr merkwürdiger Prozeß. Wir haben es da zu tun mit dem Erdboden, wenn wir eine gewöhnliche Krautpflanze haben, die also noch nicht verholzt, die nicht Baum wird. Die Wurzel verwächst eigentlich innig mit dem Erdboden, sie gehört sozusagen zum Erdboden noch dazu, denn es findet auch ein fortwährender Stoffwechsel mit dem Erdboden statt. Dann wächst also das Kraut mit den Blättern und es wächst die Blüte heraus. Es geht dann über in die atmosphärischen Einflüsse und so weiter.

Nun, wir betrachten ja heute – ich muß da allerdings jetzt aus einer Art biologischer Geologie eine Sache heranziehen – das Unorganische des Erdbodens so ungefähr, wie wenn das etwas Absolutes an sich wäre. Aber alles dasjenige, was wir als Mineralisiertes im Erdboden haben, ist nämlich ursprünglich ein Ausgeschiedenes. Wenn wir so vorgehen, wie die heutige Geologie vorgeht, dann kommen wir allerdings zu keiner Erkenntnis des Erdbildungsprozesses, weil wir herausabstrahieren aus dem Erdbildungsprozeß die bloße mineralische Grundlage. Es ist so, wenn wir heute die Geologie als ein fertiges System vor uns hinstellen, wie wenn wir das bloße Skelett des Menschen vor uns hinstellen und behaupten würden, das kann für sich ein Dasein haben. Das Skelett des Menschen kann nur als Abgeschiedenes, ich möchte sagen, Mineralisiertes ein Dasein haben. Ein Skelett kann nicht für sich entstehen. Ein Skelett kann auch nicht für sich betrachtet werden, nur im Zusammenhange mit dem ganzen Menschen.

So kann auch das, was die Geologie gibt, nur im Zusammenhang mit der lebendig organischen und geistig durchwesten Erde betrachtet werden. Wir haben nicht etwas Ursprüngliches in den geologischen Bildungen vor uns, sondern wir haben etwas vor uns, was abgeschieden ist. Tatsächlich, es ist der Prozeß der Steinkohlenbildung nur der einfachste, elementarste Prozeß des Mineralisierens. Aber alles, alle Schieferbildungen, alle kristallinischen Bildungen, alles ist Abgeschiedenes, ist Ausgeschiedenes, ist gewissermaßen dasjenige, was mineralisiert ist aus einem ursprünglich undifferenziert organisch Geistigen heraus.

Diese Dinge sind deshalb so schwer heute zu vertreten, weil, man möchte sagen, die Gegengründe so auf flacher Hand liegen. Sie sind fast selbstverständlich, die Gegengründe, und sie sind so leicht zu durchschauen, die Gegengründe. Es ist tatsächlich so furchtbar leicht, heute auszurechnen – approximativ natürlich, keiner behauptet ja, daß das sicher ist –, wie viele Millionen oder hundert Millionen Jahre man zurückgehen müsse bis zu dieser oder jener geologischen Formation. Das ist eine Methode, die natürlich scheinbar außerordentlich exakt ist, aber es ist eine Methode gerade so, wie wenn ich beobachte, welch kleine Veränderungen mein Herz innerhalb eines Monats durchmacht; jetzt suche ich zu errechnen, wieviel das in drei Jahren ist. Es ist genau dieselbe Sache. Ich kann nun ausrechnen, wie mein Herz in dreihundert Jahren ist, und ich kann zurück einen Zustand berechnen, in dem mein Herz vor dreihundert Jahren war, nur daß ich selber noch nicht da war! Die Rechnung ist ganz richtig, die Schlußfolgerung ist richtig, tadellose Logik, nur ist es nicht wirklichkeitsgemäß. Ebenso sind die Berechnungen der Geologie tadellos, vollständig logisch, nur sind sie nicht wirklichkeitsgemäß, denn vor diesen Millionen von Jahren war eben die Erde ebensowenig da, wie wenn ich meine eigene Gestaltung berechne als physischer Mensch vor dreihundert Jahren. Die Rechnung ist richtig in der Geologie, aber die Erde war eben noch nicht da vor diesen dreihundert Millionen Jahren.

Und so muß eben eine höhere Betrachtungsweise eintreten. Die sieht in allem, was mineralisch ist, etwas Abgelagertes. Wenn nun die Pflanzen aus dem Erdboden herauskommen, so haben wir da das Mineralische. Wenn nun statt der gewöhnlichen Krautpflanze der Baum entsteht, dann ist das Entstehen des Baumstammes mit seinem Verholzen ein Rückschlag, ein Atavismus an einen früheren Zustand, in dem die ganze Erde war. Wir sehen also, so wie wir andere atavistische

Organe haben, in der Entstehung des Baumes einen Atavismus an einen früheren Zustand der Erde.

Wenn nun auf dem Baume Viscum wächst, dann haben wir etwas, was wächst in einem Boden drinnen, der nicht der unmittelbare Erdboden ist, denn der ist ein Spätprodukt, der ist ein Ablösungsprodukt, ein Produkt der Abscheidung, sondern wir haben in dem Viscum etwas, was wächst in einem Erdenzustande, der ein früherer Erdenzustand ist. Dann aber wiederum, wenn wir die Sache weiterverfolgen, so müssen wir ja auch finden, daß der Mensch in seiner Evolution die Tendenz zur Sinnesbildung zuletzt aufgenommen hat. Wir finden, indem wir den Mistelbildungsprozeß verfolgen, einen Prozeß einer sehr frühen Erdperiode.

Bringen wir diesen Prozeß in den menschlichen Organismus hinein, namentlich durch Injektion unmittelbar in den Zirkulationsprozeß, dann versetzen wir den Menschen in ein früheres Stadium seines Wesens auf Erden, seiner Evolution, und wir arbeiten entgegen auf diese Weise diesen Prozessen, die die spätesten Prozesse sind.

Nur muß man sich allerdings ganz klar sein darüber, daß das zunächst die abstrakten Gedankenkonstruktionen sind oder höchstens auch die abstrakten Konstruktionen des clairvoyanten Hellsehens. Es ist ein Schauen, aber es ist noch nicht das vollständige Überschauen.

Wenn wir dasjenige, was nun im Mistelprozeß wirkt, unmittelbar nehmen und dem Menschen einführen, so verändert es sich wiederum, wie ich gestern für andere Dinge gesagt habe, zu stark. Und daher wird nun versucht, dasjenige, was im Mistelbildungsprozesse lebt, mit einer sehr komplizierten Maschine zu verarbeiten, die eine zentrifugale und eine radiale Kraft entfaltet, mit einer ungeheuren Geschwindigkeit eine zentrifugale Kraft entfaltet. Die Konstruktion war nicht so leicht. So daß man tatsächlich dasjenige, was im Mistelprozeß wirkt, umgestaltet zu einem ganz anderen Aggregatsprozeß und dadurch die Tendenzen in der mistelbildenden Kraft in einer konzentrierteren Weise verwenden kann, als sie heute, wo der Mistelprozeß doch ein dekadenter Prozeß ist, in diesem zutage tritt.

Und so werden wir versuchen, immer weiterzukommen gerade in diesem Antikarzinommittel, das ja bis zu einer gewissen Vollkommenheit schon ausgebildet ist, auch gewisse Konsequenzen schon ergeben hat, aber das erst ganz fertig sein wird und erst dann seine letzte Verifizierung erfahren kann, wenn auch dieser, ich möchte sagen, Laboratoriumsprozeß mit der Zentrifuge – sie ist jetzt fertig – vollständig bis zu seinem Ende gebracht sein wird. Und wir werden auch auf diese Weise der Krankheit der Karzinome auf eine immer bessere Weise beizukommen suchen.

In einer ähnlichen Weise versuchen wir mit unseren verschiedenen Mitteln – die Zeit ist zu weit vorgeschritten, als daß ich das noch genauer erklären könnte, aber ich will die Prinzipien erörtern – den Tuberkuloseprozessen, den verschiedenen Organprozessen und so weiter beizukommen. Wir verwenden, wie ich schon andeutete, die Mittel in verschiedener Weise, indem wir sie direkt in das Stoffwechselsystem einführen oder durch Injektion in das Zirkulationssystem, wo sie wieder anders wirken, oder aber indem wir sie Bädern und dergleichen zufügen, indem sie mehr auf den Sinnesprozeß von außen wirken.

Wir verwenden dann auch zum Beispiel die sogenannte Heileurythmie, wo wir im Organismus des Menschen selbst liegende Bewegungen ausführen lassen. Wer eine menschliche Hand vorurteilslos ansieht, wird doch niemals sagen, daß diese menschliche Hand jemals als etwas dastehen kann, was in Ruhe sich befindet; die Form der Hand selber ist ja nur die festgehaltene Bewegung. Die Hand gehört zum Bewegen. So gehört im Grunde genommen jedes menschliche Glied zum Bewegen. Führe ich jene einzelnen Bewegungen aus, die seinen Formeigenschaften entsprechen, so kann ich unter Umständen durch die Bewegung wieder heilend auf die Formeigenschaften zurückwirken durch solch eine Heileurythmie, die im Zusammenhange wieder steht mit der künstlerischen Eurythmie, von der morgen hier eine künstlerische Vorstellung in der Royal Academy of Dramatic Art stattfindet. Aber diese Eurythmie ist eben durchaus im physiologischen Sinne in der Heileurythmie ausgebildet. Solch eine Heileurythmie führt wiederum zu demjenigen, was nun, ich möchte sagen, als äußere therapeutische Maßnahmen in dem Klinisch-Therapeutischen Institut in Arlesheim ausgeübt werden.

Und so wird gerade in diesem Klinisch-Therapeutischen Institut in Arlesheim, das, wie ich schon gestern erwähnte, unter der ausgezeichneten Leitung von Frau Dr. *Wegman* steht, die ja hier anwesend ist, versucht, dasjenige, was man wissen kann über den spirituellen Menschen, neben dem, was die Naturwissenschaft gegenwärtig über den physischen Menschen weiß, zur Therapie im rationellen Sinne zu verwenden.

Und dazu mußten wir ja allerdings diesem Klinisch-Therapeutischen Institut in Arlesheim das Klinisch-Pharmazeutische Laboratorium angliedern, das also eben in der Form auch Heilmittel erzeugen kann, wie sie aus einer wirklichen Menschenerkenntnis hervorgehen.

Nun, ich habe versucht, so gut es geht, aphoristisch in einigen kurzen Andeutungen darauf hinzuweisen, wie in dieser Weise nicht der heutigen Medizin, wie gesagt, Opposition gemacht werden soll, aber wie diese Medizin in einem genau ebenso wissenschaftlichen Sinne, wie sie auf ihrem heutigen Gebiete arbeitet, weiter herauf in diejenigen Gebiete des menschlichen Organismus geführt werden kann, wo in diesem menschlichen Organismus das Geistige eingreift. Und die Unregelmäßigkeit, die durch das unrichtige Eingreifen des Geistigen, durch das dem Organismus nicht entsprechende Eingreifen des unbewußten Geistigen als Krankheitsform entsteht, eben auch eingerechnet werden muß in dasjenige Denken, das das totale medizinische Denken sein muß. Das medizinische Denken muß eben nach und nach auch darauf kommen, in dem Menschen nicht nur ein physisches Wesen zu sehen, in seinen Verrichtungen nicht nur physische Prozesse zu sehen, sondern nur in einem Teil des Menschen rein physische Prozesse, in dem weitaus größten Teil des menschlichen Organismus, im menschlichen Organismus etwas zu sehen, wo unmittelbar eingreift das Spirituelle, das der Mensch ebenso aus der spirituellen Welt in sich hat, wie er sein Materielles aus der physisch materiellen Welt in Form der Nahrungsmittel und sonst entnimmt. Erst dann, wenn so auf den ganzen Menschen hingesehen wird in physiologischer Beziehung, wird man auch auf diesen ganzen Menschen hinsehen können in pathologischer Beziehung. Aber dieses Hinsehen auf den ganzen Menschen in pathologischer Beziehung gibt, zugleich mit der Pathologie untrennbar verbunden, eine wirkliche Therapie, da man kennenlernt die Beziehung, die Relation des Menschen zu seiner kosmischen Umwelt, und man dadurch aus der kosmischen Umwelt die Heilungsmittel nun nicht bloß durch ein empirisches Probieren, sondern durch ein richtiges Zusammenschauen und Durchschauen des Zusammenhanges des Menschen mit dem Kosmos eben finden kann. Dadurch wird eine Therapie geschaffen, die wiederum den Abgrund zwischen sich und der Pathologie nicht haben wird, sondern mit der Pathologie ein Ganzes ausmachen wird.

Und das war es, was als eine Sehnsucht vieler Ärzte in die anthroposophische Bewegung hineingekommen ist und dem abgeholfen werden sollte durch diese Detailströmung, möchte ich sagen, innerhalb dieser geisteswissenschaftlichen Bewegung, die sich auf medizinischem Gebiete geltend gemacht hat.

Hoffentlich sind meine aphoristischen Andeutungen nicht gar zu undeutlich geworden. Aber wenn man in der Kürze etwas darzustellen hat, will man doch womöglich die weitausgreifenden Prinzipien darstellen. Darunter leidet manchmal das einzelne. Aber hoffentlich habe ich doch in diesen Andeutungen wenigstens einzelnes Anregendes geben können.

VIERTER VORTRAG

Wien, 2. Oktober 1923

Das Gebiet, über das heute abend gesprochen werden soll, ist ein sehr weites und bedarf auch einer sehr ausführlichen Grundlegung. Es ist natürlich außerordentlich schwierig, an irgendeinem Punkt anzufangen, deswegen gestatten Sie mir, wenigstens einleitungsweise mit einigen Worten darauf hinzudeuten, wie Anthroposophie zu den Erkenntnisproblemen, zu der ganzen Seelenverfassung des gegenwärtigen Menschen steht.

Es ist ja namentlich im Laufe des 19. Jahrhunderts dasjenige im vollsten Maße eingetreten, was schon im Grunde genommen seit dem 15., 16. Jahrhundert vorbereitet war, und das in bezug auf die Entwickelung der Erkenntnisprobleme und desjenigen, was sich dann praktisch an die Erkenntnisprobleme anschließt, maßgebend geworden ist: die exakte hinaufgeführte Beobachtung und das Experiment, und auf der anderen Seite der Intellekt, die sich daran anschließende Schlußfolgerung. Es ist heute ja so, daß demjenigen, der auf irgendeinem Gebiete eine wissenschaftliche Bildung durchgemacht hat, kein Zweifel aufsteigt, daß man, um zu einem wissenschaftlichen Resultat zu kommen, experimentieren und denken muß, ja, daß er nicht einmal in seinen Horizont die Anschauung hineinbekommt, daß es auch anders sein könnte. Insbesondere kommen solche Anschauungen nicht in die Spezialgebiete hinein. In dieser Beziehung schreckt man davor zurück, gerade zu denjenigen, die auf irgendeinem Gebiete geschult sind, von den Konsequenzen der anthroposophischen Forschung für diese Gebiete zu sprechen. Wenn man auch einerseits sagen müßte: In die anthroposophische Forschung, die ich meine, sollte nur derjenige eindringen, der sich wissenschaftliche Methodik angeeignet hat –, so muß man andererseits doch sagen, daß sich einige für die Spezialgebiete so paradoxe Resultate in bezug auf die Forschung ergeben, daß man in bezug auf diese Spezialgebiete lieber heute noch schweigt, als davon spricht. Und wenn ich davon spreche, so tue ich es in der Überzeugung, daß Sie alle hierher gekommen sind, nicht um etwas zu hören, was

Sie überzeugt, was aber wenigstens wissenschaftlich ernstgenommen werden kann.

Anthroposophie will eine wissenschaftliche Forschung sein, aber sie will nicht stehenbleiben bei jener Seelenverfassung, die gespeist wird von dem äußeren Experiment und dem Intellekt, sondern sie sucht ihre Erkenntnisse dadurch zu gewinnen, daß sie die menschlichen Seelenkräfte entwickelt in dem Vertrauen, wie man als kleines Kind unentwickelte Kräfte hat, die sich entwickeln zum Vollmenschen, daß es ebenso möglich ist, wenn man in die heutige wissenschaftliche Bildung hineingelangt ist, durch eine besondere Entwickelung der Seelenkräfte weiterzukommen. Die wichtigste Kraft ist die Gedächtniskraft, die Erinnerungskraft.

Die Erinnerungskraft ergibt sich ja als etwas, wovon schon einzelne vorurteilslose Philosophen der Gegenwart sagen, daß sie auf Geistiges im Menschen hinweist. Nun kommt es bei der Entwickelung der Seelenkräfte darauf an, daß man ein Ergebnis vor die Seele stellt, das nicht mehr da ist. Man ruft also aus den Tiefen der Seele etwas herauf, was sich nicht mehr auf etwas unmittelbar Gegenwärtiges bezieht, was aber doch in seiner ganzen inneren Konstitution nicht eine unbestimmte, sondern eine ganz bestimmte Relation zu einer Realität hat. Die Frage entsteht: Ist es möglich, das, was in der Erinnerung wirkt, weiterzuentwickeln, wie die Gehirnstruktur in den ersten Lebensjahren des Menschen entwickelt wird, so daß sie nicht nur innerlich seelische Gebilde schafft, welche durch ihre eigene Struktur auf etwas schon Dagewesenes deuten, sondern die auf etwas deuten, was nicht nur menschliche Vergangenheit darstellt, sondern außermenschliche irdische Vergangenheit darstellt? Ist es möglich, die Erkenntniskraft durch eine innere Erkraftung so zu gestalten, daß das, was in einer stärkeren Weise als die Erinnerungsbilder geschaffen werden, hinweist auf etwas, was sonst nicht in das Bewußtseinsfeld des Menschen fällt?

Geht man von diesem Vertrauen aus, stellt man das als Postulat hin, und stellt man in exakter Weise, so daß man mit Besonnenheit einen jeden Schritt verfolgt wie das Mathematische, die inneren Übungen an, die durchaus nicht eine Seelenvergewaltigung sind, so kommt man zu neuen Erlebnissen. Hier, bei diesen Übungen, handelt es sich

darum, daß man die Schritte so unternimmt, daß eine eigene Entwickelung daraus erfolgt. Es handelt sich nicht um etwas Mathematisches
oder Derartiges. Wenn man in dieser Art gewisse Vorstellungen bekommt, die leicht überschaubar sein müssen, damit keine Reminiszen-
zen mitwirken – am leichtesten ist es den Mathematikern, die von
vornherein gewohnt sind, überschaubare Bewußtseinsinhalte in den
Mittelpunkt des Seelenlebens zu stellen –, und nicht müde wird, sondern von diesem Standpunkt ausgehend, diejenigen Seelenfähigkeiten
erkraftet, die in der Erinnerung sich in einem mehr passiven Verhalten
der Seele ausdrücken, so kommt man dazu, sich bewußt zu werden,
daß man aus den Tiefen des Seelenlebens eine potenzierte Erinnerungskraft herausholen kann, welche die wirklichen organisch wirkenden
Kräfte des Erdenlebens wahren, so daß man tatsächlich überschaut in
einem Zeittableau – indem man sogar sprechen kann von Zeitperspek-
tiven, von einer inneren Gesetzmäßigkeit und Struktur –, dasjenige,
was zeitlich in einem gewirkt hat, seit man in das Erdenleben eingetreten ist.

Zuerst ergibt sich die Anschauung des eigenen Selbstes. Da ergibt
sich die Anschauung, daß in dem physischen Leib ein ätherischer Leib
waltet, der in seiner inneren Gesetzmäßigkeit nichts Leibliches, sondern Zeitliches hat, der aber da in Bildform auftreten kann, so daß
man diese Erkenntnis die imaginative nennen kann. Und man gelangt
dazu, daß man, während man sonst nur in der Gegenwart lebt, sich in
einen beliebigen Augenblick zurückversetzen kann, so daß man ihn
wie einen unmittelbar gegenwärtigen erlebt. Man kommt da tatsächlich
hinein in die Möglichkeit, von Zeitperspektive zu sprechen, so wie
man von einem Orte hier zu einem anderen gehen kann, so innerlich
den Weg machen zu können zu einem Orte der Zeit, den man durchlebt hat. So daß dieses kontinuierlich in der Zeit sich abwickelnde
feinere leibliche Dasein für die erste Stufe der übersinnlichen Erkenntnis sich ergibt.

Ich brauche nur kurz anzudeuten, daß es eine weitere Stufe der Seelenentwickelung gibt, die dadurch erlangt wird, daß man sich das
Gemälde des eigenen inneren Kraftens hinwegsuggeriert, so daß nicht
bloß ein leeres Bewußtsein entsteht, das gleich Null ist, sondern das

entspricht der Negativität des jetzigen Bewußtseinsgrades. Dieses andere Bewußtsein ergibt eine völlige innere Stille, innere Ruhe. Nun kann man sich vorstellen: Wenn alle äußeren Eindrücke aufhören, so ist die Ruhe ein Null; aber die Stille, in die man da hineinkommt, verhält sich wie etwas Negatives zu dem früheren. Dann kommt man anstelle der Imagination zur Inspiration. Dadurch kommt man dazu, das vorirdische Dasein des Menschen zu schauen. Das ist nicht eine durch Spekulation errungene Erkenntnis, sondern eine Anschauung des Ewigen im Menschen. Auf diese Weise dringt man vor, die Realität des Geistig-Seelischen ebenso zu erforschen, wie man sonst im physischen Leben das erforscht, was die Sinne geben. Man kommt aber dazu, diesen ganzen Menschen zusammengesetzt zu sehen. Auf alle die Spiegelfechtereien zwischen monistischer und dualistischer Anschauung braucht man sich dabei ja nicht einzulassen, das ist ebenso töricht, als wenn man sagen wollte: der Chemiker sei ein Dualist, weil er das Wasser aus Wasserstoff mit Sauerstoff bestehend erklärt. Man erkennt, daß der Mensch einen physischen Teil und einen geistig-seelischen Teil hat. Man erkennt das plastisch Gestaltende am Gehirn, das eine Realität ist, schon in der embryonalen Entwickelung. Ich will einen Vergleich gebrauchen: wenn hier ein weicher Boden ist und darauf Fußspuren, so würde ein Wesen, das nie auf der Erde war, vielleicht dazu kommen, diese Spuren durch irgendwelche Kräfte zu erklären. Aber ebenso real, wie die Spuren von einem Menschen herrühren, der über den Boden gegangen ist, so sind die Gehirnspuren ausplastiziert vom Seelisch-Geistigen.

So ist es möglich, die menschliche Wesenheit zu erkennen: den menschlichen physischen Leib, dann den Bildekräfteleib, den man erkennt durch die imaginative Erkenntnis: der feinere Mensch im Menschen, der trotz alles Austausches der physischen Stoffe eine einheitliche, in der Zeit fortlaufende Wesenheit ist, eine in sich geschlossene Realität von einem Zeitpunkte bis zu einem anderen Zeitpunkte.

Gelangt man von da bis in die Spezialgebiete, dann wird die Sache sozusagen ernst. Der Bildekräfteleib ist noch nicht ein seelisches Dasein, sondern er könnte höchstens zum Wachsen, aber nicht zum Fühlen kommen. Man kommt zum Astralleib, zur eigentlichen Seele und zur Ich-Organisation. In den letzten drei bis vier Jahrhunderten hat sich die Erkenntnis so entwickelt, daß man immer mehr abgesehen hat von dem Geistigen, Höheren in der menschlichen Organisation. Dadurch mußte man sich immer mehr beschränken auf das, was man erschließen kann aus der physischen Gliederung des menschlichen Organismus. Ich schrecke immer davor zurück, solche Dinge zu erklären, denn ich kann begreifen als Wissenschafter, daß man darüber wild wird.

Wir haben zunächst den menschlichen Organismus. Wir verfolgen die zentripetalen und die zentrifugalen, die sogenannten sensitiven und motorischen Nerven. Ja, dieser Tatbestand ergibt sich. Ich kann diese Gründe voll würdigen, kann auch würdigen, wie man die Zwiefachheit des Nervensystems stützt durch die Tabes dorsalis und so weiter.

Aber wenn man die höheren Wesensglieder kennt, dann werden einem die Nerven etwas Einheitliches, man schaut die Einheitlichkeit des Nervensystems. Die sensitiven sind darauf veranlagt, Sinneseindrücke zu vermitteln; die motorischen haben mit dem Willen nichts zu tun, sondern sie haben die Aufgabe, die Empfindungen, die in der Peripherie sind, zu vermitteln, die chemisch-physiologischen Vorgänge in den Beinen und so weiter. Die motorischen Nerven sind sensitiv für die inneren Vorgänge des Organismus, während man tatsächlich dazu kommt, so paradox das für die heutige Wissenschaft klingt, den Willen unmittelbar in der Seele zu schauen und für die Entstehung der Bewegung und der Willenseffekte einen unmittelbaren, direkten Einfluß des Geistig-Seelischen auf das Physische anzunehmen.

Ich möchte Sie auf den Weg hinweisen, der dazu führen kann, diese Anschauung zu finden. Denn als heutiger Anatom steht einem das Seelisch-Geistige als etwas gegenüber, was zu allen möglichen Hypothesen führen kann, es ist aber dasjenige, was man sich heute mehr mit einer abstrakten Inhaltlichkeit vorstellt. *Ziehen* spricht nur von «Gefühlsbetonung» der Vorstellungen. Das, was man sich als Seele vorstellt, ist etwas so abstraktes, dünn gewordenes, daß man nicht dazu kommt, das Eingreifen dieses Seelischen in das Physische zu verstehen.

In dem Augenblicke, wo man sich klar wird, daß der physische

Leib vom Festen zum Flüssigen, Luftförmigen, bis zur Wärme heraufgeht, dann kommt man schon mehr heran an das Geistige. Es ist natürlich unmöglich, sich vorzustellen, daß das Geistige in den Organismus eingreift, den die heutige Wissenschaft sich vorstellt. Aber sobald man einen Wärmeorganismus annimmt, ist es nicht so schwer, sich vorzustellen, daß das innere Kraften des Bildekräfteleibes eingreift in die Wärmedifferenzierungen des menschlichen Organismus. In einer Beziehung werden wir vieles durchzumachen haben, bis wir dazu kommen, das lebendig zu machen, was heute in der Erkenntnis erstarrt ist. Man wird den Übergang finden von dem feiner gewordenen Physischen zu dem kraftvoller gewordenen Seelischen. Und man wird sich sagen können: was Willenswesen ist, greift unmittelbar in die Wärmeprozesse ein, von da in den Luftorganismus, von da in den wäßrigen Organismus. Und es ist etwas ganz anderes vorhanden als das, was die heutige Wissenschaft glaubt in bezug auf die motorischen Nerven; da ist vorhanden ein geistig-seelisches-physisches Wirken, das durch die motorischen Nerven zum Bewußtsein gebracht wird.

FÜNFTER VORTRAG

Den Haag, 15. November 1923

Vor allen Dingen danke ich Herrn Dr. *Zeylmans* und Ihnen allen, daß Sie mir Gelegenheit geben, einiges hier auszusprechen über die – wenn ich so sagen darf – medizinischen Konsequenzen der anthroposophischen Forschungsart. Es wird natürlich nur möglich sein, in zwei kurzen Stunden einiges Wenige als Andeutungen zu geben, und bei der Abweichung des Gesichtspunktes, den ich werde zu wählen haben, von dem heute gebräuchlichen, wird es auch noch ganz besonders schwer sein, in den zwei kurzen Stunden darüber hinauszukommen, daß manches, was gesagt werden muß, vom heutigen Gesichtspunkte aus – von dem Gesichtspunkte aus, den man gewohnt ist – recht paradox, vielleicht mehr als paradox zu erscheinen hat. Aber die verehrten Anwesenden werden ja wissen, wie man im Laufe der geschichtlichen Entwickelung der Menschheit in bezug auf mancherlei Dinge gelernt hat, umzudenken; und so wird, wenigstens zunächst, auch eine gewisse Nachsicht dafür vorhanden sein, daß ein Gesichtspunkt aus einer wirklichen gewissenhaften Forschung heraus einmal paradox erscheinen muß.

Das erste aber, was ich einleitungsweise sagen möchte, ist, daß es sich hier bei den medizinischen Konsequenzen der anthroposophischen Forschungsmethode nicht darum handelt, irgend etwas, das nun absolut «neu» sein müßte, entgegenzusetzen dem, was die heutige gewissenhafte, auf der seit Jahrhunderten gebräuchlich gewordenen Naturwissenschaft gebauten Medizin zu sagen hat. Nicht umstürzen möchte die Forschungsmethode, von der ich hier spreche, sondern sie möchte gerade das Gegenteil: Indem sie auf Verschiedenes hinblickt, was gerade in der neueren Zeit aus den gewissenhaften sinnlich-empirischen Methoden für die Medizin aus der Naturwissenschaft sich ergeben hat, muß sie aus dem großen Umfange der Fragen, die da entstanden sind, gerade ihrerseits in Anspruch nehmen, daß die moderne Medizin überall hinüberweist in ein Gebiet, das ihr selbst noch schwer ist zu betreten, aus dem Grunde, weil, ja, weil die Forschungsmethoden im Grunde genommen so gewissenhaft, so exakt sind, so exakt sind in bezug auf die uns ja allen bekannten sinnlich-empirischen Methoden. Aber gerade durch das, wodurch die Naturwissenschaft groß geworden ist, wodurch sie in ihrer Art eine so bedeutungsvolle Grundlage für die Medizin hat liefern können, gerade durch das sind wiederum gewisse Wege zur Menschenerkenntnis und damit zur Heilkunde unmöglich gemacht worden. Und deshalb gestatten Sie, daß ich heute zunächst einiges Prinzipielle anführe und dann auf die Besonderheit einiger unserer Heilmittel, die typisch, die charakteristisch sind, morgen eingehen werde.

Wir haben von vornherein nicht etwa den Weg gewählt, daß wir uns gesagt haben: Anthroposophie muß über alles etwas wissen, muß also auch über die Medizin etwas zu sagen haben. Das ist Agitatorenmethode. Wir aber, auf wirklich anthroposophischem Boden, wollen uns gerade auf den Standpunkt echter wissenschaftlicher Erkenntnis, wenigstens in unseren Grundlagen, stellen. Und so ist es auch dadurch gekommen, daß überhaupt diese medizinische Bewegung innerhalb der anthroposophischen Gesamtbewegung entstanden ist, daß Ärzte, namentlich Ärzte Deutschlands, aber im Grunde genommen auch Ärzte aller Länder, gefunden haben: gegenwärtige Naturwissenschaft und Medizin geben Fragen auf, die mit den heute gebräuchlichen Methoden nicht beantwortet werden können, wenigstens nicht von der Diagnose, von der Pathologie bis zu einer rationellen Therapie hinübergetrieben werden können. Es sind dann diese Ärzte gekommen und haben gefragt, ob nicht Anthroposophie mit ihrer besonderen Art von Menschenerkenntnis etwas zu sagen habe über Medizinisches, über eine Menschenerkenntnis, die etwas tiefer hineingehen kann in die menschliche Wesenheit, als man das mit den heute gebräuchlichen Methoden imstande ist. So ist eigentlich, herausgefordert, möchte ich sagen, gerade durch diejenigen Mediziner, die unbefriedigt waren, oder aus ihren Studien und aus ihrer Praxis heraus in eine gewisse Skepsis verfallen sind, dasjenige entstanden, worüber ich Ihnen heute und morgen werde zu sprechen haben. Dabei haben wir auch von vornherein nicht etwa den Standpunkt eingenommen, wir dürften jetzt alles mögliche Dilettantische hineintreiben in ein gewissenhaft betriebenes, in die Praxis übergegangenes Forschungsgebiet. Und als durch die Begründung des «Kommenden Tages» in Stuttgart und des «Futurums» in der Schweiz nahegelegt worden ist, nun auch das Gebiet der Medizin zu pflegen, ist es denn gekommen, daß von mir gesagt worden ist: Gewiß, es läßt sich von dem aus, was Anthroposophie zu geben hat, ein Licht werfen auf Heilmittelbereitung, aber man solle nicht einfach davon ausgehen, Heilmittel zu bereiten, sondern alles, was nach dieser Richtung hin gemacht wird, solle im strengsten Zusammenhang stehen mit der Medizin, mit der wirklichen Praxis. Und so sind denn unsere Institute entstanden, die ja in der Tat auf der einen Seite Institute sind für Heilmittelbereitung nach den Methoden, von denen ich sprechen werde; aber diese Institute sind verbunden mit klinischen Anstalten, und ich werde noch im Laufe der Zeit öfter, namentlich auf jenes klinische Institut hinzuweisen haben, das in erster Linie jetzt mustergültig geworden ist: das von Frau Dr. *Wegman* in Arlesheim, das in unmittelbarem Zusammenhange steht mit dem Goetheanum, unserer anthroposophischen Hochschule in der Schweiz. Da ist es ja denn möglich, tatsächlich im fortwährenden Verkehr mit den Kranken auch in einen lebendigen Zusammenhang hineinzukommen in bezug auf das Therapeutische, das von der anthroposophischen Forschungsart eben hauptsächlich als die große Frage der Zeit heute gepflegt werden soll.

Aber auch damit haben wir uns noch nicht genügen lassen. Wir haben an diese Institute angegliedert eigentliche Forschungsinstitute. Und zwar haben wir angegliedert ein biologisches Institut, auch physikalische Institute, aber von denen will ich zunächst nicht sprechen, die stehen noch mehr im Anfange ihrer Arbeit. In dem Biologischen Forschungsinstitut – das ich erwähnen will, damit Sie sehen, daß wir aus derselben Exaktheit heraus arbeiten wollen, die sonst auch gefordert wird – haben wir schon zwei Arbeiten zu verzeichnen. Fassen Sie es nicht als eine alberne Eitelkeit von mir auf, wenn ich meine Überzeugung ausspreche – o nein, es kommt ja darauf an, ehrlich das auszusprechen, wovon man sich nach den vorhandenen Ergebnissen überzeugt halten kann –, wenn ich sage: Trotz mancher methodischer Einwände im einzelnen, die man noch machen kann, sind diese zwei Ergebnisse doch zunächst so, daß sie darauf hinweisen können, wie wir dieselbe Exaktheit anstreben, die sonst heute in der wissenschaftlichen Grundlage auch der Medizin angestrebt wird.

Die erste Arbeit, die aus unserem Forschungsinstitut hervorgegangen ist, ist eine Arbeit über die Milzfunktion, und da ich in diesen zwei Vorträgen ja wirklich nur Gesichtspunkte, nur Anregungen geben kann, so werden Sie es verzeihen, wenn ich auf manches nur hinweisen kann. Mir selber ist im Verlaufe der anthroposophischen Forschungsarbeit gerade die Milzfunktion interessant geworden, und ich werde ja gerade nachher von dem zu sprechen haben, was man geisteswissenschaftliche Methode nennen kann. Durch diese Methoden ist mir aufgestiegen, wie besonders geartet in der Gesamtheit der menschlichen Organisation diese Milzfunktion ist, die ja, wie Sie wissen, für die Anthropologie eine Art von Crux ist. Der Mensch – ich kann das jetzt nur andeuten – trägt in sich die verschiedensten Prozesse, unter anderem die Prozesse, die Rhythmik fordern. Zu solchen Prozessen gehören ja nicht nur Atmung und Blutzirkulation, sondern auch Rhythmen von einer größeren Ausdehnung, zum Beispiel der Verdauungsrhythmus. Nun ist der Verdauungsrhythmus etwas, was von der menschlichen Natur selber gefordert wird, was aber in der Art, wie es von ihr gefordert wird, niemals eingehalten werden kann. Der Mensch müßte eigentlich, nach der Forderung seines Organismus, essen und trinken mit einer ungeheuren rhythmischen Regelmäßigkeit. Das kann er nicht; denn selbst wenn er sich mit großer Pedanterie die Zeiten für seine Mahlzeiten einrichten würde, so würde das noch nicht zur Folge haben, daß die Rhythmik, die der Organismus fordert, auch wirklich eingehalten werden kann. Denn man ißt am einen Tage dieses, am anderen Tage jenes, und man müßte mit einer schier ins Unermeßliche gehenden Detailkenntnis dabei vorgehen, wenn man das alles machen würde. Atmung und Blutzirkulation haben es leichter, aber der Verdauungsrhythmus ist, weil wir darin abhängig sind von unserem Verkehr mit der Außenwelt, etwas, dem schlechterdings eigentlich nicht entsprochen werden kann. Nun sind die Funktionen der Milz dazu veranlagt, jene Unregelmäßigkeiten, die notwendigerweise im Verdauungsrhythmus auftreten müssen, auszugleichen, zu korrigieren, indem sich diese Milzfunktionen vereinigen mit der ganzen Verdauungsfunktion im weitesten Sinne. Das ist mir damals aufgegangen. Nun ist in unserem Biologischen Forschungsinstitute dann durch Methoden, die immerhin so exakt sind, wie die klinischen Methoden heute sonst sind, wenn auch in bezug auf die Details manches eingewendet werden kann, durch die Arbeit über die Milzfunktion dieses zur vollständigen empirischen Bestätigung gekommen. Es ist schon eine Arbeit, von der man glauben möchte, daß sie, wenn sie an einer gewöhnlichen Klinik gemacht worden wäre, einen großen Eindruck auf dem Gebiete des medizinischen Denkens gewonnen hätte. Daß es nicht so geworden ist – und das ist es, was ich bitte, mir nicht als alberne Eitelkeit auszulegen –, daß diese mit ungeheuerer Hingabe von Frau Dr. *Kolisko* ausgeführte Arbeit auch heute noch ziemlich unbekannt geblieben ist, das ist einzig und allein dem Umstande beizumessen, daß sie auf anthroposophischem Boden entstanden ist.

Die zweite Arbeit ist dann eine solche, daß ein wissenschaftlich-medizinischer «Glaube» in dem Maße, in dem er exakte Wissenschaft werden kann, zu einer solchen gemacht worden ist. Sie werden nicht voraussetzen, daß ich hier irgendwie eintreten will für das vielumstrittene Gebiet der Homöopathie in ihrem Verhältnis zur Allopathie, das fällt mir nicht ein, denn ich weiß, wieviel Laienhaftes und Dilettantisches in der gewöhnlichen homöopathischen Anschauung steckt. Aber nicht geleugnet werden kann, daß von Substanzen in großer Verdünnung, selbst auf äußerem physikalischem Gebiete, die weitgehendsten Wirkungen da sein können. Es ist also von vornherein nicht vorauszusetzen, daß Substanzen in starker Verdünnung nicht immerhin Wirkungen haben können. Denken Sie nur daran, daß zahlreich diejenigen Wirkungen sind, die ausgeübt werden beim Inhalieren von irgendwelchen Substanzen, die in einer außerordentlich feinen Verteilung da sind. Wir beachten oftmals nicht, wenn wir Menschen sich in ein Bad setzen lassen, daß es viel wichtiger ist, daß sie inhalieren, was verdunstet, wobei gewisse Substanzen in einer sehr starken Verdünnung sind, daß dies viel wichtiger ist als das, was das Bad von außen bewirkt. Das alles war aber bisher eine Art wissenschaftlicher Glaube. Wir haben nun tatsächlich versucht, diesen Glauben – in den Grenzen natürlich, in denen er berechtigt ist; es darf das, was dabei herauskommt, natürlich nicht zu einem Allheilmittel werden – wissenschaftlich zu begründen, indem wir Verdünnungen in einem Verhältnis bis eins zu einer Trillion herstellten, so daß wir wirklich schon sagen können: dabei handelt es sich wirklich nicht mehr darum, daß die gewöhnliche stoffliche Wirkung zutage tritt, sondern um die Funktion, die in den Stoffen lebt, die übergeht in das Medium. Man hat es dabei mit nichts anderem zu tun als mit der funktionellen Form. Wir haben dabei aber doch zustande gebracht, daß wir nachweisen konnten, daß die verdünnten Entitäten rhythmische Wirksamkeiten entfalten, die erstaunlich sind. Wir haben uns dazu des Wachstums von Samenkörnern bedient. Wir waren in der Auswahl der Samenkörner exakt und vorsichtig. Wir haben die Samenkörner keimen lassen in Metallösungen, wobei wir die Metallverbindung in entsprechender Verdünnung benutzt haben, und wir haben wirklich nachweisen können, wie auf die Wachstumskräfte der Pflanzen die Metallösungen in der Verdünnung von eins zu zehn, eins zu zwanzig, eins zu fünfzig, eins zu hundert, eins zu fünfhundert und so weiter wirksam sind. Man bekommt da interessante Kurven heraus, die eine große Regelmäßigkeit zeigen, so daß man sagen kann: Bei einer gewissen Verdünnung wird die vitalisierende Kraft noch in einer gewissen Weise beeinflußt; geht man weiter in der Verdünnung, so wird diese Beeinflussung geringer. Geht man noch weiter, so erfährt dann durch die größere Verdünnung die vitalisierende Kraft wieder eine größere Beeinflussung. Das gibt eine absteigende und eine aufsteigende Kurve, die dann der Ausdruck sind für die Wirkungen von stark verdünnten Entitäten, die sich exakt rechtfertigen lassen. Und damit ist der kleine Teil, der Ausschnitt dessen, was – ich sage ausdrücklich – die Homöopathie mißbraucht, zum Range eines exakten Forschungsgebietes erhoben worden. Ich sage das nicht deshalb, um gerade diesen Ergebnissen in erster Linie die größere Bedeutung beizumessen; ich sage es nur, um zu zeigen, daß wir uns durchaus bemühen, nicht in dilettantischer, laienhafter Weise außerhalb der Wissenschaft zu arbeiten, sondern uns durchaus zunächst auf den Boden gegenwärtiger, in der Wissenschaft gebräuchlicher Forschungsmethoden zu stellen. Aber von da aus müssen wir dann entsprechend weitergehen.

Es ist historisch begreiflich, daß bei den ungeheueren Erfolgen, die – wenigstens in naturwissenschaftlicher Beziehung – in den letzten Jahrhunderten, insbesondere im 19. Jahrhundert, hervorgetreten sind, die Menschheit sozusagen wie suggestioniert war von demjenigen, was die sinnlich-physische Beobachtung und das exakte Experiment ergeben können. Aber in bezug auf die Menschenerkenntnis, und zwar auch in bezug auf die ganz gewöhnliche physische Menschenerkenntnis ist es doch nicht möglich, mit diesen Forschungsmethoden so weit zu kommen, daß ein innerliches Auffassen des Wesens der menschlichen Organisation dabei herauskommt. Und das hängt einfach damit zusammen, daß man nicht nur auf der einen Seite großartige und gewaltige Fortschritte macht in der Erkenntnis der physischen Organisation des Menschen, sondern daß man gerade durch das Exakte und Fruchtbare dieser Forschungsmethoden auf der anderen Seite dazu kommt, sich einen ganzen Teil des Menschen, der ebenso real ist wie der physische Mensch, einfach auszuschließen. Die Größe der naturwissenschaftlichen Forschung könnte man auch daran ermessen, daß sie mit einer ungeheueren Energie aus unserer Menschenerkenntnis dasjenige herausgeworfen hat, was der geistig-seelische Mensch ist, der – wie wir sehen werden – auch im medizinischen Sinne nicht weniger als eine Realität in der Praxis aufgefaßt werden muß als der physische Mensch. Dazu ist es schon notwendig, daß ich Ihnen erst einiges Prinzipielle sage über die anthroposophische Forschungsmethode überhaupt, namentlich insofern sie zur Menschenerkenntnis führt.

Es handelt sich ja darum, daß wir heute bei allem Forschen einfach dabei stehenbleiben, wie wir in unserer Seelenkonstitution, zu der auch unsere Erkenntnisfähigkeit gehört, geworden sind durch das, was die Kultur schon einmal heraufgebracht hat als unsere Schulbildung, als die Bildung innerhalb der gebräuchlichen Wissenschaften. Da bleiben wir stehen. Wir sagen uns nicht: Wir schauen als zwei-, dreijähriges Kind noch seelisch ganz unähnlich unserer Seelenstimmung und -konstitution im späteren Lebensalter aus. Wir entwickeln uns; wir werden seelisch ganz andere im Verlaufe von, sagen wir, fünfzehn Jahren unserer menschlichen Jugend. Wir haben im achtzehnten, neunzehnten Lebensjahre Fähigkeiten, die wir als zwei-, dreijähriges Kind, geschweige denn früher, nicht haben; die entwickeln sich aus unserem Inneren heraus. Warum sollte es denn nicht möglich sein, auch einmal die Frage aufzuwerfen: Darf man sich denn nicht auch noch als erwachsener Mensch relativ entwickelungsfähig halten? Darf man denn willkürlich, sozusagen, dieses Werden des Seelenlebens einmal abschließen? – Es ist natürlich zunächst eine Frage, die auf das innere Probieren geht. Aber wer probiert, wer wirklich über das, was heute als das Normale einer menschlichen Seelenentwickelung angesehen wird, hinauszukommen versucht zu noch anderen Seelenfähigkeiten, der kann es, der bringt es zustande! Das Genauere darüber steht in meinen Büchern «Wie erlangt man Erkenntnisse der höheren Welten?», «Geheimwissenschaft im Umriß» und anderen. Prinzipiell will ich darüber nur dieses andeuten, daß wir in der Lage sind, dasjenige, was wir sonst als Denken haben, was wir kennen aus der Anwendung nicht nur im gewöhnlichen Leben, sondern auch in der gebräuchlichen Wissenschaft, wenn wir experimentieren und Beobachtungen interpretieren, daß wir dies, was wir als Denken haben, weiterentwickeln können. Wenn das gesagt wird, fängt man dann gewöhnlich gleich an zu sagen: Ja, jetzt kommt er mit einer «mystischen Entwickelung». – Aber wenn man verächtlich auf die mystische Entwickelung – wenn man das Wort gebrauchen will – hinweisen will, von der ich hier spreche, dann soll man auch verächtlich auf die Mathematik und die Geometrie hinweisen. Das Wesentliche der Mathematik und Geometrie ist dies: daß man sich in voller Besonnenheit bewegt von einer Aufstellung zur anderen, daß da gar nichts von Unterbewußtem, in das Suggestives hineinspielen kann, dabei ist. Diese Besonnenheit, diese volle Bewußtheit ist es, die uns beim Objekt, bei der Mathematik und Geometrie, überall verfolgen muß. Dasselbe, was man da tut beim Objekt, innerlich, wenn man exakt vorgeht, dasselbe kann man anwenden auf die eigene Seelenentwickelung. Nicht in jener mystischen Verschwommenheit, mit der man oft über Mystik spricht, sondern in voller Klarheit läßt sich die Seele in bezug auf ihre Denkfähigkeit weiterentwickeln, aber nicht, indem man in sich hineinbrütet, sondern indem man von ganz bestimmten, überschaubaren Vorstellungen ausgeht und von da aus – gerade so, wie es in der Mathematik für das Objekt geschieht – nun nichts hineinnimmt als das, wodurch man mit voller Besonnenheit von dem einen Bewußtseinsinhalt zum anderen übergehen kann. Wenn man das als eine wirklich innerlich exakte Methode der Seelenfortentwickelung genügend lange anwendet – beim einen dauert es länger, beim anderen kürzer –, dann kommt man in der Tat dazu, allmählich das Denken nun nicht so, wie es sonst passiv ist, sondern in seiner Aktivität zu ergreifen; so daß man, während man sonst mit seinen Gedanken passiv demjenigen folgt, was man beobachten kann, zum Erleben einer inneren Aktivität kommt.

Diese innere Aktivität des Denkens gibt die erste wirkliche Erkenntnis von dem, was übersinnlich im Menschen ist, die erste Stufe. Ich möchte sagen: wenn man von außen an den Menschen herangeht – und man kann sich die ganze Blutdynamik aufzeichnen –, so hat man in der Blutdynamik gewissermaßen ein Bild des Menschen, eines Teiles des Menschen, von außen angesehen. Indem man so vorgeht, wie ich es andeutungsweise über das Denken jetzt gesagt habe, kommt man aber dazu, sich innerlich ausgefüllt zu erleben nun mit einem zweiten Menschen, mit dem Menschen, der unabhängig ist von dem physischen Organismus.

Wer da glaubt, es trete da irgend etwas Suggestives auf, der beachtet nicht, wie die Methoden, auf die ich hier hinweise, durchaus exakte Methoden sind, wo alles in voller Besonnenheit erlebt wird; so daß man gerade auf das kommt, was auch nur im geringsten suggestiv im Inneren der Seele sein könnte und das abweisen kann. Der Weg, den man mit dieser Methode macht, ist der genau entgegengesetzte von dem, der irgend etwas Suggestives oder Autosuggestives in das Bewußtsein hereinbringen kann. Aber man kommt auf folgendes:

Wenn man nun in einer exakten Beobachtungsart, die man sich gerade durch eine solche Denkentwickelung erwirbt, die allmähliche Entfaltung des Kindes beachtet, dann ergibt sich einem eine bedeutsame Differenz zwischen der ganzen Konstitution des Kindes bis etwa zum Zahnwechsel, zum siebenten, achten Lebensjahr hin, und nachher. Die Differenz, die da vorhanden ist zwischen dem Früheren und Späteren, sie ist so, daß man sich eben erst die Fähigkeit der Aufmerksamkeit für sie erwerben muß. Man übersieht sie sonst, achtet nicht darauf, aber man muß gerade dort einsetzen, ich möchte sagen, mit dem Mut, an den Menschen und an solche Beobachtungen wirklich so exakt heranzugehen, wie man es sonst in der Physik gewohnt worden ist im Laufe des neueren Forschungslebens. Wir reden in der Physik von latenter Wärme und von real auftretender Wärme; wir reden davon, daß durch irgendeinen Prozeß ein Wärmezustand, der sonst latent bliebe in irgendeiner Substanz, der also in der Substanz drinnen ist, herauskommen kann. Wozu man mit der äußeren physikalischen Wissenschaft gekommen ist, zu dem müssen wir auch kommen. Wir müssen den Mut dazu haben können, den Mut in bezug auf die menschliche Seelenentwickelung zum Beispiel. Und hat man diesen Forschungsmut, so stellt sich folgendes heraus: Man sieht – man muß nur verstehen, die Aufmerksamkeit darauf zu richten –, wie beim Kinde, wenn es den Zahnwechsel durchgemacht hat, innere seelische Kräfte auftreten, die vorher nicht da waren. Nicht einmal die Pädagogik ist heute so weit, darüber etwas zu sagen, weil sie nicht exakt beobachtet, weil die Kurven nicht bergehoch steigen und tälertief fallen, sondern weil es sich da um Feinheiten handelt und diese Feinheiten mit anderem, geistigem Blick verfolgt werden müssen; deshalb gibt man heute nicht viel darauf. Aber für den, der sich den geistigen Forschungsblick aneignet, stellt sich heraus, daß zum Beispiel alles, was wir Erinnerungsfähigkeit nennen, mit dem Zahnwechsel radikal verändert wird. Die Erinnerungsfähigkeit ist früher eine solche, die mit einer gewissen elementaren Kraft noch aus dem Organismus dasjenige, was das Kind in der Erinnerung vorstellt, herausschießen läßt. Jene besondere Art des Erinnerungserlebnisses, wo man zurückgeht und das Gefühl hat, daß man zurückgeht auf das Erlebte, die tritt erst mit dem Zahnwechsel ein.

So treten unzählige Dinge im seelischen Erleben erst mit dem Zahnwechsel auf. Die sind dann da; sie offenbaren sich vorher nicht in der kindlichen Natur. Wo waren sie? Sie waren in der kindlichen Natur drinnen, so wie latente Wärme in einer Substanz drinnen ist; und diejenigen organischen Prozesse, die im Zahnwechsel nur ihr äußeres Symptom haben, die haben das, was früher im Organismus steckte und an ihm arbeitete, so herausgeholt, wie irgendein physikalischer Prozeß die latente Wärme aus einer Substanz herausholt. Heute redet die Psychologie von psychophysischem Parallelismus und ähnlichem; sie kann nicht darauf kommen, daß zwischen dem, was wir heute in der Psychologie figurieren haben: dem ganz abstrakt gedachten Seelischen, und zwischen dem, was wiederum anatomisch-physiologisch zutage tritt, ein Zusammenhang sein kann, weil die zwei Dinge so sind, daß man, wenn man sie so abstrakt sieht, keine Brücke von dem einen zum anderen findet.

Aber der Mensch ist ja ein Entwickelungswesen. Sieht man auf das, was nach dem Zahnwechsel seelisch da ist, was seelisch hervorgetreten ist, so kann man sagen: dieselben Kräfte, die einem jetzt entgegentreten als das metamorphosierte Denken in der Seele, waren vorher organische Kräfte, wirkten als Organwachstumskräfte im Kinde; so daß man hier eine empirische Beziehung des seelischen Lebens zum körperlichen Leben hat, die man nur eben in der richtigen Zeit der menschlichen Entwickelung suchen muß.

Macht man nun solche Denkübungen durch, von denen ich gesprochen habe, dann kommt man wiederum darauf – allerdings jetzt auf einem seelischen Niveau –, in diesem Denken etwas Ähnliches zu ergreifen, was so stark, so aktiv ist wie das noch im Organismus steckende Denken, das beim Kinde bis zum Zahnwechsel hin aber zugleich Wachstums- und Organisationskraft ist. Das ist der zweite Mensch, den man in sich entdeckt: es ist auf einem höheren Niveau dasjenige, was nun nicht das gewöhnliche, bloß passive Denken ist, sondern was uns als ein zweiter, ätherischer Leib – ich bitte, sich nicht an dem Ausdruck zu stoßen – durchorganisiert. Also es handelt sich nicht bei der anthroposophischen Forschungsmethode darum, daß man nun schwefelt von einem ausgedachten ätherischen Leib, sondern darum, daß man in der Tat – ich kann hier nur Andeutungen geben – überall empirisch hinweisen kann, wie das, was man nun durch die besonderen Erkenntnismethoden findet, real tätig ist in der menschlichen Natur; denn wenn wir ein Kind anschauen, so wirkt ja das, was wir später im Gedanken finden. Will ich also beim Kinde die Wachstumskräfte begreifen, will ich wissen, wie da besonders Vitalisierendes drinnen ist, so habe ich es in dem, was ich imaginative Erkenntnis nenne, denn die macht es zum inneren Bewußtseinhalt. Liegen also etwa in den Kräften, die beim Kinde Wachstumskräfte sind, später in das seelische Leben übergehen, dann aber passiv wirken, liegen in diesen Wachstumskräften Heilkräfte, so kann ich diese Heilkräfte nur erforschen, wenn ich nun wiederum dazu komme, mit der eigentlichen geisteswissenschaftlichen Methode das anzuschauen und innerlich zu erleben, was die vitalisierenden Kräfte sind. Das gibt die Möglichkeit, in der Tat nicht bloß etwas Phantastisches in den Dingen zu sehen, die man sich da erobert, sondern etwas, was im menschlichen Organismus wirksam ist, und damit die äußere Anthropologie durch innere Empirie zu einer wirklichen Anthroposophie zu machen.

Und so wie man durch eine besondere Ausbildung des Denkens diesen zweiten Menschen findet, so läßt sich, wenn man nun weitergeht, innerhalb dieser zwei Menschen, des physischen und des ätherischen, noch ein dritter finden. Stoßen Sie sich aber nicht daran – denn überall braucht man eine Terminologie –, wenn ich ihn den astralischen Menschen nennen werde, die Anthroposophie gibt schon die Gründe dafür an. Ich will hier nur auf die Konstitution des Menschen selber hindeuten.

Wenn man soweit gekommen ist, diesen zweiten, ätherischen Menschen wirklich innerlich unabhängig vom physischen Menschen zu erleben, dann hat man einen Bewußtseinsinhalt. Mit Bezug auf diesen kann ich sagen: Man fühlt sich darinnen fast ebenso sicher, wie man sich in seinem physischen Leibe beim normalen wachen Bewußtsein fühlt. – Man fühlt schon diesen zweiten Menschen. Deshalb ist es eine viel stärkere innere Arbeit, was nun folgen muß: das herauszubekommen, was ich beschrieben habe als ätherischen Menschen. Denn das Weitere bekommt man nur dadurch, daß man die Kraft gewinnt, sich diesen ätherischen Menschen abzusuggerieren. Das muß nun sehr bewußt geschehen, so daß man gewissermaßen wiederum herausfährt, nachdem man hereingefahren ist. Es ist schon im allgemeinen die Vorübung dazu nicht ganz leicht. Vorstellungen, an denen man lange gehaftet hat, die einem so gegenwärtig waren, daß sie das ganze Bewußtsein eingenommen haben – aber wieder in voller Besonnenheit, so daß nichts Suggestives dabei sein kann –, die sind schon schwer auszuschalten, da sie mit viel stärkerer Kraft im Bewußtsein wirken als das, was flüchtig im Alltagsleben und aus der gewöhnlichen Beobachtung als Vorstellungen sich festsetzt. Aber hat man sich geübt, überhaupt das Bewußtsein frei zu machen, in bewußterer Weise frei zu machen von dem, was in ihm da sein kann, dann kommt man auch dazu, dieses Eigengebilde, das man bekommen hat, sich wieder wegzusuggerieren und ein leeres Bewußtsein herzustellen. Dieses Bewußtsein ist dann genau in dem Zustande, in dem der Mensch wäre, wenn er, nachdem der gewöhnliche traumlose Schlaf eingetreten ist, plötzlich um sich herum eine andere Welt wahrnehmen würde, wenn er nicht im Körper, sondern außerhalb des Körpers, aber auch nicht in der physischen Welt, sondern in einer geistigen Welt aufwachen würde.

Dieses Aufwachen kann man dadurch herstellen, indem man das macht, was ich eben beschrieben habe: daß man, nachdem man zuerst das Bewußtsein in der stärksten Weise energisiert hat, so daß es einen ätherischen Inhalt bekommen hat, es nun wieder leer macht, das leere Bewußtsein hat, das bloße Wachen, ohne einen Inhalt von dem, was man sonst im Leben oder in der Wissenschaft hat. Leeres Bewußtsein herzustellen – Sie wissen, wie schwierig das im gewöhnlichen Leben ist, denn wenn man die Sinnesempfindungen im gewöhnlichen Leben verschwinden läßt, so schläft eben der Mensch ein. Aber auf diese Weise, wie ich es dargestellt habe, kommt man zu dem leeren Bewußtsein, das bloß wacht, aber es bleibt nicht lange so. Dann kommt die geistige Welt herein, vor allen Dingen ein dritter Mensch, ein Mensch, der eigentlich jetzt nur innere Funktion, nur innere Beweglichkeit und Tätigkeit ist. Der zweite, ätherische Mensch, ist das Vitalisierende, der dritte, astralische Mensch, ist Beweglichkeit, Tätigkeit.

Es gibt dann noch einen vierten Menschen, der erst möglich macht, daß wir im vollsten Sinne des Wortes Mensch sind. Ich werde vielleicht im Verlaufe der Vorträge noch Gelegenheit haben, darauf einzugehen; jetzt will ich nur andeuten, daß dies der eigentliche Ich-Mensch ist, denn das, was ich bisher beschrieben habe, hat auch das Tier: physischen Leib, ätherischen Leib und astralischen Leib. Der Mensch aber hat außerdem noch die Möglichkeit, jene Zusammenfassung seiner Glieder – nicht abstrakt, sondern konkret – in sich zu erleben. Wenn der Mensch nicht nur leeres Bewußtsein herstellt, dadurch die geistige Welt erfaßt, sondern wenn er nun noch weitergeht und das Erleben der geistigen Welt wieder weiter energisiert, dann kommt er hinauf zur vollen Ich-Vorstellung.

So kann man sich eine Vorstellung von dem bilden, was durch anthroposophisch exakte Methoden Inhalt der Menschenwesenheit allmählich wird. Dieser Inhalt der Menschenwesenheit ist nun wahrhaftig da. Geradeso wie die Wärme, die erst latent war und nachher heraufgeholt und reale Wärme wurde, sich in ihren physikalischen Wirkungen äußert, so äußert sich das, was Ätherleib, astralischer Leib und Ich ist, durchaus im Menschen. Und wir verstehen den Menschen nur, wenn wir dieses Zusammenwirken der vier Glieder seiner Wesenheit wirklich ins Auge fassen können.

Betrachten wir eine Einzelheit. Betrachten wir im einzelnen, damit wir uns eine Vorstellung bilden können, wie diese Dinge zusammenwirken können, zum Beispiel die Niere und die Nierenfunktion des Menschen. In jedem einzelnen Glied des Menschen spielen die vier Glieder der menschlichen Natur mehr oder weniger zusammen. Wenn wir nun die Nierenfunktion studieren, so haben wir in dem, was wir an der Leiche oder sonst beobachten können, eben nur die Summe physischer Wirkungen. Diese Summe physischer Wirkungen ist aber durchenergisiert von dem, was ich zunächst den ätherischen Leib nannte, also von jenem Teil des Ätherleibes, der im besonderen die vitalen Funktionen für die Niere enthält. Der aber ist wieder durchzogen von dem astralischen Leib, und in der Zusammenwirkung dieser Glieder der menschlichen Natur liegt erst das, was auch bei einem einzelnen Organ oder Organsystem die menschliche Wesenheit innerlich begreiflich macht. Nehmen wir nun den Fall, wir konstatieren irgendwelche Unregelmäßigkeiten in der Nierenfunktion. Ich brauche ja auf dieses überall nur hinzuweisen, da Sie in einer Fachwissenschaft stehen. Da wird sich dem, der nun die ganze Sache so durchschaut, wie ich es angedeutet habe, ergeben, daß in irgendeiner Weise die physische Nierenfunktion und die ätherische Nierenfunktion der astralischen Nierenfunktion Widerstand entgegensetzen. Also das ist ein typischer Fall. Man kann darauf kommen, daß die physische und die ätherische Nierenorganisation der astralischen Nierenfunktion – die man erst zur

Ansicht bekommt, wenn man leeres Bewußtsein hergestellt hat –, Widerstand entgegensetzen. Nun ist es aber so: wenn ein lebendiges Organ, die Niere, durch seine physische und ätherische Organisation der astralischen Widerstand entgegensetzt, so muß, weil sonst das Organ eben atrophieren würde, die astralische Organisation gründlicher, energischer eingreifen; und wir haben daher, in besonderen Fällen natürlich – ich erzähle immer besonders konkrete Fälle –, eine besondere Konzentrierung desjenigen Teiles der astralischen Organisation, der der Niere entspricht, auf die Nierentätigkeit. Mit anderen Worten: die astralische Nierenfunktion wird viel stärker in sich, als sie nach der ganzen Konstitution des Menschen für die Niere in Anspruch genommen werden darf; so daß der, der in dieser Weise die Nierenfunktion durchschaut, das Bild hat: Da verrichtet der astralische Leib an der Niere eine Arbeit, die er der Totalität der menschlichen Wesenheit, in der er aktiv sein muß, entzieht; er bildet einen Prozeß aus in der Niere, der eigentlich nicht da sein dürfte. Durch die besonderen, abnormen Entwickelungsmomente in der physischen und in der ätherischen Niere wird eben die astralische Niere in einer zu starken Weise in Anspruch genommen.

Nun handelt es sich darum, die Diagnose bis zu diesem Punkte zu treiben. Man wisse: der astralische Teil der Niere hat jetzt etwas zu tun, was er eigentlich im normalen Funktionieren des Organismus nicht zu tun hat; er verrichtet etwas, was er eigentlich nicht verrichten sollte, was aber die Niere jetzt, wie sie einmal ist in ihrem kranken, pathologischen Zustande, oder als ätherische Niere von diesem astralischen Teil fordert. Man kommt da auf den ersten Teil, auf das allererste Glied einer Anschauung über das Wesen des Kranken. Die Krankheitsprozesse müßten eigentlich für den denkenden Menschen das größte Rätsel sein, denn sie sind ja Naturprozesse. Aber die normalen Prozesse sind auch Naturprozesse. Wie kommen diese abnormen Prozesse, diese Krankheitsprozesse, mitten hinein unter die normalen Prozesse? Solange man den Menschen nur wie ein gleichwertiges Gewebe von physischen Stoffen und Funktionen ansieht, so lange kommt man eigentlich nicht zu einer möglichen Unterscheidung desjenigen, was physiologisch, und desjenigen, was pathologisch ist;

man kommt aber dazu, wenn man weiß, daß die Niere metamorphosiert werden kann dadurch, daß sie eben einfach physische Prozesse entwickelt, die die normale Niere nicht entwickelt, weil in der normalen Niere der richtige Zusammenklang zwischen physischer, ätherischer und astralischer Niere ist. Das also durchschaut man zunächst.

Jetzt handelt es sich darum: wie kann dieser Krankheitsprozeß, der einfach in einer zu starken Inanspruchnahme gerade eines übersinnlichen Teiles der menschlichen Natur erklärt werden muß, eventuell beseitigt werden? Wie können wir den astralischen Menschen dazu bringen, daß er wiederum normal funktioniert?

Ich will bei diesen Auseinandersetzungen immer ganz Konkretes, Einzelnes betrachten. Ich will nicht von einer schweren Nierenerkrankung sprechen, denn das Prinzipielle der Sache kann uns auch bei einer leichten Nierenerkrankung klar werden. Nur damit ich andeuten kann, wie nun einer solchen Niere beizukommen ist, möchte ich aber von einem ganz Bestimmten ausgehen.

Was wir wissen, das ist zunächst, daß wir nun den astralischen Leib wieder frei bekommen müssen von seinem Arbeiten an der im weitesten Sinne deformierten Niere. Da ist ein Prozeß drinnen, den der menschliche Astralleib nicht tun sollte; wir müssen ihn herausbekommen aus dem abnorm verlaufenden Prozeß der Niere.

Wenn man nun diejenige Art von Erkenntnisüberschau gewinnt, die zuerst auf den Menschen geht und dann auf die Welt, so stellt sich mit einer solchen Methode, wie ich sie geschildert habe, das Folgende heraus. Wir richten den Blick vom Menschen auf die äußere Natur. Wir kommen dazu, zu studieren die besondere Natur von Equisetum arvense. Wenn wir dieses Equisetum studieren, indem wir nicht so sehr den Hauptwert darauf legen, aus welchen einzelnen Substanzen es besteht, sondern darauf sehen, welcher Prozeß in ihm lebt, dann kommen wir zu folgendem: Heute ist es üblich, weil das materialistisch orientierte Denken alles ergriffen hat, daß wir bei allem Organischen angeben: es besteht aus so und so viel Eiweiß, Fett und Kohlehydraten und so weiter. Wir sehen überall darauf, was die äußere Chemie angeben kann als die einzelnen Bestandteile eines Stoffes, und kommen dann auf diese Weise zu den Elementen, wie man es genannt hat; es hat sich die Sache ja nun wieder etwas geändert. Nur ist das aber nicht das, worauf es zunächst bei dem ankommt, was ich jetzt hier im Auge habe. Da interessiert uns am Equisetum besonders das, daß wir bei einer Analyse, wenn wir das Equisetum analysieren, also seine Funktionen auseinandertreiben, unter demjenigen, was wir da übrigbehalten, besonders Kieselsäure als Hauptbestandteil bekommen. Der muß also so stark darinnen sein, daß er prädominiert, also noch seine Kieselsäurefunktion geltend macht im Equisetum. Im Analysieren erkennen wir also nicht den Stoff als solchen, wohl aber, was der Stoff für eine Bedeutung hat. Und das muß man auch erkennen.

Equisetum ist eine Pflanze; in ihr finden wir nicht einen astralischen Leib, wohl aber einen physischen Leib und einen ätherischen Leib. Wir studieren Equisetum arvense und finden, daß da besonders die Kieselsäure eine Rolle spielt. Es gibt natürlich auch andere Pflanzen, die Kieselsäure enthalten. Wir finden außerdem, daß gewisse schwefelsaure Salze eine Rolle spielen und finden zuletzt, daß die wichtigsten Bestandteile, die noch ihre Natur, ihre Wesenheit geltend machen im Equisetum, Kieselsäure – aber nicht der «Stoff», sondern die Kieselsäurefunktion – und die Schwefelfunktion ist. Und nun finden wir etwas sehr Merkwürdiges. Wenn wir nun in der Lage sind, mit den geistig entwickelten Kräften die besondere Art der Verbindung zu durchschauen, was da um die schwefelsauren Salze herum in Zusammenhang steht mit der Kieselsäure, SiO_2, so finden wir, daß da ein Prozeß, ein Funktionszusammenhang ist, den wir nun in den menschlichen Organismus hineinbringen, sei es innerlich oder – bei anderen Vorgängen müssen wir eben nicht die Aufnahme durch den Mund wählen – durch das Bad oder durch Injektion. Die Bedeutung dieser einzelnen Methoden werden noch zu erörtern sein. Wenn wir aber in einer gewissen Weise das Equisetum in den menschlichen Organismus hineinbringen – aber besser ist es jetzt, nicht Equisetum als solches zu verwenden, und darauf beruht das Wesentliche unserer Heilmittelverfertigung, weil die Wirkungen zwar da sind, anschaulich, aber nicht so dauerhaft sind –, wenn wir nun den Funktionszusammenhang zwischen Kieselsäure und Schwefel studieren und ihn im Präparat dann nachzuahmen versuchen, so bekommen wir dadurch in der Umsetzung dessen, was am Equisetum studiert werden kann, in das mehr oder weniger unorganische Präparat die Möglichkeit, stärkere Wirkungen auf den menschlichen Organismus herauszubilden, als diejenigen sind, wie wenn man etwa die bloße Pflanze als Tee oder dergleichen verwendet. Hierin liegt besonders das Wesentliche bei der Herstellung unserer Heilmittel.

Bringe ich jetzt das, was der Funktionszusammenhang zwischen Schwefel und Kieselsäure ist, in der richtigen Weise in den menschlichen Organismus hinein, so geschieht einfach durch die besondere Qualität dieses Funktionszusammenhanges dies: daß nun in der Niere dem menschlichen astralischen Leib abgenommen wird der Prozeß, den er, während die Krankheit vorliegt, verrichten muß. Bringe ich also in die Niere das Funktionieren von Schwefel und Kieselsäure im Equisetum arvense hinein, so nehme ich ihm das, was sonst der menschliche astralische Leib an der deformierten Niere – deformiert jetzt im weitesten Sinne genommen – verrichten muß, ab; ich lasse sozusagen zunächst den Krankheitsprozeß von etwas verrichten, was ich in den Körper hineingebracht habe.

Das ist überhaupt der Anfang eines jeden Heilungsprozesses. Man muß den Krankheitsprozeß kennen. Man muß zunächst eine rationelle Pathologie haben, muß den Krankheitsprozeß kennen und muß erforschen, wo in der Natur irgend etwas vorkommt, das diesen Krankheitsprozeß genau nachbilden kann. Denn man darf zunächst nicht glauben, daß man immer überall bei einer Krankheit den Krankheitsprozeß bekämpfen kann, sondern man muß ihn geradezu auffangen. Was der Krankheitsprozeß ist, das muß man durch etwas, was man in seiner Dynamik kennt wie hier beim Equisetum Schwefel und Kieselsäure, auffangen lassen. Dann bekommt man dasjenige frei heraus, was, wie in diesem Falle der Nierenerkrankung, früher als astralischer Leib gewirkt hat. Und indem man das nun frei herausbekommt, muß man auch dafür sorgen, daß der Mensch durch Diät und so weiter innerlich gestärkt wird, daß er seine ganzen inneren Kräfte energischer anwenden kann als sonst, das heißt, man muß einige Energie dem gesamten astralischen Leib zuwenden. Dann bringt man den jetzt auf diese Weise in seiner ganzen Normalität frei gewordenen astralischen Leib dazu, daß in dem entsprechenden Falle nun das Gesundende des astralischen Leibes das Kranke auslöscht, wenn man die zu starke Tätigkeit des astralischen Leibes zuerst hat von einem äußerlichen Funktionieren übernehmen lassen.

So kommt man zu einem rationellen Begriff des Heilens. Dieses Heilen besteht in der Regel eigentlich immer darin, daß man den Krankheitsprozeß durch einen eingeschobenen, von außen eingeschobenen Prozeß abfängt und dann das, was schon im Menschen ist, durch Energisierung zum Überwinden des Krankheitsprozesses veranlaßt, während man das nicht kann, so lange – wie hier in diesem Falle – der astralische Leib seine Tätigkeit einseitig nach der Niere, die anders ist, als sie sein soll, hinwenden muß. Das aber, was ich jetzt eben beschrieben habe, ist der Fall, oder kann der Fall sein bei allen denjenigen Krankheitsvorgängen, die auf Unregelmäßigkeiten von Organen beruhen, die – wie ich es nennen möchte – zentrifugal wirken, nach innen zentrifugal wirken. Die Niere ist ein Absonderungsorgan, das nach innen zunächst absondert, wenn auch die Ausscheidung nach außen geht, sie sondert nach innen ab. Und pathologische Prozesse müssen, wenn man das auffaßt, was ich gesagt habe, so verstanden werden, daß die Heilung darin besteht, daß wir in der Niere durch Einfügung von Equisetum arvense einen zentrifugalen Prozeß hervorrufen, einen von der Niere ausstrahlenden Prozeß.

Es gibt nun andere Prozesse, die uns geradezu die polarische Seite von dem zeigen, was ich jetzt angeführt habe. Und da möchte ich wieder nicht eine schwere Krankheit, sondern, um das Prinzipielle zu erörtern, etwas anführen, was zwar mehr oder weniger nur entfernte Aufmerksamkeit gegenüber den eigentlichen tieferen Erkrankungen des menschlichen Wesens hervorruft, was aber vor allen Dingen für den Patienten außerordentlich unangenehm ist: das ist der Heuschnupfen, das Heufieber, der Heufieberkatarrh. Wenn man dieses bekämpfen will, muß man darauf achten, daß man es dabei mit einer sehr starken konstitutionellen Erkrankung zu tun hat. Die führt aber zuletzt darauf zurück, daß peripherisch im Menschen auftritt ein Nachlassen des astralischen Leibes mit seinen Kräften, dieses dritten, innerlich beweglichen Menschen. Wir können ja gerade das Heufieber zurückverfolgen bis in die erste Kinderzeit, wo wir gewöhnlich nicht sehr beachtete allgemeine Erkrankungen haben, die sich dann spezialisieren zu dem, was im späteren Leben als Heufieber auftritt. Und wissen wir, daß dieses Heufieber darauf beruht, daß der astralische Leib in bezug auf gewisse Funktionen nachläßt, nicht herandringt bis an den physischen Leib und ätherischen Leib, so muß es uns zunächst daran liegen, diesen astralischen Leib innerlich zu energisieren, auf seine eigentlichen Funktionen zurückzuführen; so daß man da, wo man es mit mehr nach außen gehenden zentrifugalen Wirkungen im Pathologischen zu tun hat, jetzt etwas anderes entgegenstellt. Bei dem Beispiel der Nierenerkrankung haben wir gewissermaßen die Krankheit abgefangen; wir haben den astralischen Leib so betrachtet, daß wir ihn, wenn er von seiner anormalen Arbeit befreit ist, nur zu energisieren, zu verstärken brauchen; dann wird er, wenn man ihm abnimmt, was er an der kranken Niere tun mußte, schon in der Richtung der Gesundheit wirken. Das ist bei Prozessen wie beim Heufieber nicht der Fall. Da dürften wir nicht darauf ausgehen, den Krankheitsprozeß abzufangen, sondern da müssen wir geradezu dem Krankheitsprozeß einen gleichen Prozeß in polarisch entgegengesetzter Richtung entgegenschicken. Und da hat sich dann herausgestellt, daß wir gerade dann den astralischen Leib zu der Funktion anregen können, die er nicht mehr verrichtet, weil er nicht mehr den Zugang hat zum physischen Leib und Ätherleib, wenn wir gewisse Säfte von Früchten, die Schalen haben, verwenden, wodurch sich in der Tat innerhalb der Frucht zentripetale Wirkungen zeigen, und wenn wir das entsprechende Präparat aus diesen Fruchtsäften zubereiten, bei leichteren Fällen als Salbe, bei schwereren Fällen als Injektion. Wir treiben ihn wieder zurück zum physischen Leib und Ätherleib, und in dieser Beziehung sind ja tatsächlich recht schöne Erfolge aufzuweisen. Frau Dr. Wegman hat doch zahlreiche Patienten mit unserem Heuschnupfenmittel injiziert und gerade auf diesem Gebiete die allerschönsten Erfolge gehabt. Es ist durchaus möglich, aus dieser Denkweise heraus es dahin zu bringen, dem träge gewordenen astralischen Leib entgegenzukommen und ihn zu energisieren, so daß man an diesem Prozeß, den man bei der Injektion hervorruft – diese Prozesse haben dann eine bestimmte Affinität zu besonderen Organen; wenn wir also einen bestimmten Fruchtsaft anwenden, so hat er eine besondere Affinität zu bestimmten Organen; man muß dann die besonderen Stellen ausforschen und die Strömungen kennen, in denen sich die Affinitäten zum Ausdruck bringen –, gerade sehen kann, wie jene physischen Funktionen, die durch dasjenige auftreten, was lässig und träge geworden ist im astralischen Leib, die nicht auftreten würden, wenn sie vom astralischen Leib gehalten würden, wie diese Funktionen wirklich aufhören aufzutreten, wenn wir nun den astralischen Leib selber abfangen. Vorher haben wir den Krankheitsprozeß abgefangen, jetzt fangen wir den Prozeß ab in dem betreffenden Gebiete, auf das wir gerade wirken wollen. So haben wir in bezug auf die Präparate, die wir anwenden, zu unterscheiden zwischen mehr zentrifugal wirkenden Prozessen, wie ich es beim Nierenprozeß beschrieben habe, und zwischen zentripetal wirkenden Heilprozessen, wie zum Beispiel beim Heuschnupfenmittel.

Wenn man diese Dinge ins Auge faßt, kann man zunächst glauben, das sei etwas Ausgedachtes. Die meisten Menschen in der Gegenwart glauben auch, es sei ausgedacht. Deshalb legte ich einen großen Wert darauf, daß wir nicht nur solche Heilmittel herstellen, sondern daß im Sinne dieser medizinischen Denkungsart in unseren Instituten gearbeitet wird. Nun ist man ja bei der Ausprüfung dieser Mittel in einem anderen Falle, als wenn man rein äußerlich-empirisch Mittel ausprobiert. Im letzteren Falle ist man ja hauptsächlich auf die Statistik angewiesen, die uns sagt: ist die Zahl der Fälle, wo ein Mittel geholfen hat, im Verhältnis zu denen, wo es nicht geholfen hat, sehr groß, so hilft uns da die Statistik. Wenn man aber von einer solchen Methode ausgeht, wie ich sie besprochen habe, sieht man ja in einer gewissen Beziehung aus dem Durchschauen des Krankheitsprozesses heraus, was bei einem bestimmten Heilungsprozeß eintreten muß. Pathologie und Therapie werden ja eines! Denn die Sache ist so: erkenne ich durch die Diagnose, was in der kranken Niere vor sich geht, so ist es ja derselbe Prozeß, nur auf einem anderen Niveau, den ich bei der Therapie anwenden muß: ich muß den Prozeß abfangen; ich muß durch Verbindung von Schwefel und Kieselsäure etwas in den menschlichen Organismus hineinbringen, damit ich das, was sich mir als pathologischer Prozeß darstellt, selber hervorbringe. Ich heile dadurch, daß ich eine Therapie ausbilde, die die Nachahmung des Krankheitsprozesses auf einem anderen Niveau ist, und die muß der astralische Leib ausführen. Führe ich zum Beispiel die Equisetumfunktion in den menschlichen Organismus ein, so lasse ich sie im Ätherleibe, und ich nehme dem astralischen Leib seine Arbeit an der kranken Niere wieder ab.

So verwandelt sich das, was sonst heute ganz nebeneinandersteht und nur rein empirisch zusammengefunden werden kann: Pathologie und Therapie, das verwandelt sich in eine absolute Einheit. Erkennt man in einer solchen Weise die Natur des Krankheitsprozesses, so muß man in der äußeren Natur finden, wie zum Beispiel ein besonderer Nierenprozeß imitiert wird im Equisetum arvense; oder erkennt man, daß der Gallenabsonderungsprozeß in der Leber bei bestimmten Krankheitsformen wirklich seiner inneren Natur nach so ist, daß wir diese Krankheitsform des Gallenabsonderungsprozesses zum Beispiel im Cichorium intybus finden, so sind wir imstande, daß wir durch die Art und Weise, wie die Funktion im Cichorium intybus verläuft, dem Astralleib der Leber im Gallenabsonderungsprozeß das abzunehmen, was er sonst tun muß. Wir kommen so in der Heilung in der Weise weiter, daß die Pathologie selber eigentlich nichts anderes ist als schon die Therapie. Dadurch wird die Therapie eine wirklich rationelle Wissenschaft. – Kennt man zum Beispiel den wunderbaren Zusammenhang, der zwischen Eisen und namentlich gewissen Pflanzenschleimbestandteilen und Salzen des Anisum vulgare besteht, so kann man erkennen, wie in diesem Anis, namentlich in dem Samen von Anisum [Pimpinella anisum] etwas Funktionierendes drinnen ist, was mit gewissen überentzündlichen Krankheitsprozessen des Blutes eins ist. Wir können dem Blut diese Krankheitsprozesse abnehmen, indem wir in entsprechender Weise ein Präparat verwenden, das nachgebildet ist dem Zusammenhange zwischen gewissen Pflanzenschleimstoffen und dem Eisen im Anis. Da ist es dann so, daß wir nicht nur den astralischen Leib frei machen, sondern, wenn es sich um Bluterkrankungen handelt, ist zugleich die Ich-Organisation daran beteiligt.

So kommen wir auf diese Weise dazu, den Blick auf die ganze Natur hinzuwenden. Was die schöne Natur draußen ist, sind eigentlich lauter imitierte Krankheitsprozesse. Beim Menschen sind es innerlich Krankheitsprozesse, draußen ist es die wunderbar schöne Natur. Aber man muß den Zusammenhang verstehen und muß wissen, wie man aus dem weiten Felde der Naturprozesse in den Menschen Krankheitsfunktionen hineinbringt und dadurch Krankheitsprozesse den übersinnlichen Gliedern der menschlichen Natur abnehmen kann. Jetzt ist man nicht mehr auf eine Statistik angewiesen! Denn erkennt man einen solchen Zusammenhang durch inneres Durchschauen, und schaut man an, wie die Wirkungen auftreten müssen, dann ist das ebenso wie bei einem in exakter Wissenschaftlichkeit richtig ausgeführten physikalischen Experiment. Da geht man ja auch nicht gerade nach der Statistik vor, sondern da weiß man, zum Beispiel beim Mariotte-Gay-Lussac'schen Gesetz, daß das ein exakt ausgeführtes Experiment ist, das, wenn es exakt ausgeführt ist, auch beweisend ist. Beim Menschen ist es zwar nicht so einfach wie bei einem physikalischen Experiment, aber es ist eigentlich ebenso, wenn man beim Durchschauen des Krankheitsprozesses angeben kann: da muß dies oder jenes wirken –, und wenn man dann Stück für Stück sieht, *wie* es wirkt. Was dabei notwendig ist – und das ist das, was eben gerade in dem Klinisch-Therapeutischen Institut von Frau Dr. Wegman in Arlesheim in einem so hohen Maße vorhanden ist –, das ist, daß man wirklich verbannt alle ärztliche Skepsis; denn die ist eigentlich das, was einem fortwährend die stärksten Hindernisse in den Weg legt. Was bei Frau Dr. Wegman vorhanden ist, das ist der Mut des Heilens. Der Mut des Heilens gehört zu allem dazu! Dann kommt man auch dazu, den Krankheitsprozeß zu schauen, und daß man anfängt ihm zu begegnen, indem man ihn sozusagen abfängt. Aber dann wird besonders wichtig, darauf zu sehen, wie das alles auch wirklich eintritt, wenn man nicht schlampig ist; sondern daß man den Heilungsprozeß verfolgt von Stufe zu Stufe. Und dann weiß man ja auch, wo etwas nicht in Ordnung ist; dann muß man zurückgehen und erforschen, wo man etwas übersehen hat. Aber wenn man dann in jedem einzelnen Falle den Mut des Heilens hat und tatsächlich nichts anderes voraussetzt, nichts anderes will als Heilen, als die

Krankheitsprozesse mutvoll zu heilen, dann hat man dasjenige, wovon man sich am allerstärksten angeregt fühlen kann, als eine solche exakt-wissenschaftliche Grundlage der Medizin, die aus einer exakten Pathologie nicht erst bloß als Konsequenz eine rationelle Therapie herausarbeiten will, sondern die schon in der Diagnose den Heilprozeß hat. Dann kann man gar nicht anders über den Krankheitsprozeß sprechen, als daß man zugleich mit der Diagnose schon die Therapie hat. Man beschreibt dann schon die Nierenerkrankung so, daß die Beschreibung ganz ähnlich ist dem, was im Equisetum arvense geschieht: man überträgt das, was man in der Niere schaut, auf ein äußeres Naturgeschehen; so daß man im Diagnostizieren so beschreibt, daß die Diagnose den Heilprozeß enthält.

SECHSTER VORTRAG

Den Haag, 16. November 1923

Gestatten Sie, daß ich einzelnes von dem, was ich mir erlaubte gestern prinzipiell anzudeuten, heute weiter ausführe. Es kann ja auch das, was ich heute sagen werde, nicht mehr geben als einige Hinweise, einige Anregungen; während natürlich zu alledem, was von dem Gesichtspunkte, den ich gestern angedeutet habe, über Medizinisches zu sagen ist, eine reiche Summe von Beweisen beigebracht werden kann, die natürlich nicht heute – und in so kurzer Zeit überhaupt – zur Erörterung kommen kann.

Ich habe gestern schon darauf hingedeutet, daß man durch die innerliche Erkenntnisschulung der menschlichen Seele tatsächlich dazu kommen kann, im Menschen zu unterscheiden den eigentlichen physischen Leib, dann das, was ich gestern – wie gesagt, eine Terminologie muß man ja haben, und man braucht sich nicht daran zu stoßen – genannt habe den ätherischen Leib, der das erste übersinnliche Glied der menschlichen Natur ist; daß man dann den astralischen Leib, den ich in seinem Eingreifen in bezug auf die Nierenfunktion gestern auch erörtert habe, und zuletzt die Ich-Organisation im Menschen zu unterscheiden habe. Wenn man nur vom Menschen im gesunden oder kranken Zustande spricht, so ist es immer nötig, daß man sich bewußt bleibt, daß diese vier Glieder der menschlichen Wesenheit durchaus zunächst scharf zu unterscheidende Funktionen haben, die ineinander eingreifen, wechselseitige Wirkungen im gesunden und kranken Zustand aufeinander ausüben. Und erst dann, wenn man in der Lage ist, die Einheit der Menschenwesenheit aus diesem Zusammenfluß von vier, ich möchte sagen, voneinander getrennten Funktionsniveaus aus sich zu vergegenwärtigen, ist man auch erst imstande, über den gesunden oder kranken Menschen eine wirkliche Vorstellung zu gewinnen. Ich erwähnte schon gestern: Krankheitsprozesse sind doch Naturprozesse. Und man kann bei unbefangener Beobachtung eigentlich nicht eine Grenze finden zwischen den sogenannten normalen, den gesunden Prozessen des menschlichen Organismus und den kranken Prozessen, wenn man nicht diese Gliederung der Menschennatur kennt und dadurch weiß: wenn irgendeines dieser Glieder in die gesamte menschliche Einheit mehr eingreift, als es eingreifen sollte, dann entsteht dadurch eben das unnormale, krankhafte Funktionieren der menschlichen Wesenheit.

Aber man kommt noch nicht zu einer Vorstellung, wie in diesem Wunderbau des menschlichen Organismus die verschiedenen Kräfte, die sinnlichen und die übersinnlichen, zusammenwirken, wenn man nicht eines kennt, das mir eigentlich in der Konzeption vorlag heute vor mehr als fünfunddreißig Jahren, das ich aber erst in den letzten Jahren mich getraut habe auszusprechen. Erst in den letzten Jahren konnte ich den Mut finden, es auszusprechen, und man wird schon daraus sehen, daß die Forschung, die hier gemeint ist, nicht weniger gewissenhaft vorgeht als das, was man heute gebräuchlich als Forschung ansieht. Es handelt sich nämlich um folgendes.

Man muß den Menschen auch noch gliedern nach dem Nerven-Sinnessystem, das zunächst vorzugsweise im Kopfe des Menschen lokalisiert ist. Aber so sind die Dinge am Menschen nicht, daß man etwas anderes sagen könnte als: vorzugsweise ist das Nerven-Sinnessystem in der Kopforganisation lokalisiert. Es ist über den ganzen Menschen ausgebreitet, und das, was ich als drei oder vier Glieder der Menschennatur unterscheiden muß, greift ineinander; und man kann eigentlich, wenn man von der Nerven-Sinnesorganisation spricht, exakt, genau nur sagen: der Mensch ist im Kopfe am meisten «Kopf», aber die Kopforganisation, die Nerven-Sinnesorganisation ist über den ganzen Menschen ausgebreitet.

Dann spielt in diese Nerven-Sinnesorganisation dasjenige hinein, was im weitesten Sinne genannt werden kann die rhythmische Organisation des Menschen. Atmungsrhythmus und Blutzirkulationsrhythmus sind ja die hervorragendsten Erscheinungen innerhalb des rhythmischen Menschen; aber es kommen andere Rhythmen noch in Betracht: der Rhythmus von Schlafen und Wachen, der Rhythmus, der sich im engeren Sinne in der Verdauung ausspricht und so weiter. Wiederum ist das rhythmische System über den ganzen Menschen ausgebreitet und nur vorzugsweise im mittleren Menschen lokalisiert. Und als drittes haben wir zu unterscheiden – wir können es in der einen oder anderen Weise ansehen – das Stoffwechsel-Gliedmaßensystem. Damit haben wir dasjenige System, das vorzugsweise der Bewegung des Menschen dient und das wiederum über den ganzen Menschen ausgebreitet ist. Es sind auch diese beiden Systeme, das Stoffwechselsystem und das Bewegungssystem, durchaus miteinander verbunden, was vielleicht aus dem inneren Gehalt der Betrachtung, die ich anstellen werde, hervorgehen wird.

Nun sind aber diese drei Systeme, trotzdem sie ineinandergreifen, streng voneinander unterschieden, so daß wir sagen können: In der Nerven-Sinnesorganisation arbeitet das, was physischer, ätherischer, astralischer Leib und Ich-Organisation ist, ganz anders als zum Beispiel in der rhythmischen Organisation oder in der Stoffwechsel-Gliedmaßenorganisation. Vorhanden sind diese vier Glieder der menschlichen Natur – physischer Leib, ätherischer Leib, astralischer Leib und Ich – in allen drei, gewissermaßen örtlich voneinander getrennten Systemen, aber sie greifen in verschiedenster Weise in jedes dieser Systeme wiederum ein. Und nur wenn man zu sagen vermag, wie zum Beispiel in das Kopfsystem die Ich-Organisation oder der astralische Leib eingreifen, ist man imstande, von gesunden und kranken Menschen in einer exakten, sachgemäßen Weise zu sprechen. Ich möchte dies für einen konkreten Fall einmal erörtern.

Nehmen wir die Hauptesorganisation, und zwar jetzt mehr, wie das Nerven-Sinnessystem im Haupte lokalisiert ist. Wir sprechen auch da natürlich vom ganzen Menschen, weil das, was man vom Haupte sagen kann, im minderen Grade auch vorhanden ist im rhythmischen Menschen, im mittleren Menschen, und im Stoffwechsel-Gliedmaßenmenschen. Aber man kann sich schon das Wesentliche, worauf es dabei ankommt, durch die Hauptesorganisation klarmachen: Bei ihr handelt es sich darum – wie gesagt, mit der Einschränkung sage ich es, die ich jetzt gemacht habe –, was zunächst in dieser Hauptesorganisation lokalisiert ist. Der Mensch ist ganz Kopf auch, aber ich erörtere die Kopforganisation am Kopfe im engeren Sinne. Da ist zunächst die Nerven-Sinnesorganisation lokalisiert; die verschiedenen sinnlichen Wahrnehmungsorgane haben ihre Fortwirkungen in den inneren menschlichen Organismus hinein, so müssen wir nämlich sagen, wenn wir exakt über die Sinne sprechen wollen. Nun handelt es sich darum: Was liegt uns eigentlich vor, wenn wir zunächst von der Sinnesorganisation sprechen? – Auch da kann ich nur eine Art Direktion geben.

Die Sinnesorganisation erörtert man eigentlich gewöhnlich außerordentlich abstrakt, so daß man von ihr spricht wie von bloßen Begriffen. Die anatomisch-physiologische Grundlage erörtert man wohl, aber – das geht schon aus den furchtbar dilettantischen Auseinandersetzungen hervor, die man in der Physiologie findet – das eigentliche Funktionieren innerhalb des Sinnestraktes ist etwas, was im Grunde genommen niemals so recht konkret ins Auge gefaßt wird. Denn das ist etwas, was sich verhält im umgekehrten Verhältnis so, daß man sagen kann: Atmungsfunktion verhält sich zur Sinnesfunktion im umgekehrten Verhältnis, wie sich verhält das Blutzirkulationssystem zu der Verdauungsfunktion. Also die Verdauungsfunktion ist, wenn ich mich grob ausdrücken soll, gewissermaßen eine verdichtete Blutzirkulation. Oder umgekehrt: was im Blut zirkuliert, ist ein verfeinerter Verdauungsprozeß. Und der Sinnesprozeß ist ein verfeinerter Atmungsprozeß. Ich könnte auch sagen: der Atmungsprozeß ist ein vergröberter sinnlicher Wahrnehmungsprozeß. Diese beiden Prozesse unterscheiden sich quantitativ, nicht qualitativ. Darin liegt zum Beispiel die Begründung, daß in der Methodik, die in der indischen Jogaphilosophie für ein tieferes Erkennen vorgeschrieben wird, nicht der bloße gewöhnliche Nerven-Sinnesprozeß angewendet wird, sondern ein gewisser modifizierter Atmungsprozeß. Was in der Jogaübung in diesem modifizierten Atmungsprozeß erreicht werden soll, ist nichts anderes als ein gröberes Erkennen. In diesem Hinunternehmen des Erkenntnisprozesses in den Atmungsvorgang durch die Jogaphilosophie Indiens liegt eigentlich doch eine tiefe Weisheit. Aber es ist eben das, was sich abspielt von den Sinnen nach einwärts, ein verfeinerter, gewissermaßen ein vergeistigter Atmungsprozeß. In diesem verfeinerten Atmungsprozeß, also ich möchte sagen, an denjenigen Orten, wo sich die Sinneswahrnehmung zunächst abspielt, da müssen vorhanden sein in möglichster Freiheit die Funktion des Ich und die Funktion des astralischen Leibes. Die müssen wirken können im Auge, müssen wirken können im Ohre; aber sie müssen so wirken können, daß die

Wirkung sich wirklich überträgt bis auf die physische Organisation hin.

Betrachten wir die Sache beim Auge, so finden wir es folgendermaßen. Im Auge ist zunächst die physische Organisation des Auges. In ihr steckt der ätherische Leib des Auges, der das Vitalistische besorgt. Dann aber haben wir die astralische und die Ich-Organisation des Menschen; die müssen für das Auge zwar selbständig wirken, aber sie müssen die physische Substanz des Auges ergreifen. Nun ist es im Sinne dessen, was ich gestern angedeutet habe, so, daß dasjenige, was sich im menschlichen Organismus findet, sich auch findet in der Natur draußen, nur daß sich der Naturprozeß nicht als ein gesunder Prozeß im menschlichen Organismus findet, sondern als ein kranker; aber es entspricht einem Vorgang im menschlichen Organismus immer ein gesunder Prozeß im Naturgeschehen. Was sich für die Sinnesorgane draußen in der Natur vorfindet, das ist am hervorragendsten anzutreffen, wenn Sie diejenige Funktionsweise ins Auge fassen, die, ich möchte sagen, festgehalten ist im Kieseldioxyd, im Quarz, in der Kieselsäure, wenn Sie also dasjenige, was Ihnen als etwas Festgewordenes, gewissermaßen als etwas Erstarrtes erscheint, als lebendigen Prozeß auffassen. Alle festen Körper sind ja nur erstarrte Prozesse, erstarrte Vorgänge. Wenn wir also den Kieselsäurevorgang betrachten, so müssen wir sagen: Wo wir in der Natur draußen Kieselsäure, wo wir Quarziges finden – es ist auch in anderen Substanzen der Natur vorhanden, aber am hervorragendsten im Quarz –, da haben wir in dem, was sich da abspielt, etwas, was beim Menschen demjenigen entspricht, was sich durch die menschliche Organisation zum Beispiel im Auge oder in einem anderen Sinnesorgane abspielt. Da ist nicht etwa die Behauptung gerechtfertigt, daß wir da drinnen substantiell Quarz haben; aber was wir im Auge oder in einem anderen Sinnesorgane haben, das ist funktionell, dem Prozesse nach dasselbe wie das, was sich draußen im Quarz abspielt. Und wiederum: wenn wir diesen Vorgang in den Sinnesorganen beobachten, der sich als identisch erweist mit dem Vorgange im Quarz, so kommen wir dazu – und das zeigt nun auch die Mineralogie in der Analogie des äußeren Naturgeschehens –, daß mit alledem, was in einem solchen Prozeß liegen kann, wie wir ihn in dem

Quarzvorgang haben, am wenigsten damit harmonisch zusammenwirkend alles das ist, was wieder getragen wird von der Organisation des Phosphor. Schauen Sie sich also in der Natur draußen das, was im Phosphor fest geworden ist, als lebendigen Prozeß an und nehmen Sie das lebendige Zusammenwirken von beiden, so haben Sie denselben Prozeß, den Sie im menschlichen Auge – als Repräsentanten der Sinnesorganisation überhaupt – haben. Und durch dieses Zusammenwirken eines Prozesses, der so ist wie der Phosphorprozeß, und eines anderen Prozesses, der so ist wie der Kieselsäureprozeß, ist das Auge dasjenige Organ, daß in die physische Organisation des Auges eingreifen kann, was als Ich und als astralischer Leib im Menschen vorhanden ist. Es muß überall die physische Organisation die Grundlage dafür schaffen, daß das Geistige in der richtigen Weise eingreifen kann.

Nun ist etwas anderes der Fall. Wenn jener Vorgang, der sich im Auge abspielt durch dieses Zusammenwirken des Phosphorprozesses und des Kieselsäureprozesses, der ein inniges, harmonisches Zusammenwirken der beiden darstellt, sich ins Gehirn hinein fortsetzen würde, so würden wir ganz erfüllt sein von einem Sinnesprozeß, wir würden ganz hingegeben sein an die Natur, wir würden nicht als Menschen herausgehoben sein aus der Natur. Wir müssen uns aber als Menschen herausheben aus der Natur. Und dazu muß im Gehirn ein anderer Prozeß stattfinden als in den Sinnen, ein Prozeß, der den Menschen absondert von den Naturprozessen. Während sich im Auge eigentlich etwas abspielt, was nur Fortsetzung eines äußeren Naturprozesses in die Vitalisation hinein ist – die Sinnesorgane sind ja eigentlich wie Golfe, die sich in den Menschen hineinerstrecken –, muß sich im Gehirn etwas absondern, selbständig machen.

Das geschieht wieder durch einen Prozeß, den wir auch draußen in der Natur finden. Was in uns – wenn ich mich jetzt psychologisch ausdrücken darf –, aus der Wahrnehmung die Vorstellung macht mit Hilfe der menschlichen Organisation, das ist ein Vorgang im Inneren der Nerven-Sinnesorganisation, der jenen Vorgängen entspricht, die wir draußen im Blei finden. Daher können wir sagen: Wenn das, was durch das Auge in der Wahrnehmung aufgefaßt wird, nun weiter zurückgeht in das Nerven-Sinnessystem, dann muß ihm entgegenkommen ein Prozeß, der gleich ist dem Bleiprozeß. Nur dadurch kann der Mensch das, was er wahrnimmt, auch denken. Dadurch wird das Gehirn ein Denkorgan; sonst würde es auch ein Wahrnehmungsorgan sein. Auf diese Weise wird der Mensch verselbständigt.

Damit habe ich hingedeutet auf etwas, was in der Kopforganisation charakteristisch ist. Ich sagte also: dasselbe, was sich draußen im Bleiprozeß abspielt, müsse sich in der Kopforganisation abspielen, damit der Denkprozeß im Menschen zustande kommen kann.

Nehmen wir nun einmal die Bleifunktion und bringen wir sie nun nicht in die Nervenorganisation – wenn der Mensch geboren wird, ist das Blei von der Natur selber da, ist die Bleifunktion da, ohne daß die Substanz des Bleies nachgewiesen werden kann –, sondern bringen wir die Bleifunktion jetzt in die Verdauungsorganisation und in das Weitere hinein; dafür sorgt schon das Leben, zum Beispiel manchmal bei den Bleivergiftungen. Wenn Sie nun beobachten in allen Erscheinungen, was das Blei im Stoffwechsel-Gliedmaßenmenschen bewirkt, so bekommen Sie ein Bild, das sich zwar in verschiedenen einzelnen Symptomen darstellt, das aber eigentlich doch am charakteristischsten zusammengefaßt wird etwa in dem Symptomkomplex von Dementia senilis oder der Arteriosclerosis cerebralis: Sie bekommen dann das Bild des im Alter zerfallenden menschlichen Organismus. Das heißt mit anderen Worten: Wenn ich denselben Prozeß, der mir im Gehirn meine Selbständigkeit als organisches Wesen sichert, auf den anderen Pol des Menschen in Anwendung bringe, auf das Verdauungssystem und auf das damit im Zusammenhange stehende Gliedmaßensystem, dann bekomme ich ein Krankheitsbild; was also im Stoffwechsel-Gliedmaßensystem ein Krankheitsprozeß ist, das ist für den Nerven-Sinnesmenschen eine notwendige organische Funktion. Wenn ich also die Sklerose als ein langsames Sterben auffasse, so muß ich auch sagen: in einer gewissen abgeschwächten Form muß sie fortwährend im Haupte des Menschen funktionieren, dort ist sie der normale Zustand.

So also sind die drei Glieder der menschlichen Wesenheit voneinander verschieden: was in dem einen Glied, in der Nerven-Sinnesorganisation, der normale Zustand ist, das ist in dem anderen Gliede des menschlichen Organismus eine Krankheitserscheinung. Aber ich habe schon gestern gesagt: Wie müssen wir uns nun zur Therapie stellen? Wir müssen das, was den Krankheitsprozeß ausmacht, und was astralischer Leib und Ich-Organisation versorgen müssen, wenn eben der Krankheitsprozeß ungestört wuchern kann, das müssen wir dem astralischen Leibe und der Ich-Organisation abnehmen. Was müssen wir also tun, wenn wir die Sklerose haben? Wir müssen uns ihr so nähern, daß wir dem menschlichen astralischen Leibe für das Verdauungs-Gliedmaßensystem das abnehmen, was er mit dem alternden, zerfallenden, sklerotisch werdenden Leibe zu tun hat. Und das können wir, wenn wir es dem Blei übergeben, dem Blei in einer gewissen Dosierung. Und dies hat dazu geführt, daß wir zu einem solchen Heilmittel gekommen sind, wie Sie es in unserem Verzeichnis als Heilmittel Nummer I angeführt finden, als das Heilmittel gegen Arteriosklerose. Es ist also von vornherein durch wirkliche Menschenerkenntnis klar, daß man durch die in entsprechender Weise in den Menschen hineingebrachte Bleifunktion substantiell der Sklerose beikommen kann; nur muß man jetzt das Blei zur Wirksamkeit bringen. Es ist nicht ohne weiteres gesagt, daß ich das Blei, wenn ich es in den Organismus eingeführt habe, damit auch wirklich zur Wirksamkeit gebracht habe. Da helfen einem dann die weiteren Glieder einer wirklichen Menschenerkenntnis.

Da hilft es einem dann, daß man im menschlichen Organismus unterscheiden kann die aufbauenden und die abbauenden Kräfte. Die letzteren sind zum Beispiel gerade in der Sklerose tätig, wo der menschliche Organismus zerfällt. Im Haupte, im Gehirn zerfällt fortwährend der menschliche Organismus, denn das Gehirn ist immerfort von einer leisen Sklerose erfüllt; das liegt in seiner Organisation. Es hängt also alles davon ab, daß man nun unterscheiden kann die Abbauprozesse und die eigentlichen Vitalisationsprozesse, die Aufbau-, die Wachstumsprozesse. Wenn man diese beiden Prozesse richtig voneinander unterscheiden kann, dann sieht man zunächst hin auf dasjenige im menschlichen Organismus, was die Aufbauprozesse im eminentesten Sinne in sich trägt: das ist in dem ersten Kindesalter der ganze menschliche Organismus. Er ist zunächst noch nicht überlastet mit den Organen für das Denken, mit den Organen für die übrige seelische Tätigkeit; er lebt zunächst in der Organisation des Wachstums. Wenn wir nun das Verhältnis der Milchfunktion zum menschlichen kindlichen Organismus nehmen, so finden wir, daß in dieser Milchfunktion gerade die plastischen Kräfte drinnen liegen, die der Organismus im kindlichen Zeitalter braucht. Im späteren Lebensalter können wir uns nicht in derselben Weise die noch immer nötigen plastischen Kräfte verschaffen, die wir durch den Milchgenuß im kindlichen Alter haben. Wir brauchen auch noch, wenn wir uralt geworden sind, plastisch wirkende Kräfte, Bildekräfte, die die Nahrung, die wir aufnehmen, überführen in die Formen des Organismus. Nun stellt sich heraus: Daß nichts mehr fördert diese plastisch wirkenden, diese Bildekräfte, daß nichts mehr fördert die Anähnlichung der aufgenommenen Stoffe an den menschlichen Organismus als ein oftmals recht schwacher Honiggenuß. Honig wirkt in der Tat auf den altgewordenen Menschen im Stoffwechsel-Gliedmaßenorganismus ganz ähnlich, wie für den Gehirnorganismus des Kindes – und besonders des Kindes – die Milch wirkt. Das weist uns darauf hin, daß im Honig eben besondere Bildekräfte sind, die wir nicht dadurch auffinden, daß wir den Honig einfach chemisch analysieren, sondern die wir nur finden, wenn wir tatsächlich in aller Lebendigkeit die Beziehungen erkennen, die der Mensch hat zu den übrigen Substanzen im Weltall. Und diese Bildefähigkeit des Honigs – denn für eine genauere Interpretation stellt sich heraus, daß der Honig den menschlichen Organismus so ergreift, daß vorzugsweise der astralische Leib seine Bildekräfte ausüben kann –, diese Wirkungen des Honigs kann man dann unterstützen durch einen Zusatz von Zucker, vorausgesetzt, daß der menschliche Organismus das sonst verträgt. Daher finden Sie, daß – in einer besonderen Weise ineinandergefügt, funktional ineinandergefügt – unser erstes Heilmittel gegen Sklerose ein Präparat darstellt aus Blei, Honig und Zucker.

Das weist aber zugleich darauf hin, daß es darauf ankommt, wie man so etwas macht. Denn es muß in gewissem Sinne wiederum ein inneres Funktionieren der Bleikräfte mit den Honig- und Zuckerkräften entstehen in dem Präparat selber. Dieses Präparat ist also so hergestellt, daß es, wenn es in den menschlichen Organismus eingeführt wird, dort übernimmt die sklerotisierenden Kräfte. Es nimmt die sklerotisierenden Kräfte dem astralischen Leib und der Ich-Organisation des Menschen ab; die werden dadurch wieder frei und können nun für die normale, gesunde Organisation des Menschen wirken. Was ich aber mit diesem Präparat in den menschlichen Organismus einführe, das ist das, was früher Ich und astralischer Leib tun mußten, die daher nicht frei waren und ihre Funktionen ableiteten auf den Krankheitsvorgang. Jetzt übergebe ich den Krankheitsvorgang meinem Präparat. Das besonders Wirksame ist dabei das Blei; es übernimmt die Sklerotisierung, denn es ist ja seine eigene Natur, sklerotisierend zu wirken. Aber ich muß erst die Wege suchen durch die Plastik des Organismus hindurch, durch die ich das Blei dahin bringe, wo es nötig ist: das geschieht durch die Zusammensetzung mit Honig und Zucker.

So sind also unsere Präparate daraufhin fertiggestellt: erstens dasjenige zu enthalten, was einen krankhaften Vorgang übernehmen kann. Dann aber auch sind sie weiter in ihren Zusammensetzungen und in ihrer ganzen Art der Verarbeitung so zustande gekommen, daß nun auch dasjenige, was ich in den Menschen hineinbringen will, damit es den Krankheitsprozeß übernehme, sich in der richtigen Weise im Organismus ausbreiten kann. So sind durchaus unsere Präparate absolut rationell hergestellt. Dadurch kommt tatsächlich – das konnte gerade immer, wenn wir unsere Präparate anwendeten, in dem Arlesheimer Institut von Frau Dr. *Wegman* von Stufe zu Stufe beobachtet werden –, es kommt tatsächlich im Heilen dieser Art heraus – was notwendig ist –, daß man weiß: Der menschliche Organismus ist so; wende ich irgend etwas auf ihn an, dann muß das eine entsprechende Umänderung in ihm hervorrufen. Beobachte ich nun die Umänderung, wie sie geschieht, so beobachte ich den Prozeß, der der Heilungsprozeß ist; ich beobachte das, was ich vorausgesetzt habe. Und das ist so wichtig bei unserer Methode, daß wir nicht äußerlich probieren und durch Statistiken feststellen, sondern rationell voraussagen, was eintreten muß, und daß dann geprüft werden kann, schon im allerersten Stadium dessen, was eintritt, ob man tatsächlich die entsprechenden Wirkungen hervorbringt.

Auf diese Weise sehen Sie auch, wie die schon gestern erwähnte, im Equisetum enthaltene Kieselsäure wirkt. Ich habe davon gesprochen, daß die besondere Art und Weise, wie die Kieselsäure im Equisetum enthalten ist, auf die Nierenfunktion wirkt. Man beachtet heute anatomisch und physiologisch nicht, daß das Nerven-Sinnessystem nur gewissermaßen abstrakt abgetrennt werden kann von dem Zirkulations- und Stoffwechselsystem. In gewissem Sinne sind alle Organe auch wieder Sinnesorgane, und die Niere ist schon ein besonders wichtiges Organ des menschlichen Unterleibes. Wenn ich also, in dem Sinne, wie ich es gestern ausführte, Kieselsäure, wie sie im Equisetum vorhanden ist, verwende, so steigere ich die Sensitivität der Niere und wirke damit auf diejenigen Prozesse im menschlichen Organismus, die von einer Abstumpfung der inneren Sensitivität der Niere herrühren.

Dasjenige nun, was man in hervorragender Weise gerade an den Sinnesorganen sieht, ist nämlich wiederum in einer gewissen Beziehung anwendbar auf den ganzen menschlichen Organismus. Besonders klar kann einem so etwas werden, wenn man beispielsweise die Phosphorwirkung in einem besonders eklatanten Falle betrachtet. Es ist ganz gewiß etwas außerordentlich Interessantes, physiologisch und anatomisch die Vorgänge in der menschlichen Embryonalbildung zu betrachten. Nun hat man in der menschlichen Embryonalbildung zwei zusammenwirkende Prozesse, die gewöhnlich nicht sehr gut auseinandergelegt werden, wenn man heute anatomisch-physiologisch betrachtet. Man hat zunächst alles das, was sich gruppiert um die Entstehung des befruchteten Eikeimes. Dann alles das, was sich abspielt in das Chorion herein von der Umgebung, von dem Uterus und so weiter, von den weiblichen Umschließungsorganen des Embryo. Wenn man dieses studiert, ist natürlich auch das alles, was dabei Organisation ist, durchzogen nicht nur von physischer Organisation, sondern auch von der ätherischen, astralischen und Ich-Organisation. Wenn man nun aber zunächst diesen Prozeß – ich möchte ihn einen zentrifugalen Prozeß, weil er ein ausstrahlender Prozeß ist, nennen – betrachtet, was von der eigentlichen befruchteten Keimzelle ausgehend, durch die Differenzierung immer mehr und mehr sich entwickelt, und was der zentrale Embryo wird, so hat man auf der einen Seite in diesem Prozesse als Hauptwirkung, als besonders prädominierende Wirkung etwas, was wiedergefunden werden kann in dem Prozesse, der in der

Silbersubstanz festgehalten ist. So paradox es klingt: in der Silbersubstanz haben wir etwas, was bis zu der Ausscheidung – eine Ausscheidung ist es ja auch – sich steigern kann, die da stattfindet in der Absonderung der Eizelle im menschlichen· Organismus. Im Silber, im Funktionellen des Silbers haben wir überhaupt die Ausscheidungskräfte, die im Menschen wirken, draußen in der Natur, in der Silbersubstanz. Daraus, daß das Silber in einem so eminenten Sinne ausscheidend wirkt, erkennen Sie die ganze ungeheure Bedeutung des Silbers in der entsprechenden Dosierung für den menschlichen Unterleib überhaupt. Und daher kann man, wenn man wiederum mit den nötigen Bindemitteln, den nötigen Zusätzen die Silbersubstanz in feiner Dosierung einführt in den Verdauungsprozeß, gerade auf die Abscheidungsprozesse wirken. Stocken die Abscheidungsprozesse, so kann man da in einer außerordentlich bedeutsamen Weise auf sie wirken.

Aber nehmen wir nun dasjenige, was jetzt zentripetal wirkt, was ausgeht vom Uterus, also hineingeht von außen, so haben wir da wiederum im eminenten Sinne in einer äußeren Substanz nämlich im Phosphor, dasjenige, was da ausgeht von den Wänden der weiblichen Gebärorgane nach innen, was von dort ausgeht und gegen den Embryo zu wirkt. Wiederum sieht man daraus, welche Bedeutung in den Kräften liegt, die im Funktionieren des Phosphors enthalten sind. Sie wirken gerade im entgegengesetzten Sinne als Silber; sie wirken so, daß sie alles in den Menschen hineintreiben. Während zum Beispiel das Silber namentlich für den Unterleib die ausscheidende Tendenz entwickelt, entfaltet der Phosphor die in den Leib hineintreibenden Tendenzen. So daß man im Silber etwas hat, was im eminentesten Sinne die Formen des physischen Leibes des Menschen hervorruft, wogegen man im Phosphor etwas hat, was diese Formen auslöscht, was hineintreibt in den Menschen und die physische Organisation auslöscht, diese physische Organisation auslöschend macht für den astralischen Leib und das Ich. Es ist also der Phosphor dasjenige, was die astralische Organisation und das Ich heraustreibt aus dem Menschen. In dieser Beziehung sind Silber und Phosphor polarisch einander entgegengesetzte Substanzen.

Für den rhythmischen und für den Kopfmenschen, also für das Zirkulationssystem und für das Nerven-Sinnessystem, gibt es noch einen anderen polarischen Gegensatz zum Phosphor: das ist der Kalk, das kohlensaure Kalzium. Dieses kohlensaure Kalzium hat wiederum, in den menschlichen Organismus hineingebracht, die eigentümliche Tendenz, ausscheidend zu wirken. Ja, es ist beim kohlensauren Kalzium, beim Kalk, so, daß in der Tat die zentrifugalen, die ausstrahlenden Kräfte des Menschen sich auf eine äußerlich-natürliche Weise im Kalk zeigen; wodurch ich, wenn diese ausstrahlenden Kräfte zu stark werden und dadurch Krankheitsbildungen entstehen, diese Krankheitsprozesse gerade durch Kalkpräparate abnehmen kann. Besonders klar aber zeigt sich, was ich damit sagen will, wenn wir nun verfolgen, wie der dem menschlichen Organismus zugeführte Kalk etwas ist, was überall im menschlichen Organismus ausscheidend ist. Ich möchte sagen: im untersten Menschen hat er einen Konkurrenten im Silber, aber er wirkt auch da ausscheidend; so daß der Kalk überall sowohl Wäßriges ausscheidet aus dem Organismus wie Luftiges. Die Kalkkräfte, die im menschlichen Organismus lokalisiert sind, sind also auch alles das, was der menschlichen Ausatmung zugrundeliegt. Der Kalk hat die Kraft in sich, die als Motor für die Ausatmung wirkt. Und wiederum hat er diejenigen Kräfte in sich, die in der Nerven-Sinnesorganisation die Wärme austreiben, eine Art Abkühlung der Nerven-Sinnesorganisation bewirken. Also im unteren Menschen, im Stoffwechsel-Gliedmaßenmenschen, wirkt er austreibend die Flüssigkeiten, im rhythmischen Menschen wirkt er austreibend die Luftsubstanzen, in der Nerven-Sinnesorganisation wirkt er austreibend den Wärmeäther – oder die Wärme, wenn Sie es lieber haben wollen.

In jeder dieser Beziehungen wirkt dem Kalk entgegengesetzt der Phosphor. Er wirkt so, Sie können das wieder an dem Bilde der Phosphorvergiftungen studieren, daß er in den Stoffwechsel-Gliedmaßenmenschen hineinbringt das Flüssige, besser: das Feste in aufgelöster Form, so daß er der treibende Motor für die Einatmung ist, aller nach innen gerichteter Atmungsprozesse. Das Luftige bringt er in den Organismus so hinein, daß er erwärmend wirkt auf die Nerven-Sinnesorganisation. – Dadurch aber, daß der Kalk das Austreibende ist, macht er im menschlichen Organismus das Bett für das Funktionieren von astralischem Leib und Ich-Organisation; die können dann herein.

Gerade durch das, was der Kalk heraustreibt, können der astralische Leib und die Ich-Organisation in den Menschen hinein. Durch dasjenige, was dagegen der Phosphor hineintreibt an physischer Organisation, treibt er den astralischen Leib und das Ich heraus. In der oberflächlichsten Weise können Sie diese Dinge daran studieren, daß der Kalk sozusagen überall das wache Ich und den wachen astralischen Leib an den physischen Leib fesselt. Was heißt aber das: Der astralische Leib und das Ich an den physischen Leib gefesselt? Das heißt: ich leide an Schlaflosigkeit. Wenn ich nicht die Ich-Organisation und den astralischen Leib herausbringen kann aus dem menschlichen Organismus, so leide ich an Schlaflosigkeit. Die Kalkfunktion ist, wenn ihr nicht entgegengewirkt wird durch die Phosphorfunktion, fortwährend ein Anlaß dazu, daß wir in Schlaflosigkeit hineinkommen und damit in alle diejenigen Prozesse, die mit ihr zusammenhängen. In dem Augenblick, wo Sie den Phosphorvorgang in den menschlichen Organismus hineinbringen, fördern Sie die Schlaffähigkeit; so daß Sie damit das fördern, was aus dem menschlichen Organismus den astralischen Leib und das Ich herausbringt, denn diese sind während des Schlafes heraus. Im eminentesten Sinne hat diese Eigenschaft die Phosphorfunktion, im geringeren Grade hat sie die Schwefelfunktion. Und wenn wir im rhythmischen System Unregelmäßigkeiten haben, können wir auch statt Phosphor den Schwefel anwenden. Wenn wir es zum Beispiel mit einer Schlaflosigkeit zu tun haben, die ihre Symptome im rhythmischen Menschen zeigt, werden wir es für den Heilungsprozeß mit irgendeinem Schwefelpräparat zu tun haben.

Das können gewiß alles nur Hindeutungen sein. Aber diese Hindeutungen sollen zeigen, daß man in alledem, was hier als eine rationelle Diagnose angestrebt wird, schon die rationelle Therapie drinnen hat. Denn gehe ich physiologisch vor, so ist mir zum Beispiel im menschlichen Haupt ein verfeinerter Sklerotisierungsprozeß gegeben. Indem ich mich nun solcher Ausdrücke bediene, welche den Menschen in Verbindung bringen mit der ihn umgebenden Natur, kann ich jetzt dasjenige, was im menschlichen Gehirn als organische Funktion dem Denken zugrundeliegt, einen Bleiprozeß nennen. Ich sehe diesen Bleiprozeß, ohne die Substanz des Bleies, in der menschlichen Nerven-Sinnesorganisation; ich sehe ihn als Gift in der anderen Organisation, in der Stoffwechsel-Gliedmaßenorganisation. Das eine Bild zeigt mir in einer gräßlichen Weise das, was in feinerer Weise immer in der Nerven-Sinnesorganisation vor sich geht. Aber ich kann jetzt auch wissen: wenn ich die Bleifunktion, den Bleiprozeß, hineinbringe in den Stoffwechsel-Gliedmaßenmenschen, dann nehme ich dadurch diesem Stoffwechsel-Gliedmaßenmenschen in bezug auf die astralische Organisation ab, was abgenommen werden muß. Und damit habe ich die Heilung eintreten lassen. Ich unterscheide also gar nicht mehr zwischen dem, was Diagnose ist, was Pathologie ist und was Therapie ist, denn das fließt in eins zusammen. Man erkennt die Krankheit und man kennt den Prozeß in der äußeren Natur, der diesen Krankheitsprozeß im menschlichen Organismus übernehmen kann. Das eine erkennt man aus dem anderen. Gerade das, zwischen dem heute ein furchtbarer Abgrund klafft: Pathologie und Therapie, das wird ineinander verwoben, zu eins gemacht durch diese rationelle anthroposophische Grundlage der Medizin.

Auf der anderen Seite aber wird auch in entsprechender Weise ein Licht geworfen auf die Krankheitsvorgänge selber. Nehmen wir eine Krankheit, wegen der, wenn wir sie anführen, wir immer ausgelacht werden, weil sie für den Arzt als eine ganz unbedeutende Krankheit gilt – für den Arzt in Mitteleuropa ist das der Fall; ich weiß nicht, ob es in Holland ebenso ist –, nur für den Patienten ist diese Krankheit recht unangenehm: ich meine die Migräne. Man versteht sie eigentlich nur, wenn man weiß, daß sie darin besteht, daß ein Prozeß, der gar nicht in der Nerven-Sinnesorganisation – im Haupte – sein soll, nämlich ein Stoffwechselprozeß, gewissermaßen hypertrophiert, der feine Stoffwechselprozeß, der immer im Kopfe sich abspielt. Man hat also einen Stoffwechselprozeß im Kopfe, der nicht da sein sollte, und es handelt sich nun darum, dem Kopfe diesen Stoffwechselprozeß abzunehmen. Wie macht man das? Nun, zunächst tritt an einen die Aufgabe heran, dasjenige in den Menschen einzuführen, was diesen Stoffwechselprozeß aufnehmen kann, was ihn selber ausführen kann.

Nach dem, was ich vorhin gesagt habe, werden Sie jetzt finden, daß dies die Kieselsäure ist. Von ihr sagte ich, daß sie in die Sinnesorganisation hinein muß, die ja auch irritiert ist bei der Migräne. Bringen wir den Kieselsäureprozeß in die menschliche Hauptesorganisation hinein, dann wirken wir so, daß wir den krankhaften Migräneprozeß dem Kopfe abnehmen. Aber wir müssen erst den Kieselsäureprozeß in den Kopf hineinbringen. Wollen wir das Präparat so formen, daß es durch den Mund aufgenommen werden kann, so müssen wir dafür sorgen, daß es uns unterwegs nicht irgendwo in der Verdauung liegen bleibt. Dazu müssen wir den astralischen Leib so tätig wie möglich machen, so daß er in den aufsteigenden Wogen durch den ganzen Verdauungsvorgang uns die Kieselsäure hinaufträgt, die wir durch das Präparat hineinbringen in die Kopforganisation. Das können wir nur, wenn wir gleichsam das Hinauffluten der aufgenommenen Kieselsäure dadurch fördern, daß wir etwas tun, um den astralischen Leib möglichst zur Wirksamkeit zu bringen. Das heißt, wir müssen aus allem, was vermittelt zwischen Unterleib und Kopf – namentlich aus dem Zirkulationsrhythmus –, alles herauswerfen, was den astralischen Leib verhindern könnte, lebhaft zu wirken. Das geschieht, wenn wir Schwefel anwenden. So muß sich in unserem Präparat, in einer gewissen Weise verarbeitet, Kieselsäure und Schwefel finden. Aber im menschlichen Organismus muß das so sein, daß nicht nur etwas hinaufwirkt, sondern gerade, wenn wir das rhythmische System angreifen, muß der Rhythmus hinauf- und hinuntergehen. Wir verfolgen ja den Atmungsrhythmus hinauf und hinunter, verfolgen den Zirkulationsrhythmus hinauf und hinunter. Dieses Hinauf- und Hinuntergehen wird am wesentlichsten durch jene Funktion gefördert, die wieder in der Substanz des Eisens liegt. Und dieses, was wir wollen: einmal hinauffluten, dann aber verhindern, daß es sich oben festsetzt, daß sich oben nur etwas absetzt, und nicht der ganze Mensch in Anspruch genommen ist, das wird dadurch bewirkt, daß wir ein Präparat herstellen in einer gewissen Verarbeitung, das Eisen, Schwefel und Kieselsäure enthält. In dieser Weise bekommen wir unser Präparat, das Biodoron, das im eminentesten Sinne dazu dient, die Migräne dem Kopfe abzunehmen, dann aber das, was wir so dem Kopfe abnehmen, auch wieder in der richtigen Weise in die Gesamtorganisation des Menschen hineinzufügen.

Was man für die untergeordnete Krankheit, die Bagatellenkrankheit der Migräne sagen kann, das wird, allerdings dem Prinzipe nach, ernster, wenn man das Umgekehrte verfolgt. Wenn namentlich jener Vorgang, wo die Atmung übergeht in die – wie ich vorhin gesagt habe – verfeinerte Atmung, die dann auftritt als der Nerven-Sinnesprozeß, dieser Vorgang, der sich also eigentlich nur abspielen soll im unteren Teile des obersten Menschen, ungefähr – das ist ja nur annähernd und grob ausgedrückt – in der Gegend zwischen den Lungen und den unteren Regionen des Antlitzes, wenn sich dieser Prozeß, diese besondere Nuance des menschlichen Zirkulationsprozesses durchdrückt und nun dieser schon Nerven-Sinnesprozeß, nämlich Nerven-Kopfprozeß gewordene Prozeß sich in dem menschlichen Darmtrakt abspielt, dann haben wir einen Prozeß, der im Menschen sein muß; nur gehört er nicht in den Darmtrakt hinein, sondern in den Kopf. Dort hat er seinen normalen Ort. Kommt er in den Darmtrakt, so wird er dort zu den typhösen Erscheinungen. Und wir haben einfach dadurch begriffen, was ein Naturvorgang – jeder Krankheitsvorgang ist ein Naturvorgang –, das heißt also, was ein solcher Krankheitsvorgang im Menschen sein kann: etwas, was an einer anderen Stelle berechtigt ist, ist in diesem Falle disloziert. An einer gewissen Stelle des Organismus ist der Vorgang, der in den typhösen Erscheinungen spielt, normal; im Darmtrakt ist er eine Krankheit. Es ist eine Krankheit, die sich in dieser Weise darstellt.

Wir müssen nun in der Kopforganisation etwas haben, wo gerade die äußere Welt besonders stark wirken kann. Wir wissen ja, den Kopf spürt man am allerwenigsten; aber wir spüren durch den Kopf die Umwelt. Die Umwelt muß hereinfluten in unser Haupt. Wir haben also in unserem Haupte etwas, womit wir am stärksten in der Außenwelt leben. Wir haben nur zwei solcher Organisationsglieder, mit denen wir so stark in der Außenwelt leben: das ist einmal das Haupt selbst, namentlich jener Trakt, den ich eben charakterisiert habe, wo die Atmung in die Nerven-Sinnesfunktion übergeht; und dann haben wir noch etwas, das Ihnen sehr paradox erscheinen wird. Aber wenn wir ausführlicher noch die medizinische Literatur für diese Sache geschaffen haben werden – wir werden das in der allernächsten Zeit zustande bringen –, dann gehen Sie einmal ein auf die Dinge, die da zu finden sind, und Sie werden sehen, wie gerade die Leberfunktion auf ganz andere Art auch wieder etwas ist, was innerhalb des menschlichen Organismus am meisten die Außenwelt wiedergibt. Die Außenwelt wirkt in der Leber so, wie wenn der andere Organismus fast gar nicht da wäre. Es ist das die besondere Art der Leberfunktion. Aber wenn das, was in dieser Weise lokalisiert sein soll als eigentliches Bett für die Außenwirkungen, wenn das dort, wo es Innenwirkung ist, wo es nicht sein soll, auftritt, nämlich im Darmtrakt, dann haben wir in diesem Darmtrakt etwas, was sich dem menschlichen Organismus funktionell entfremdet. Wenn wir nun wieder in der weiten Natur suchen, wie wir sozusagen diese veräußerlichte Wirkungsweise im Darm wieder verinnerlichen können und dem menschlichen Funktionieren das wieder zurückgeben können, dann stellt sich uns der Prozeß dar, der verfestigt ist im Antimon. Das Antimon ist ein Körper, der in außerordentlich feiner Weise reagiert auf die Kräftewirkungen der Umgebung. Die Antimonstruktur ist ja wie ein geoffenbarter Dynamit. Stellen Sie sich diese büschelförmigen Strahlungen vor, versuchen Sie zu fühlen, wie es durch den sogenannten Saigerprozeß sich entreißen möchte dem Mineralwerden; da sieht man: es ist das Antimon gewissermaßen mineralisch-sensitiv, es verinnerlicht die äußeren Wirkungen. Das zeigt sich besonders dadurch, daß man unter gewissen Voraussetzungen das Antimon elektrolytisch behandeln kann. Bringt man es dann an die Kathode, so tritt durch die geringfügigste Veranlassung eine Explosion ein. Wenn man das alles erkennt, wenn man weiß, wie das Antimon zu den Kräften steht, die überall im Weltall spielen, dann erkennt man auch, wie der Antimonprozeß, wenn er richtig verarbeitet und in den Organismus eingeführt wird, den typhösen Prozeß aufnehmen kann; so daß dadurch wiederum Ich und astralischer Leib frei werden können von ihrer Arbeit am typhösen Prozeß und der Mensch damit allmählich wiederum zur Gesundheit gebracht werden kann.

Damit versuchte ich, prinzipiell das anzudeuten, was man eine rationelle Medizin nennen kann. Unsere Präparate, die bis jetzt schon an die zweihundert sind, sind immer auf eine zweifache Weise im Laufe der Zeit entstanden. Zuerst war es so, daß sich eine ziemlich große Anzahl von Ärzten zusammengefunden haben, die in eine gewisse Skepsis gegenüber den jetzigen therapeutischen Methoden verfallen waren, und die die Frage stellten, ob es nicht möglich sei, durch anthroposophische Erkenntnis Beziehungen des Menschen zur Umgebung aufzufinden, die auf irgend etwas hinweisen, was in den umgebenden Substanzen und in ihrer Verarbeitung und Anwendung Heilmittel abgeben könne. Nun liegt ja in der Anthroposophie vor eine ganz detaillierte exakte Menschenerkenntnis, eine Erkenntnis des Menschen nach Leib, Seele und Geist, wie auch eine detaillierte Naturerkenntnis nach den verschiedenen Reichen der Natur und den verschiedenen Ingredienzien der Naturreiche. Und da war das erste, was mir als Aufgabe gestellt war: sozusagen den Weg zu gehen, Naturprozesse aufzusuchen und zu prüfen, inwiefern diese Naturprozesse Krankheitsprozesse darstellen. Ich ging also von der äußeren Natur hinein in den Menschen. Dadurch finden Sie zuerst das Sklerose-Heilmittel, das diesen Weg genommen hat. Ich habe versucht, herauszubekommen, wie Plumbum metallicum und irgendein plastisch-dynamisches System, wie es im Honig, im Zucker oder in der Milch ist, wirken kann. Auf diese Weise ist zunächst, von außen nach innen gehend, eine Anzahl von Heilmitteln zustande gekommen.

Da entstand nun die Frage: Wie kann man diese Heilmittel in die Welt bringen? Ich sagte: Ich möchte nicht eine Heilmittelfabrik haben, ohne daß dieser Kliniken zugeordnet sind. So sind denn die Kliniken entstanden. Und nachdem eine Anzahl von Heilmitteln da war, ging man in den Kliniken daran, zunächst diese Heilmittel zu verwenden. Da stellte sich heraus, was ich eben gesagt habe. Und da ich nun selbst in Dornach bin, Arlesheim mit Dornach eins bildet, und die Institute in Arlesheim dem Goetheanum angegliedert sind, so ist mir durch das enge Zusammenarbeiten mit Frau Dr. Wegman auch möglich gewesen, nun den umgekehrten Weg für eine weitere Reihe von Heilmitteln zu gehen, den Weg vom Krankheitsprozeß aus zu suchen: wo findet sich dieser, einem Krankheitsprozeß entsprechende Naturprozeß? Also sozusagen vom Menschen aus zu dem betreffenden Naturpräparat zu kommen. Auf diese Weise floß zusammen, was Sie als Heilmittel finden können, also insbesondere in Arlesheim, wo dem Klinisch-Therapeutischen Institut von Frau Dr. Wegman – wo das herrscht, was ich gestern besprochen habe: wirklicher Mut des Heilens – angegliedert ist das Internationale Pharmazeutische Laboratorium, das sich mit der Herstellung der entsprechenden Heilmittel befaßt, die ja auf den verschiedensten Wegen in die Welt gebracht werden sollen und die Sie kennenlernen können, wenn Sie sich dafür interessieren. Ich möchte nicht agitatorisch wirken, ich will nur die wissenschaftliche Grundlage der Sache erörtern. Aber gerade auf diesen zwei sich begegnenden Wegen ist etwas zustande gekommen, was auch rein äußerlich-empirisch eine große Sicherheit für diese Dinge gibt. Und es ist ja dann ganz besonders befriedigend, wenn man in der Lage ist, vor einer Zuhörerschaft, wie vor der Ihrigen, zu sprechen, was ja dadurch möglich geworden ist, daß Herr Dr. *Zeylmans* mich dazu aufgefordert hat und außerdem die Liebenswürdigkeit hatte, Sie dazu einzuladen, und Sie wieder die Liebenswürdigkeit hatten zu kommen, was damit zusammenzuhängen scheint, daß Herr Dr. Zeylmans selbst dieses Institut hier in der Weise orientieren will, wie es jetzt auseinandergesetzt worden ist. Denn ich muß annehmen: Daß ich diese Vorträge habe halten dürfen, scheint darauf hinzudeuten, daß hier ein Institut sein soll, was zum Beweise und zum Belege dessen dienen will, was von uns in unseren Klinisch-therapeutischen Instituten angestrebt wird, ebenso aber auch von einer außerordentlich großen Anzahl von Privatärzten. Und aus der entsprechenden Literatur werden Sie sich überzeugen können, daß wir nicht nur zum mindesten ein ebenso sicheres statistisches Material haben, wie sonst es klinische Statistiken ergeben, sondern daß dadurch auch in vieler Beziehung zu dem, was ich ausführte, zu jener Sicherheit, die eben durch das Eintreffen der Voraussagen kommt, daß zu jener Sicherheit noch ein besonders großes statistisches Material hinzukommt.

Von ganz besonderer Bedeutung wird es aber sein, wenn wir – und auch das ist auf gutem Wege – denjenigen Erkrankungen beikommen können, die heute zum Beispiel nur operativ behandelt werden können, wie zum Beispiel das Karzinom. Wenn man sagen kann, daß irgendein Prozeß disloziert werden kann, so muß man das gerade vom Karzinom sagen. Es ist ein dislozierter Prozeß, ein Prozeß, der eigentlich nur an der äußersten Peripherie, innerhalb der Sinnesorganisation, stattfinden sollte. Es ist sehr interessant zu verfolgen, wie diese an die Peripherie des Körpers – und zwar an die dazu präparierte Peripherie des Körpers – gehörige Funktion disloziert werden kann und dann als Karzinom auftritt, die eigentlich, jetzt also nicht Nervenfunktion, sondern die eigentlich Sinnesfunktion ist. Da kommt man dazu, eben in tieferem Sinne das eigentümliche Parasitäre des Karzinoms zu erkennen. Und dann kommt man dazu – wirklich nicht auf eine so einfache Weise, wie man das gewöhnlich vorausgesetzt hat –, in den Präparaten, die in der Regel aus den verschiedenen Säften der Viscumarten bestehen, etwas herstellen zu können, was das Karzinom auf medikamentösem Wege bezwingen kann. Wir haben auch da schon wenigstens gute Teilerfolge erzielt, die vielversprechend sind; aber wir können nur von Teilerfolgen reden, weil wir erst in der letzten Zeit mit der Apparatur fertig geworden sind, welche das Viscumpräparat so herstellt, wie es hergestellt werden soll. Dennoch haben die bisherigen Präparate schon zu sehr guten prophylaktischen Kuren geführt. Beim Karzinom handelt es sich ganz besonders darum, daß man es zur rechten Zeit erkennt, was einem die Patienten meistens erschweren; aber ein zur rechten Zeit erkanntes Karzinom wird durch solche Präparate, wie wir sie aus dem Viscum herstellen, auf medikamentösem Wege bekämpft werden können. Ich will hier nicht über den Wert oder den Unwert der operativen Behandlung sprechen, auch nicht darüber, daß diese oft notwendig ist; ich will nur darauf hinweisen, daß aus einer wirklichen Menschenerkenntnis heraus auch die schweren Krankheitsfälle durchaus so betrachtet werden können, daß man für sie, von einer solchen Menschenerkenntnis aus, von innen heraus zu Heilprozessen kommen kann.

Das ist im wesentlichen das, was ich Ihnen als Prinzipielles habe sagen wollen über unsere Bestrebungen, die aus dem Anthroposophischen hervorgegangen sind, was ich habe sagen wollen in bezug auf den Weg, der von der äußeren Natur nach dem Inneren des Menschen und umgekehrt verweist. Ich möchte zum Schluß nur noch darauf hinweisen, daß gerade aus diesen methodischen Betrachtungen das hervorgeht, was wiederum von ungeheurer Bedeutung ist: nämlich wie man dasjenige an den Menschen heranbringt, was den Krankheitsprozeß dem Organismus abnehmen soll. Und wenn das so ist, daß der Mensch ein dreigliedriges Wesen ist nach Nerven-Sinnesorganisation, rhythmischer Organisation und Stoffwechsel-Gliedmaßenorganisation, dann zerfällt auch das Heilen in dreierlei Prozesse. Diese dreierlei Prozesse sind diese: zunächst innerlich genommene Medikamente, die sozusagen auf demselben Wege in den menschlichen Organismus kommen, den der Verdauungsprozeß nimmt. Die zweite Art ist die durch Injektionen, wo wir versuchen, durch Injektion den Prozeß, die Funktion hineinzubringen in den rhythmischen Organismus. Und der dritte Heilweg ist der durch das Bad, wo man von außen wirkt. Dieser letztere ist eine Wirkung auf den Nerven-Sinnesprozeß, wo man mehr vergröbert von außen wirkt; aber es ist die Badwirkung eine auf ein niedrigeres Niveau herabgeschobene Wahrnehmungstätigkeit.

Verfolgen wir einmal diese drei Formen beim Phosphor. Wenn wir den Phosphor als Präparat anwenden, mit anderen Dingen vermischt, chemisch oder sonstwie verarbeitet, per os, innerlich, dann müssen wir uns klar sein, daß er vorzugsweise das Aufnehmen von Flüssigem in den menschlichen Organismus herein fördert. Wenn wir dem menschlichen Organismus einen Krankheitsprozeß abzunehmen haben, der das Flüssige sozusagen über den ihm zugehörigen Raum herausdrängt, wie zum Beispiel bei gewissen entzündlichen Erscheinungen an der Peripherie oder bei solchen Erscheinungen, die im Trivialen ähnlich sind dem Nasenbluten, wenn wir da den Phosphor innerlich anwenden, so nimmt er dem astralischen Organismus und dem Ich den Krankheitsprozeß sozusagen im Funktionieren des Flüssigen ab. Verfertigen wir in entsprechender Dosierung ein Präparat, das wir dann injizieren, bringen wir also den Phosphor in den Zirkulationsprozeß herein, dann muß das, was wir dabei dem Organismus abnehmen, auch wieder mit abnormen Zirkulationsprozessen zusammenhängen. Konstatieren wir also zum Beispiel beschleunigte Atmung, irgendwelche Intensivierung der Herztätigkeit, insbesondere aber auch so etwas, wie ein auch zum Rhythmischen gehöriges zu starkes Absondern von Galle, dann können wir – ebenso auch bei einer ganzen Reihe anderer Prozesse, ich nenne nur Naheliegendes – auf dem Injektionswege durch Phosphor außerordentlich günstig wirken. Treffen wir etwas, was mehr nach der psychischen Seite hinüberspielt, sind die Gehirnfunktionen so, daß sie den Menschen unwillkürlich zu einer Art von Ideenflucht treiben, kann der Mensch seine Gedanken nicht aufhalten, übersprudelt er seine Worte und steigert sich das zum Pathologischen, dann können wir durch entsprechende Bäder, in denen Phosphor aufgelöst ist, gerade auf eine solche Verlangsamung der Ideenflucht hin wirken.

Ich erwähne das nur als Beispiel, aber was in diesem Beispiel angeführt ist, kann in hundertfacher Weise vermannigfaltigt werden. Auf dreifache Weise kommt man dem menschlichen Organismus dadurch bei. Es kommt darauf an, wie man es verwirklichen kann.

Auf der anderen Seite liegt dann das, daß man unmittelbar in einer therapeutischen Weise an den Menschen heranbringt, was von außen jetzt in das Stoffwechselsystem hineinwirkt: die Dynamik der Welt, in die der Mensch hineingestellt sein kann. Und das führen wir wirklich mit gutem Erfolge aus durch die Heileurythmie. Eurythmie ist etwas wie ein geistiges Turnen, das aber zur Kunst gesteigert werden kann. Wir haben jetzt schon, unter der Leitung von Frau Dr. Steiner, über einen großen Teil von Mittel- und Nordeuropa gezeigt, was durch die eurythmische Kunst geschehen kann, und es sind ja auch schon hier im Haag vor einiger Zeit Vorstellungen in eurythmischer Kunst gegeben worden. In der Eurythmie tritt uns die Umsetzung der menschlichen Sprache in menschliche Bewegungsfunktionen unmittelbar künstlerisch vor Augen. Wenn Sie bedenken, was die Wissenschaft darüber heute als ein kleines Detail besitzt, wie nämlich die Hand- und Armfunktionen zusammenhängen mit der Sprachorganisation – Rechtshänder haben ihr Sprachzentrum auf der linken Gehirnseite, Linkshänder umgekehrt –, so werden Sie vielleicht nicht ganz in Abrede stellen, wozu man durch die Anthroposophie kommt: daß eigentlich das ganze menschliche Sprechen zusammenhängt mit der menschlichen Beweglichkeit. Wir können die Art und Weise verfolgen, wie sich die Beine, die Füße bewegen in der Konsonantierung, namentlich in den Gaumenlauten. Wir können verfolgen, wie sich die Arme bewegen, und wie sich das durch eine innere Umschaltung überträgt auf das, was dann Luftbewegung im Sprechen wird. Aber das ganze Sprechen kann wiederum zurückgeführt werden auf Bewegungen des einzelnen Menschen oder von menschlichen Gruppen. Das gibt dann die künstlerische Eurythmie. Die kann aber wieder umgestaltet werden in der Weise, daß man dies zunächst als Kunst Dargestellte so ausbildet, daß man die betreffenden Bewegungen, die aus dem ganzen Menschen, aus Leib, Seele und Geist hervorgehen – das gewöhnliche Turnen geht ja nur aus der physiologischen Beschaffenheit des physischen Organismus hervor –, den Menschen ausführen läßt als eine heileurythmische Gebärde im Zusammenhange. Wir haben ein ganzes System dafür in Arlesheim ausgebildet. Wenn man das systematisch anwendet, wirkt es wieder zurück auf den Menschen, und man kann auf diese Weise in außerordentlich fruchtbarer Art die innerlichen Heilprozesse – nach den drei verschiedenen Arten, wie ich sie dargestellt habe – durch Heileurythmie unterstützen. Diese Heileurythmie wirkt also dadurch, daß jener Prozeß, der im normalen Menschenleben dadurch zustande kommt, daß ich gehe, laufe und so weiter, wobei immer im Gefolge sind innere Prozesse, die mit den Abbau- und Aufbauprozessen des menschlichen Organismus zusammenhängen, daß dieser Prozeß, wo der Mensch in eine Dynamik hineingestellt ist, zurückwirkt auf die inneren Vorgänge. Es gibt dafür strenge Regeln. So kann ich also den Menschen ein heileurythmisches Gebärdensystem ausführen lassen, das so auf den Organismus zurückwirkt, daß zum Beispiel Abbauprozesse, die sich nicht abspielen wollen, sich in der richtigen Weise abspielen müssen; oder daß durch ein anderes heileurythmisches System zu stark vor sich gehenden Abbauprozessen entsprechend entgegengewirkt wird.

So läuft alles darauf hinaus, den gesunden und kranken Menschen zu durchschauen nach Leib, Seele und Geist. Dann sieht man in ihm einfach dasjenige, was die Gesundheit oder Krankheit darstellen. Und dann hat man wieder in dem, was man sieht, auch schon den therapeutischen Prozeß.

So möchten wir in aller Bescheidenheit hinarbeiten auf eine rationelle Therapie. Ich weiß schon, daß man heute noch gegen eine solche rationelle Therapie vieles einwenden kann, daß sie von dem, der sich nun mit aller Mühe durchgerungen hat durch das, was heute offiziell anerkannt wird, vielleicht als paradox oder gar als etwas Schlimmeres angesehen wird. Aber solche Dinge waren schon oft in der Welt da. Ich kann Ihnen jedoch die Versicherung geben: Ich würde es bequemer finden, nicht über diese Dinge zu sprechen; denn da ich weiß, wieviel einem heute noch einfällt und beifällt aus dem, was man als gewohnte Denkweise hat und da ich mir alle Einwände schon selber machen kann, so würde ich es bequemer finden, nicht darüber zu sprechen. Aber es gibt Gründe, daß man über das, von dem man glaubt, daß es in den Kulturprozeß der Menschheit eingeführt werden muß, doch spricht. Aus diesem Pflichtgefühl heraus nehmen Sie die Größe des Dankes, den ich Ihnen dafür sagen möchte, daß Sie in Aufmerksamkeit meinen Ausführungen, die in den zwei Stunden nur Andeutungen sein konnten, folgen wollten.

FRAGENBEANTWORTUNG

nach dem zweiten Vortrag über

Anthroposophische Menschenerkenntnis und Medizin

Den Haag, 16. November 1923

Frage: Stellen Sie sich vor, daß es Vibrationsdifferenzen gibt? Über Blei, . . .

Dr. *Steiner:* Ich habe natürlich nichts dagegen, wenn man die Prozesse, um die es sich handelt, in der einen oder anderen Weise interpretiert. Mir scheint aber zunächst für die Praxis dies eine Theorie zu sein, worinnen diese Prozesse bestehen. Solche Theorien könnten demselben Schicksal verfallen wie die Emissions- und Undulationstheorie des Lichtes. Das Wichtige ist mir das, was an der Sache das Qualitative ist, was also eigentlich darauf hinzielt, daß zuletzt das ganze Funktionieren, das eigentlich nur lokalisiert ist in der Bleisubstanz, wie ich sie im physischen Raume vor mir habe, daß dieses ganze Funktionieren äußerlich dasselbe vorstellt wie innerlich die Prozesse, die sozusagen das Gehirn als geeignetes Organ für das selbständige Denken gegenüber dem unselbständigen Wahrnehmen machen. In dieser Beziehung ist ja die Vorstellung dadurch erschwert, daß wir heute gewöhnt sind, die inneren Prozesse des Organismus zu schematisch als Fortsetzung von äußeren Prozessen in der Natur vorzustellen. Wir reden zum Beispiel davon, daß im menschlichen Organismus durch die Sauerstoffaufnahme aus Kohlenstoff Kohlensäure entsteht; wir nennen das einen Verbrennungsprozeß (Zuhörer: . . . im Status nascendi!) – Da sprechen Sie das Wort aus, das ich später hätte sagen müssen! – Da ist es tatsächlich so, daß wir vielfach sprechen in der Physiologie und Medizin von Verbrennung. Es handelt sich aber dabei ebensowenig um Verbrennungsprozesse, wie sie sich außen abspielen, wie es sich beim Menschen handeln kann um einen nicht durchseelten, nicht durchgeistigten Prozeß. Auch die Verbindung von Sauerstoff und Kohlenstoff ist durchseelt und durchgeistigt. So daß der Prozeß auftritt im Status nascendi und stehenbleibt, aber auch noch beseelt und durchgeistigt wird. So daß ich also auf dem Status nascendi den Prozeß festgehalten habe und der Prozeß nun dadurch Naturprozeß wird, daß er sich draußen fortsetzt, während er, wenn er vom Status nascendi ausgeht und im menschlichen Organismus wirkt, ein anderer Prozeß wird.

Nehmen Sie zum Beispiel die Prozesse, die ich gerade als eine Art von Blei-Prozessen bezeichnet habe, die sich im menschlichen Gehirn abspielen. Ja, was sind sie im menschlichen Organismus? Da kommen wir auf ein sehr heikles Kapitel. Wir können die Prozesse zum Beispiel am menschlichen Unterleibe studieren. Da finden wir, daß sich die aufgenommenen Stoffe auch in einer gewissen Weise metamorphosieren, daß dann etwas zur Ausscheidung kommt. Betrachten wir nun diese Ausscheidungsprodukte und vergleichen wir sie nun wirklich, indem wir nicht bloß chemisch analysierend vorgehen, denn das ist das wenigste, chemisch analysierend vorzugehen, das ist ungefähr so, wie wenn ich eine Uhr dadurch kennenlernen will, daß ich sehe ein Bergwerk, wo Gold gewonnen wird, eine Glasfabrik, wo Glas fabriziert wird und andere Dinge, und dann weiß: Glas ist notwendig, Gold ist notwendig zu der Uhr und so weiter. Gewiß, diese Dinge sind alle sehr wichtig, aber ebensowenig wie ich auf diese Weise etwas über die Uhr erfahre, ebensowenig kann ich etwas erfahren über die Funktionen der Kartoffel im menschlichen Organismus, wenn ich weiß, sie hat so und so viele Kohlehydrate und so weiter. Ich erfahre mehr, wenn ich weiß, was die Kartoffel für eine Funktion an der Pflanze selber hat, wie sie eigentlich ein Stamm, ein Wurzelstock ist. Wenn ich also das Niveau ihrer Organisation kenne, dann fange ich an zu verstehen, wie ich diese Prozesse vergleichen kann mit dem, was im Menschen vor sich geht. Es kommt dazu, wie der Prozeß verschieden ist von dem Prozeß, der angefacht wird durch Hülsenfrüchte. Der Prozeß, der angefacht wird durch die Kartoffel, geht weiter hinauf in die Kopffunktion als derjenige, der durch Hülsenfrüchte angefacht wird. Wenn ich auf dies alles eingehen kann, dann komme ich zuletzt dazu, anzuerkennen, daß im Verdauungstrakte Metamorphosen vor sich gehen und daß die Ausscheidungsprodukte nur die auf halbem Wege stehengebliebenen Prozesse sind. Und wo sind diese Prozesse, die den ganzen Weg durchmachen? Das sind die Prozesse, die im Nerven-

135

Sinnessystem stattfinden. Der Nerven-Sinnes- und Wahrnehmungsprozeß ist ein Prozeß, der bis zu Ende geführt wird. Das, was in den Ausscheidungsorganen des Menschen vor sich geht, stellt einen stehengebliebenen Prozeß dar. Der Darminhalt ist ein nicht ganz zustande gekommenes Gehirn, so paradox das klingt. Es ist einfach an einem anderen Orte des Organismus ein anderer Prozeß, der die Hälfte ist des Prozesses, der im Kopfe eintritt.

Wenn ich das alles ins Auge fasse, komme ich dazu, in diese Prozeßwirkungen des menschlichen Inneren hineinzuschauen, und dann stellt sich mir dasjenige dar, was sich mir nun erst für einen Vergleich ergibt zwischen dem Prozesse, der draußen ist, dem Bleiprozeß, und dem Prozesse, der im menschlichen Gehirn stattfindet. Dann kann ich anfangen, wenn ich mir etwas verifizieren will, anzusehen, was geschieht im Blei. Ich betrachte das Blei, wie es oxydiert, schmilzt, was es sonst tut im Schmelzen. Ich gehe weiter ein auf die Geologie und auf die Geographie des Bleies. Ich sehe, wie das Blei bindet, wie es mit anderen Substanzen verbunden ist. Dann bekomme ich schon Bilder, die das bestätigen können, was demjenigen erscheint, der das Blei beobachten kann, der in der Tat eine Art Aura des Bleies sieht, die ähnlich ist der Aura, die die Nervensubstanz des Gehirns bildet.

Und so kann man von diesen Zusammenhängen sprechen, auf das lege ich einen besonderen Wert, während ich ja jedem natürlich frei stelle, Hypothesen darüber aufzustellen, ob das Vibrationsdifferenzen sind. Das ist aber eigentlich die Physik der Sache, nicht, was physiologisch wichtig ist.

Frage: Ich möchte fragen, ob Sie diese inneren Prozesse, von denen Sie gesprochen haben, in anderer Weise erkennen als wir gewöhnlichen Menschen.

Dr. *Steiner:* Die inneren Prozesse werden ja durch die gewöhnliche äußere Sinnesempirie nicht beobachtet. Sie sind höchstens in ihren Folgeerscheinungen beobachtbar an der Leiche oder in anderer Weise, durch Schlüsse aus Vorgängen, die von außen geschehen. Da sind sie nicht beobachtbar. Beobachtbar werden sie erst dann, wenn die Methoden angewandt werden, von denen ich gestern gesprochen habe, und wie Sie sie in den gestern genannten Büchern finden können. – Sehen Sie, da wird tatsächlich zunächst für die Erkenntnis der Mensch durchsichtig. Und Sie können in der Tat dann davon sprechen, daß Sie wirklich, sagen wir, den Leberprozeß schauen. Die Ableitung bezieht sich nur darauf, daß man auch geistig die Leber herauspräparieren muß; aber das, was behauptet werden darf, das muß angeschaut werden. Wenn ich den ganzen Menschen schaue, so schaue ich ein Durcheinander von allem Möglichen. Ich muß nun alles wegschaffen, auch in der Anschauung, was nicht Leber ist. Ich muß also die Leber auch geistig erst herauspräparieren. Das ist für das eine Organ schwerer wie für andere Organe. Gerade für die Leber ist es zum Beispiel schwerer, aber dann ist es auch fruchtbringender, weil gewisse Leberkrankheiten – wie meine Überzeugung ist – überhaupt nur auf diese Weise durchschaut werden können. Das Durchschauen ist aber für jedes Organ möglich.

Ein Zuhörer: Wir haben gestern ein schön aufgebautes System gehört, aber die Fundamente sind mir noch nicht begreiflich. Sie gliedern den Menschen in physischen Leib, Ätherleib, Astralleib und noch ein viertes Glied. Wenn das so ist, dann ist es begreiflich, daß wir auch eine Ätherniere, eine astrale Niere und eine vierte Niere haben. Wenn das aber nicht so ist? Diese Gliederung in vier Wesensteile hätten Sie zuerst beweisen müssen.

Mit der Therapie war es ähnlich. Sie haben zum Beispiel nicht gesagt, warum Sie Equisetum gewählt haben, da es doch viele Pflanzen gibt, die Kieselsäure enthalten. Equisetum enthält meines Wissens keine therapeutischen Kräfte.

Heute sagten Sie: Wir machen Präparate, die rationell hergestellt sind. Das sollten Sie doch beweisen! Wir wissen doch nichts von diesen Funktionen, die Sie beschreiben.

Im großen und ganzen habe ich nicht begriffen, was das Hauptsächlichste ist. Das Ganze ist logisch aufgebaut, aber mir fehlen die Prämissen.

Dr. *Steiner:* Es liegt ja bei einer solchen Sache alles darin, daß man zweierlei durchschauen kann. Erstens, wenn so etwas auftritt und darüber gesprochen wird, so kann man, wie ich auch gesagt habe, in zwei Stunden nur auf die Dinge hindeuten, nur Direktiven geben und so weiter. Außerdem habe ich durch die ganze Art der Darstellung klargemacht, daß wir im Werden sind, daß wir aber auch gewillt sind, weiterzuarbeiten.

Nun, und wenn man von Beweisen spricht, so ist das doch so, daß da eigentlich nicht ein ganz wissenschaftlicher Begriff, eine ganz wissenschaftliche Vorstellung zugrunde liegt. Und das rührt davon her, daß man sich heute daran gewöhnt hat, Beweise nur herzuholen von dem, was im eigentlichen Sinne sinnlich beobachtbar ist. In einem anderen Sinne hat auch keine Medizin Beweise, als nur in dem Sinne, wie es sinnlich-physisch beobachtbar ist.

Ich habe nun davon gesprochen, daß die sinnliche Beobachtung durch ein Höheres weiter auszuführen und zu modifizieren ist. Daß es Methoden gibt, durch die man das kann, habe ich gestern angedeutet und auf Schriften hingewiesen, durch die man zu solchen Methoden kommen kann. Dadurch wird allerdings für das ganze sogenannte Beweissystem etwas konstituiert, was ich nur durch einen Vergleich klarmachen kann: Wenn wir hier auf Erden sind, reden wir davon, daß irgend etwas, was ich in die Luft stelle, schwer ist und herunterfällt, auf den Boden fällt, dann hat es eine Grundlage. So müssen wir sagen für eine gewisse Denkweise, die sich auf sinnlich empirische Beweise stützt. Wenn man nun weitergeht, kommt man dazu – und das habe ich gerade zufällig einmal erlebt als Bube, daß mir das jemand sagte –: Wenn die Erde schwebt, müßte sie eigentlich herunterfallen. Dieses sich gegenseitige Tragen und Stützen der Weltenkörper und Weltenräume, das ist das Bild für dasjenige, was einer solchen Wissenschaft zugrundeliegt, wie ich sie heute gemeint habe. Da trägt sich das Ganze gegenseitig und stützt sich gegenseitig. Da ist man eben in einem ganz anderen Gebiet darinnen. Selbstverständlich werden Sie nicht sehr gut sich stützen können, wenn ich aus so etwas, was so ausführlich ist wie die Medizin, nur in zwei Stunden einiges herauswählen kann, um Perspektiven zu geben. Man muß dabei denken, daß das Wünschenswerte nur eintreten könnte, wenn man nun vier Jahre Fakultätsstudium, aufgebaut auf den Gesichtspunkten, die ich heute auseinandersetzte, haben würde. Wenn man von den medizinischen Vorbereitungsstudien so ausgehen würde, daß eine wirkliche, geistdurchdrungene Naturwissenschaft da ist, wenn eine ebensolche Physiologie aufgebaut würde, übergehend in Histologie, bis ins Pathologisch-Klinische. Dann würden wir aber, weil die Dinge in der entsprechenden ausführlichen Weise an die Menschen herankommen würden, sie ebenso plausibel finden, wie heute das medizinische System plausibel werden kann.

Ich kann heute für diese Dinge nichts weiter geben als Perspektiven und Anregungen.

Also das erste ist, daß man sich heute gewöhnt hat, bewiesen nur zu nennen, was sinnlich bewiesen werden kann, und daß man nicht Rücksicht darauf nimmt, wie sich die Dinge gegenseitig stützen. Das andere ist aber dieses: Wie wollen Sie überhaupt, wenn Sie zum Beispiel, sagen wir, Mathematik treiben, irgendeine Wissenschaft, die rationell getrieben wird, anders treiben als dadurch, daß Sie die eine Position von der anderen stützen lassen? Die Mathematik ist etwas sich gegenseitig Stützendes. Wenn man zwei Stunden über Mathematik sprechen würde, so würde gewiß noch weniger dabei herauskommen, als es in der heutigen Diskussion der Fall sein konnte, obwohl da auch Anregungen gegeben werden könnten. In dem Augenblicke, wo ich mit Hilfe der Mathematik eine Brücke baue, da spreche ich von der Verifizierung. Und das habe ich simplicite angedeutet, wenn ich sagte: Ich lege keinen Wert auf die Heilmittel, wenn nicht Kliniken angegliedert sind und man da verfolgen kann, wie die Heilmittel wirken. Wenn man die Diagnose so hat, wie ich es auseinandergesetzt habe und zum Heilen kommt, und wenn man nach zwei, drei Tagen schon sehen kann, so und so wirken die Sachen, dann ist die Verifizierung da. Eine andere Methode, medizinische Aufstellungen zu verifizieren, kennt auch die andere Medizin nicht. Nehmen Sie die Heilweise von Phenacetin. Man stellt Statistiken auf; die Verifizierung ist es, worauf es ankommt.

Was ich darstellen wollte, ist, daß wir heute in der empirischen Medizin auf dem Standpunkte stehen, wo wir nur von Statistiken ausgehen. Da hängt es ab vom Glück, ob die Zusammenhänge gefunden werden. Das kann aber umgewandelt werden durch ein Durchschauen des Menschen in einer rationellen Therapie.

Wenn man nun heute sagt: Eine Funktion wie die, welche im Phosphor liegt, ist in dieser oder jener Weise wirksam auf den menschlichen Organismus –, so handelt es sich darum, daß man darangeht, die Wirkungsweise zu prüfen. Aber da habe ich hingedeutet darauf, wie die Blei- und Phosphorwirkung im menschlichen Organismus sein kann. Und wenn gesagt wird, man könne nicht sprechen davon, daß eine Phosphorfunktion da wäre oder eine Equisetumfunktion, dann muß ich darauf hinweisen, daß das, was ein Stoff ist, tatsächlich nur ein augenblicklich festgehaltenes Stadium ist. Was ist denn Blei? Man kann zufällig einen Namen finden, weil wir in einem bestimmten Temperaturgrad leben und in diesem das Blei fest existiert. In anderen Weltsituationen ist es etwas anderes, da geht es über in Metamorphosen. Wir haben es in der Tat nirgendwo zu tun mit etwas, was festgehalten ist auf einer besonderen Stufe, sondern wir haben es zu tun mit Prozessen, die sich nur fixiert zeigen. Aber man kann angeben, wie die Fixierung geschieht.

Sie sprachen von Equisetum. Selbstverständlich haben auch andere Pflanzen diese Bestandteile wie Equisetum. Ich drücke mich sehr vorsichtig aus. Ich habe beim Equisetum gesagt: Selbstverständlich haben auch andere Pflanzen diese Bestandteile; ich führe das Equisetum an als charakteristisch, weil es neunzig Prozent Kieselsäure hat, das haben andere Pflanzen nicht; dadurch ist die Kieselsäurewirkung die hervortretende.

Wenn man sagt: meines Wissens ist Equisetum überhaupt keine Heilpflanze –, so bedeutet das ja nicht mehr, als daß man eben die Heilwirkung des Equisetum noch nicht beobachtet hat. Wir haben sie sehr oft zu beobachten. Das sind eben Dinge, die davon abhängen, wie die Erfahrung sich ausdehnt.

Ich verstehe jeden Einwand, kann ihn mir selber machen. Aber bedenken Sie einmal, wie viele Einwendungen gegen das Kopernikanische System gemacht worden sind. Der katholische Einwand ist bis 1827 gemacht worden, erst von da ab ist es auch eingeführt in den katholischen Schulen. Man käme wirklich in der Zivilisation nicht sehr weit, wenn man sich nur an die Einwände halten würde. – Nicht daß ich gerade, nachdem ich das alles angedeutet habe, in Unbescheidenheit die Dinge vorführen wollte. Aber es beruht doch alles auf Arbeit! Es beruht nicht auf Leichtfertigkeit, von der Wirksamkeit kleinster Entitäten zu sprechen. Wenn Sie sich die Schriften anschauen, die hier liegen: man hat sich doch jahrelang Mühe gegeben, die Sache im Laboratorium zu verifizieren. Die Einwände gelten, die Sie gemacht haben, aber gegen alles läßt sich etwas einwenden, das ist selbstverständlich.

Zuhörer: Sobald man die allgemeine Relativität einsieht, beruft man sich nicht auf Zustände.

Dr. *Steiner:* Ja, nur ist die Relativität auch relativ. Es hat einmal jemand die Einsteinsche Relativitätstheorie seinen Zuhörern dadurch plausibel machen wollen, daß er eine Streichholzschachtel nahm und ein Streichholz. Und er sagte: Ich kann nun das Streichholz an der Schachtel vorbeiführen, die ich ruhig halte; ich kann aber auch das Streichholz ruhig halten und die Schachtel daran vorbeiführen: derselbe Effekt. Die Sache ist relativ. – Ich hätte dem Herrn gerne zurufen mögen: Nageln sie die Schachtel doch einmal an, dann erfordert das schon etwas mehr. Dann kommen wir in die Relativität der Relativität hinein. Und wenn wir den menschlichen Körper betrachten in seiner Bewegung, so kommen wir dazu, daß die Bewegung nicht konstatiert wird durch Koordinatensysteme, durch Bezugssysteme, sondern auch durch Ermüdung und organische Veränderungen, wodurch ich schon einen Schritt mache vom Relativen zum Absoluten. Ich möchte sagen: die Relativität ist wieder relativ und nähert sich asymptotisch der Absolutheit.

Ich sehe die Wichtigkeit des Relativitätsbegriffes in etwas anderem. Wir sind gewohnt, von physikalischen Voraussetzungen aus, eigentlich bisher in den gebräuchlichen Theorien alles so zu betrachten, daß wir es auf einen Ort beziehen im Raume, und daß wir es auf den Zeitenlauf beziehen. So schreiben wir auch in der Physik die Formeln. Nun kommen wir in der Tat mit einer solchen Betrachtungsweise in der Physik nicht zurecht. Sondern wir müssen bloß das räumliche Verhältnis des Dinges oder Vorganges a zum anderen b betrachten wie zwei Eigenschaften. Da kommen wir zu fruchtbaren Ideen. Da kommt man dazu, die Relativität als etwas mehr oder weniger – auch für Qualitäten sogar –, als für etwas mehr oder weniger berechtigt anzusehen, aber für relativ berechtigt.

SIEBENTER VORTRAG

Arnheim, 17. Juli 1924

Die Leitung der Anthroposophischen Gesellschaft, die von mir hier einen Vortragskursus über pädagogische Gegenstände veranlaßt hat, hat es auch angemessen gefunden, daß ich einige öffentliche Vorträge halte, welche die Beziehungen anthroposophischer Geisteswissenschaft zur Heilkunst zum Gegenstande haben. Es wird notwendig sein, daß ich heute abend eine Art einleitenden Vortrag halte und den eigentlichen Gegenstand, die Befruchtung der Heilkunst durch die Anthroposophie, in den beiden nächsten Vorträgen behandele – aus dem Grunde, weil zur großen Befriedigung der Veranstalter viele Zuhörer erschienen sind, welche mit Anthroposophie noch weniger bekannt sind, und Vorträge, die ein spezielles Kapitel behandeln, mehr in der Luft hängen würden, wenn ich nicht heute eine Art einleitenden Vortrag über Anthroposophie im allgemeinen den eigentlichen Betrachtungen vorangehen ließe, die das Gebiet des Medizinischen berühren sollen.

Anthroposophie will ja nicht das sein, was ihr von so vielen Seiten nachgesagt wird: irgendeine Art von Schwärmerei oder Sektierertum; sondern sie will sein eine ganz ernste, im wissenschaftlichen Sinne gehaltene Betrachtung der Welt, nur daß diese Betrachtung der Welt in ebenso ernster Weise auf das geistige Gebiet gerichtet sein soll, wie wir heute gewohnt sind, wissenschaftliche Methoden angewendet zu finden auf das materielle Gebiet. Nun könnte es ja scheinen, als ob von vornherein mit der Hinwendung auf das Geistige für viele Menschen heute etwas Unwissenschaftliches gegeben werde, aus dem Grunde, weil eine allgemeine Meinung diese ist: daß man nur das wissenschaftlich erfassen könne, was sich durch sinnliche Erfahrung erkennen läßt, und was der Verstand, der Intellekt des Menschen aus dieser sinnlichen Erfahrung gewinnen kann. Die Meinung vieler Menschen ist: in dem Augenblicke, in dem man übergeht auf das Geistige, habe die wissenschaftliche Resignation einzutreten, in der Art, daß man sagt, über das Geistige könne nur eine subjektive Meinung, eine Art Gefühlsmystik entscheidend sein, die jeder mit sich selbst abmachen müsse, Glaube müsse da an die Stelle wissenschaftlichen Erkennens treten. Daß dies nicht der Fall sein soll, dies gerade zu zeigen, soll die Aufgabe dieses einleitenden Vortrages sein.

Anthroposophie will allerdings nicht eine «Wissenschaft» im gewöhnlichen Sinne des Wortes sein, die abgezogen vom Leben von einzelnen Menschen getrieben wird, die sich für diesen oder jenen wissenschaftlichen Beruf vorbereiten, sondern sie will sein eine Betrachtungsweise der Welt, die für jeden Menschensinn gelten kann, der Sehnsucht danach hat, sich die Fragen zu beantworten, die handeln von dem Sinn, den Aufgaben des Lebens, von der Wirkungsweise der geistigen und der materiellen Kräfte im Dasein und der Anwendung dieser Erkenntnisse im Leben. Und es ist uns auf anthroposophischem Felde bisher durchaus gelungen, auf einzelnen Gebieten ganz praktische Anwendungsmöglichkeiten der anthroposophischen Betrachtungsweise zu erzielen, vor allen Dingen auf pädagogischem Gebiete, wo wir Schulen eingerichtet haben, die auf der Anschauungsweise beruhen, von der heute abend hier gesprochen werden soll. Und es ist uns dies auch in einer schon vielfach anerkannten Weise auf dem Gebiete der Heilkunst gelungen, so paradox das für manchen heute noch scheinen mag. Denn Anthroposophie will auf keinem Gebiete irgendwie in einen Gegensatz, in eine Opposition geraten zu dem, was heute anerkannte Wissenschaft ist, sie will nicht einen trivialen Dilettantismus pflegen. Sie will durchaus, daß die, welche im ernsten Sinne Anthroposophie als Erkenntnis sich erarbeiten wollen, dasjenige achten und schätzen, was zu so großen Errungenschaften, vollends in der neueren Zeit, gerade auf den verschiedensten Gebieten in wissenschaftlicher Art geführt hat. So kann es sich also nicht darum handeln, auch auf dem Gebiete der Heilkunst nicht, irgendwie Laienhaftes, zu der heutigen Wissenschaft in Opposition Tretendes, mit der Anthroposophie zu verkünden, sondern zu zeigen, wie man durch gewisse geistige Methoden in der Lage ist, zu dem Anerkannten anderes hinzuzufügen, das eben nur dann hinzugefügt werden kann, wenn man das Gebiet ernsten Forschens erweitert in die geistige Welt hinein.

Anthroposophie will dies dadurch erreichen, daß sie nach Erkenntnisarten strebt, die im gewöhnlichen Leben und auch in der gewöhnlichen Wissenschaft nicht vorhanden sind. Im gewöhnlichen Leben wie in der gebräuchlichen Wissenschaft bedient man sich ja derjenigen Erkenntnisse, welche der Mensch erringt, wenn er mit seinen nun einmal menschlich vererbten Anlagen und Fähigkeiten dasjenige hinzuerwirbt in seiner Entwickelung, was uns die gewöhnliche heutige niedere oder höhere Schulerziehung geben kann, und was uns in dem heute anerkannten Sinne zu einem reifen Menschen macht. Anthroposophie will weitergehen, sie will ausgehen von dem, was ich nennen möchte intellektuelle Bescheidenheit. Und diese intellektuelle Bescheidenheit, die zunächst da sein muß, wenn man überhaupt Sinn und Gesinnung für Anthroposophie entwickeln will, möchte ich in der folgenden Weise charakterisieren.

Nehmen wir einmal die Entwickelung des Menschen von der jüngsten Kindheit auf. Wir sehen das Kind so in die Welt treten, daß es in seinen Lebensäußerungen und namentlich in dem, was es in der Seele trägt, noch nichts von dem hat, womit der reife Mensch sich erkenntnismäßig und tatenmäßig in der Welt orientiert. Durch Erziehung und Unterricht müssen erst aus der kindlichen Seele und aus dem kindlichen Organismus diejenigen Fähigkeiten herausgeholt werden, die der Mensch nicht reif zur Welt mitbringt. Und wir geben alle zu, daß wir ja nicht im wahren Sinne des Wortes für die Welt wirkende Menschen sein können, wenn wir nicht zu dem, was wir durch Vererbung in die Welt mitbringen, dasjenige hinzuerwerben würden, was eben erst durch die Erziehung aus dem Menschen herausentwickelt werden kann. Dann treten wir – der eine früher, der andere später, je nachdem er niedere oder höhere Schulen absolviert – ins Leben und haben ein gewisses Verhältnis zum Leben, haben die Möglichkeit, ein gewisses Bewußtsein zu entwickeln von dem, was uns in der Welt umgibt. Nun sagt der, der mit Verständnis an das Wollen der Anthroposophie herankommt: Warum sollte dasselbe, was zunächst beim Kinde möglich ist – daß es etwas ganz anderes wird, wenn es seine seelischen Eigenschaften weiterentwickelt –, warum sollte denn das nicht möglich sein beim reifen Menschen im heutigen Sinne? Warum sollte man denn, wenn man mit der heutigen, auch höchsten Schulbildung, an die Welt der Sinne herantritt, nicht auch in der Seele verborgene Fähigkeiten haben, die noch weiterentwickelt werden können, so daß man durch eine weitere Entwickelung hinauskommt zu Erkenntnissen und zu einer praktischen Lebensführung, die gewissermaßen dasjenige fortsetzen, was man sich in derjenigen Entwickelung errungen hat, die zum gewöhnlichen Bewußtsein hinführt?

So wird denn auf dem Felde der Anthroposophie eine Art von Selbstentwickelung aufgenommen, eine Selbstentwickelung, die über den gewöhnlichen Stand des Bewußtseins hinausführen soll. Nun gibt es in der menschlichen Seele drei Fähigkeiten, die wir für das gewöhnliche Leben bis zu einem gewissen Grade entwickeln, die aber weiterentwickelt werden können. Und erst Anthroposophie ist dasjenige im modernen Kultur- und Zivilisationsleben, was zu einer entsprechenden Weiterentwickelung dieser Fähigkeiten die Anregung geben will. Diese Fähigkeiten sind Denken, Fühlen und Wollen. Alle drei Fähigkeiten können so umgestaltet werden, daß sie Erkenntnisfähigkeiten in einem höheren Sinne werden.

Zunächst das Denken. Wir gebrauchen in derjenigen Bildung, die wir uns heute erwerben, das Denken so, daß wir uns eigentlich im Denken ganz passiv der Welt hingeben. Ja, man verlangt es gerade in der Wissenschaft, daß möglichst keine innere Aktivität im Denken wirken soll, sondern daß das, was draußen in der Welt ist, nur so sprechen soll, wie die Sinne es beschreiben, und daß man im Denken sich einfach dieser Sinnesbeobachtung hingibt. Man sagt: jedes Weitergehen über ein solches Passivverhalten führe zur Phantastik, zur Träumerei. Aber das, um was es sich bei der Anthroposophie handelt, führt nicht zur Phantastik, nicht zur Träumerei, sondern ganz im Gegenteil zu einer solchen inneren Betätigung, die klar ist, wie nur irgendeine Verrichtungsweise auf dem Gebiete der Mathematik oder der Geometrie klar sein kann. Gerade die Art und Weise, wie man sich in der Mathematik, in der Geometrie verhält, wird in der Anthroposophie zum Muster genommen, nur daß dann nicht spezielle Eigenschaften entwickelt werden wie in der Geometrie, sondern daß allgemein-menschliche, jedes menschliche Herz und jeden Menschensinn berührende Fähigkeiten entwickelt werden. Und im Grunde genommen ist das, was zunächst zu leisten ist, etwas, was eigentlich von jedem Menschen, wenn er nur unbefangen genug dazu ist, eingesehen werden kann. Man verwendet einfach die Fähigkeit, die Kraft des Denkens, eine Weile zunächst nicht dazu, um etwas anderes, Äußeres zu erfassen, zu ergreifen, sondern man läßt einen Gedanken anwesend sein in der menschlichen Seele, einen Gedanken, den man möglichst überschauen kann, und man gibt sich für eine bestimmte Zeit ganz diesem Gedanken hin. Ich will es genauer beschreiben.

Wer das nötige Vertrauen dazu hat, wende sich an einen auf diesem Gebiete erfahrenen Menschen und frage ihn: Welches ist für mich der beste Gedanke, dem ich mich so hingeben kann? – Dann wird dieser ihm einen leicht überschaubaren Gedanken geben, der dem, der so etwas sucht, aber möglichst neu sein soll. Verwendet man einen alten Gedanken, dann steigen allerlei Erinnerungen, Gefühle, also Subjektives aus der Seele herauf, und man kommt leicht in die Träumerei hinein. Verwendet man jedoch einen Gedanken, der einem ganz sicher neu ist, bei dem man an nichts erinnert wird, dann kann man sich einem solchen so hingeben, daß man die denkerischen Seelenkräfte dabei immer mehr und mehr verstärkt. Ich nenne in meinen Schriften, besonders in meinem Buche «Wie erlangt man Erkenntnisse der höheren Welten?» und in der «Geheimwissenschaft im Umriß» diese Art, das Denken innerlich zu kultivieren, Meditation. Es ist ein altes Wort; wir wollen heute mit ihm nur den Sinn verbinden, den ich auseinandersetzen will.

Die Meditation besteht darin, daß man die Aufmerksamkeit von allem äußerlich und auch innerlich Erlebten abwendet, daß man an nichts denkt als nur an den einen Gedanken, den man ganz in den Mittelpunkt des Seelenlebens stellt. Indem man so alle Kraft, die man in der Seele hat, auf einen einzigen Gedanken wendet, geschieht mit den seelischen Kräften etwas, was sich damit vergleichen läßt, daß man immer mehr und mehr eine Handbewegung als Übung ausführt. Was geschieht dabei? Die Muskeln verstärken sich, man bekommt kräftige Muskeln. Genau so geht es mit den Seelenkräften. Wenn man sie immer wieder und wieder auf einen Gedanken hin richtet, so erkraften sie sich, verstärken sich. Und wenn dies lange Zeit hindurch geschieht – es braucht auf einmal wahrhaftig nicht längere Zeit, denn es handelt sich mehr darum, daß man überhaupt in eine Seelenverfassung hineinkommt, sich zu konzentrieren auf einen Gedanken –, dann wird man, je nachdem man die Veranlagung dazu hat, bei einem kann es acht Tage dauern, bei einem anderen kann sich der Erfolg in drei Jahren einstellen und so weiter, aber man wird durch solche Übungen, die man immer wieder und wieder, und seien es auch nur fünf Minuten oder eine Viertelstunde täglich, anstellt, dazu kommen, innerlich etwas zu fühlen, wie wenn sich das menschliche Wesen mit einem neuen inneren Kräfteinhalt erfüllt. Man fühlt vorher die Kräfte seiner Nerven im gewöhnlichen Denken und Fühlen; man fühlt die Kräfte seiner Muskeln im Ergreifen der Gegenstände, im Ausführen der verschiedenen Verrichtungen. So wie man das nach und nach fühlt, wenn man von Kindheit an aufwächst, so lernt man nach und nach etwas fühlen, was einen neu durchdringt, wenn man solche Denkübungen anstellt, die ich hier nur prinzipiell anführen kann. Genauer sind sie in den schon angeführten Büchern beschrieben. Dann fühlt man eines Tages: Man kann jetzt nicht mehr über äußere Dinge denken, wie man es früher auch gekonnt hat, sondern man fühlt jetzt: man hat eine ganz neue Seelenkraft in sich, man hat etwas in sich, was wie ein verdichtetes, wie ein viel stärkeres Denken ist. Und endlich fühlt man: mit diesem Denken ergreift man zuerst etwas, was man vorher nur in ganz schattenhafter Weise gekannt hat.

Was man da ergreift, das ist nämlich im Grunde genommen die Wirklichkeit des eigenen Lebens. Wie kennt man denn dieses eigene Erdenleben, wie man es seit der Geburt durchlebt hat? Man kennt es in der Erinnerung, die bis zu einem gewissen Punkt der Kindheit zurückreicht. Da tauchen aus unbestimmten Seelentiefen herauf die Erinnerungen an die durchgemachten Erlebnisse. Sie sind schattenhaft. Vergleichen Sie nur einmal, wie schattenhaft das ist, was als Erinnerungsbilder an das Leben auftaucht, gegenüber dem, was man vollsaftig, intensiv von Tag zu Tag an Erlebnissen hat. Erfaßt man nun in der geschilderten Weise das Denken, dann hört diese Schattenhaftigkeit der Erinnerungen auf. Dann geht man zurück ins eigene Erdenleben und man erlebt das, was man vor zehn, vor zwanzig Jahren erlebt hat, mit derselben inneren Kraft und Stärke, wie es war, als man es erlebt hatte. Aber man erlebt es nun nicht so, wie man es damals erlebte, daß man mit den äußeren Gegenständen, mit den äußeren Wesenheiten in unmittelbare Berührung kommt, sondern man erlebt einen geistigen Extrakt davon. Und was man erlebt, das kann, so paradox es heute noch klingen mag, ganz eindeutig geschildert werden. Man hat auf einmal, wie in einem mächtigen Tableau, wie in einem Panorama, sein Leben bis zur Geburt hin vor sich. Nicht daß man die einzelnen Ereignisse bloß in der Zeitenfolge vor sich hat, sondern man hat sie in einem einheitlichen Lebenstableau vor sich. Die Zeit wird zum Raume. Was man erlebt hat, das hat man vor sich, aber nicht im Sinne der gewöhnlichen Erinnerung, sondern man hat es so vor sich, daß man weiß: Was man da vor sich hat, das ist die tiefere menschliche Wesenheit, ein zweiter Mensch in demjenigen Menschen, den man im gewöhnlichen Bewußtsein vor sich hat. Und dann kommt man auf folgendes: Dieser physische Mensch, den man im gewöhnlichen Bewußtsein vor sich hat, baut sich auf aus den Stoffen, die wir aus der Welt, die um uns herum ist, nehmen. Wir stoßen diese Stoffe fortwährend ab, nehmen neue Stoffe auf, und man kann ganz genau sagen: innerhalb eines Zeitraumes von sieben bis acht Jahren ist das, was unseren Körper materiell stofflich gebildet hat, abgestoßen, ist durch Neues ersetzt. Was in uns stofflich ist, das ist etwas Vorüberfließendes. Und wir kommen, indem wir durch das verdichtete Denken das eigene Leben kennenlernen, zu demjenigen, was bleibt, was bleibt durch unser ganzes Erdenleben hindurch, was aber zu gleicher Zeit das ist, was aus den äußeren Stoffen unseren Organismus aufbaut und was ihn wieder abbaut. Und dies letzte ist gleichzeitig das, was wir als ein Lebenstableau übersehen.

Nun unterscheidet sich das, was wir in dieser Weise ansehen, von der gewöhnlichen Erinnerung noch durch etwas anderes. In der gewöhnlichen Erinnerung treten die Ereignisse des Lebens so vor unsere Seele hin, wie sie von außen an uns herankommen. Wir erinnern uns, was uns dieser Mensch getan hat, was uns durch jenes Ereignis zugefügt worden ist. In dem Tableau, das durch das verdichtete Denken vor uns hintritt, lernen wir uns so erkennen, wie wir sind, was wir einem Menschen getan haben, wie wir uns zu einem Ereignis gestellt haben. Wir lernen uns selbst kennen. Das ist das Wichtige. Denn indem wir uns selbst kennenlernen, lernen wir uns auch intensiver kennen und lernen uns so kennen, wie wir in unseren Wachstumskräften, ja selbst in unseren Ernährungskräften drinnenstecken; und wie wir es selbst sind, die unseren Körper aufbauen und wieder abbauen. Wir lernen daher so unsere innere Wesenheit kennen.

Und das Wesentliche ist dann, daß wir, indem wir so zu dieser Selbsterkenntnis kommen, sogleich etwas erfahren, was man durch keine gewöhnliche Wissenschaft und durch kein gewöhnliches Bewußtsein erfahren kann. Ich muß gestehen, es ist heute noch schwer auszusprechen, wozu man da kommt, aus dem Grunde, weil es gegenüber dem, was heute aus autoritativen Gründen als berechtigt angesehen wird, so fremdartig klingt. Aber es ist eben so. Es ist eine Erfahrung, die man mit dem verdichteten Denken macht. Und diese Erfahrung besteht darin, daß man folgendes sagen muß: Wir haben Naturgesetze, wir studieren diese Naturgesetze emsig in unseren Wissenschaften, wir lernen sie schon zum Teil in der Volksschule kennen. Wir sind stolz darauf, und die nüchterne Menschheit ist mit Recht stolz auf das, was sie so als Naturgesetze kennengelernt hat in Physik, Chemie und so weiter. Ich möchte es ausdrücklich betonen: Anthroposophie dilettiert nicht in einer wesenlosen Opposition in der Wissenschaft. Im Gegenteil, sie erkennt diese Wissenschaft viel stärker an, als die Wissenschaft selber es tut. Sie nimmt sie gerade recht ernst, aber sie kommt darauf, indem sie das innerlich verdichtete Denken ergreift, zu sagen: Naturgesetze, wie wir sie in Physik und Chemie kennenlernen, sind doch nur da innerhalb der Stoffeswelt unserer Erde, und sie gelten nicht mehr, wenn man in den Welterraum hinausgeht.

Ich muß da etwas aussprechen, was vielleicht dem, der unbefangen darüber nachdenkt, gar nicht so unplausibel erscheint, da es nur scheinbar paradox ist. Wenn wir irgendwo eine Lichtquelle haben, so wissen wir, wie dieses Licht, wenn man es zerstreut, an Intensität immer mehr abnimmt; und wenn wir hinausgehen in den Raum, wird es immer schwächer und schwächer, so daß wir zuletzt versucht sind, es als Dämmerung, gar nicht mehr als Licht anzusprechen, bis es endlich, wenn wir recht weit hinausgehen, uns gar nicht mehr als Licht gelten kann. So wie es für das Licht ist, so ist es für die Naturgesetze. Sie gelten im

Erdbereich, aber je weiter wir in den Kosmos hinauskommen, desto weniger und weniger gelten sie, und wenn wir schließlich recht sehr hinausgehen, dann gelten diese Naturgesetze nicht mehr. – Jene Gesetze, die wir aber durch das verdichtete Denken kennenlernen, die leben in unserem eigenen Leben schon, und die zeigen uns, daß wir als Mensch nicht aus den Naturgesetzen der Erde herausgewachsen sind, sondern aus höheren kosmischen Gesetzen. Wir haben sie uns mitgebracht, indem wir in das Erdendasein hineingekommen sind. Und so lernen wir erkennen, wie wir in dem Augenblicke, wo wir das verdichtete Denken erfassen, die Naturgesetze nur auf das mineralische Reich anwenden können. Wir können nicht, wie es aus einem sehr begreiflichen Irrtum heraus die neuere Physik macht, sagen, man könne die Naturgesetze auch anwenden auf die Sonne, auf die Sterne. Das können wir nicht; denn Naturgesetze auf das Weltall anwenden wollen, wäre gerade so einfältig, wie wenn man mit einer Kerzenflamme in den Weltenraum hinausleuchten wollte. Indem wir von dem Mineral, das so, wie es als Mineral uns erscheint, nur auf der Erde ist, aufsteigen zu dem Lebendigen, können wir nicht mehr sprechen von den Naturgesetzen im Bereich der Erde, sondern müssen sprechen von Gesetzen, die aus dem Kosmos, aus dem Weltenraume in das Erdendasein hereinwirken. Das ist nun schon bei der Pflanze der Fall. Nur wenn wir das Mineral erklären wollen, können wir die Gesetze der Erde gebrauchen, jene Gesetze also, zu denen zum Beispiel die Schwerkraft und so weiter gehört, die vom Mittelpunkt zum Umkreis wirken. Gehen wir zum Pflanzendasein, so müssen wir sagen: da ist die Kugel der Mittelpunkt, und es wirken von überall her, von allen Seiten vom Kosmos die Lebensgesetze, jene Lebensgesetze, die wir zuerst mit dem verdichteten Denken in uns selber entdecken, von denen wir kennenlernen, daß wir uns selber zwischen Geburt und Tod durch sie aufbauen. Wir lernen zu den vom Mittelpunkt der Erde nach auswärts wirkenden Gesetzen diejenigen kennen, die von allen Seiten zum Mittelpunkt der Erde hereinwirken, und die schon im Pflanzenreich wirksam sind. Da schauen wir uns dann die Pflanze an, wie sie aus der Erde heraussprießt, und sagen uns, diese Pflanze enthält mineralische Stoffe. Die Chemie ist heute sehr weit, diese Stoffe in ihrem gegenseitigen Wirken zu erkennen. Alles berechtigt, alles sehr schön und gut. Sie wird noch weiterkommen. Das wird auch sehr schön und gut sein. Aber wenn wir die Pflanzen erklären wollen, müssen wir ihr Wachstum erklären, und das können wir nicht mehr durch die Kräfte, die von der Erde aufsteigend wirken, sondern nur durch jene Kräfte, die vom Umfange, vom Kosmos in das Erdendasein hereinwirken. Da kommen wir dazu, anzuerkennen, daß wir in der Erkenntnis von der irdischen Anschauung aufsteigen und zu der kosmischen Anschauung kommen müssen. Und in dieser kosmischen Anschauung ist nun das enthalten, was wirkliche menschliche Selbsterkenntnis ist.

Wir können weiterkommen, indem wir auch das Fühlen umgestalten. Das Fühlen, das wir im gewöhnlichen Leben haben, ist eine persönliche Angelegenheit, nicht eine eigentliche Erkenntnisquelle. Aber wir können das, was sonst nur im Fühlen subjektiv erlebt wird, zu einer wirklichen objektiven Erkenntnisquelle machen, und zwar in folgender Weise.

Im Meditieren konzentriert man sich auf einen ganz bestimmten Gedanken; man kommt zu dem verdichteten Denken und ergreift dadurch etwas, was von der Peripherie des Weltalls zum Mittelpunkte der Erde wirkt, im Gegensatz zu den gewöhnlichen Naturgesetzen, die vom Mittelpunkt der Erde nach allen Seiten hin wirken. Hat man das verdichtete Denken erreicht, hat man erreicht, daß das eigene Leben und auch das Leben der Pflanzen wie auf einem mächtigen Tableau vor der Seele ausgebreitet sind, so kann man weitergehen. Man kann dahin kommen, nachdem einen im erkrafteten Denken etwas ergriffen hat, nun den verstärkten Gedanken wieder auszuschalten. Wer da weiß, wie es schwierig ist im gewöhnlichen Leben, Gedanken, die einen ergriffen haben, wieder auszuschalten, der wird begreifen, daß besondere Übungen dazu notwendig sind, um das Angedeutete zu erreichen. Aber man kann es; man kann nicht nur erreichen, daß man einen Gedanken, auf den man sich konzentriert hat, mit aller Kraft der Seele ausschaltet, sondern daß man auch das ganze Erinnerungstableau – und damit sein eigenes Leben – ausschaltet und die Aufmerksamkeit davon abzieht. Dann tritt etwas ein, von dem man deutlich merkt: man steigt jetzt tiefer in die Seele hinunter, steigt jetzt in jene Regionen hinunter, die sonst nur dem Gefühle zugänglich sind. Nun ist es ja gewöhnlich so, wenn man im gewöhnlichen Leben Gesichtseindrücke, Gehörseindrücke und so weiter verschwinden läßt, dann schläft der Mensch meistens ein. Hat man aber das verdichtete Denken entwickelt, so schläft man nicht ein, wenn man nun alle Gedanken, auch die verdichteten, ausschaltet. Da kommt man in einen Zustand, in welchem keine Sinneswahrnehmungen und keine Gedanken wirken, den man nur so beschreiben kann, daß man sagt: der Mensch ist bloß wach, er schläft nicht ein; aber er hat zunächst nichts im Bewußtsein, er ist mit leerem Bewußtsein wach. Das ist ein Zustand, den die Geisteswissenschaft entdeckt, der im Menschen da sein kann, der ganz systematisch, methodisch heranentwickelt werden kann: Leeres Bewußtsein haben im vollbesonnenen Wachzustand. Wenn man sonst leeres Bewußtsein herstellt, ist man für den gewöhnlichen Lebenszustand eingeschlafen. Vom Einschlafen bis zum Aufwachen haben wir zwar leeres Bewußtsein, aber wir schlafen eben. Wachend leeres Bewußtsein haben, ist das, was als zweiter Erkenntniszustand angestrebt wird.

Aber das Bewußtsein bleibt dann nicht lange leer. Es füllt sich. So wie sich das gewöhnliche Bewußtsein durch die Augenwahrnehmungen mit Farben füllt, durch das Ohr mit Tönen, so füllt sich nun dieses leere Bewußtsein mit einer geistigen Welt, die ebenso im Umkreise ist wie hier die gewöhnliche physische Welt. Erst das leere Bewußtsein entdeckt die geistige Welt, jene geistige Welt, die weder hier auf der Erde noch im Kosmos im Raume ist, sondern die außer Raum und Zeit ist, die aber doch unsere tiefste menschliche Wesenheit ausmacht. Denn haben wir vorher mit dem verdichteten Bewußtsein des Denkens hinschauen gelernt auf unser ganzes Erdenleben wie auf eine Einheit, jetzt schauen wir mit dem erfüllten, zuerst leeren Bewußtsein hinaus in diejenige Welt, die wir in einem seelisch-geistigen Leben durchgemacht haben, bevor wir ins irdische Dasein heruntergestiegen sind. Wir lernen uns jetzt kennen als ein Wesen, das geistig vorhanden war vor Geburt und Empfängnis, das vor dem Erdendasein in einem vorirdischen Dasein gelebt hat. Wir lernen uns erkennen als ein geistig-seelischer Mensch, der den Leib, den er an sich trägt, von Eltern und Voreltern überliefert erhalten hat, so überliefert erhalten hat, daß er ihn, wie gesagt, alle sieben Jahre auswechseln kann, der aber das, was er seinem eigentlichen Wesen nach ist, sich hereingebracht hat aus dem vorirdischen Dasein. Das lernt man nicht durch Theorien oder durch ein spintisierendes Denken kennen, sondern man kann es nur kennenlernen, wenn man in intellektueller Bescheidenheit eben die entsprechenden Fähigkeiten dazu erst entwickelt.

So lernen wir jetzt die innere menschliche Wesenheit, die eigentliche geistig-seelische Wesenheit kennen. Sie tritt uns entgegen, wenn wir in die Region des Gefühls nicht nur fühlend, sondern auch erkennend hinuntersteigen. Da müssen wir aber erst merken, daß Erkenntnis-Erringen verbunden ist mit starken inneren Erlebnissen, die ich in folgender Weise schildern kann. Wenn Sie irgendein Glied Ihres physischen Organismus unterbunden haben, es nicht bewegen können, wenn Ihnen jemand vielleicht nur zwei Finger zusammenbindet, so spüren Sie es als unangenehm, vielleicht als schmerzhaft. Jetzt sind Sie in einem Zustande, wo Sie im Geistig-Seelischen erfahren ohne den Leib. Jetzt haben Sie den ganzen physischen Menschen nicht an sich, denn jetzt leben Sie in einem leeren Bewußtsein. Der Übergang dazu ist mit einem tiefen Schmerzgefühl verbunden. Über die Erfahrung des Schmerzes, der Entbehrung hinüber, erringt man sich den Eingang in das, was unser tiefstes geistig-seelisches Wesen ist. Davor schrecken viele Menschen zurück. Aber es ist eben nicht anders möglich, sich über das wirkliche menschliche Wesen aufzuklären, als auf diese Art. Lernt man auf diese Weise erkennen, was man dem innersten Wesen des Menschen nach ist, so kann man dann noch weitergehen. Dann muß man aber eine Erkenntniskraft ausbilden, die im gewöhnlichen Leben nicht als Erkenntniskraft genommen wird: man muß die Liebe ausbilden als Erkenntniskraft, das selbstlose Hinausgehen in die Dinge und Vorgänge der Welt. Bildet man diese Liebe immer mehr und mehr aus, so daß man tatsächlich sich hinaustragen kann in den Zustand, den ich eben geschildert habe, wo man leibfrei, körperfrei die Welt anzuschauen vermag, dann lernt man sich vollständig erfassen als geistiges Wesen in der geistigen Welt. Dann weiß man, was der Mensch als Geist ist, dann weiß man aber auch, was Sterben heißt, denn im

Tode legt der Mensch seinen physischen Leib tatsächlich ab. In *der* Erkenntnis, die ich jetzt als dritte schildere, die durch eine Vertiefung der Liebe erfahren wird, lernt man sich erkennen außerhalb seines Leibes; man vollzieht in der Erkenntnisbildhaftigkeit die Trennung von seinem Leibe. Man weiß von diesem Augenblicke an, was es heißen will, wenn man im Erdendasein den Leib ablegt und durch die Pforte des Todes geht. Man lernt den Tod kennen, aber auch das Leben im Geistig-Seelischen über den Tod hinaus. Man lernt die geistig-seelische Wesenheit des Menschen jetzt erkennen, wie sie im Leben nach dem Tode sein wird. Wie man sie vorher erkennen gelernt hat, wie sie vor dem Herabstieg in das irdische Dasein in der geistigen Welt ist, so lernt man jetzt erkennen das Fortleben der geistig-seelischen Wesenheit des Menschen nach dem Tode.

Da tritt etwas auf, woran man so recht merkt, wie unvollkommen das heutige Bewußtsein ist. Es spricht aus Hoffnung, aus Glauben heraus von Unsterblichkeit. Aber Unsterblichkeit ist nur die Hälfte der Ewigkeit: Das Fortdauern von dem gegenwärtigen Zeitpunkte in alle Ewigkeit. Wir haben heute kein Wort, wie es noch Erkenntnisstufen früherer Zeiten gehabt haben, die zur Unsterblichkeit noch die andere Hälfte der Ewigkeit fügten: das Ungeborensein. Denn ebenso wie der Mensch unsterblich ist, so ist er ungeboren, das heißt, er tritt durch die Geburt aus der geistigen Welt in das physische Dasein herein, wie er durch den Tod aus der physischen Welt wieder in ein geistiges Dasein hineingeht. Man lernt auf diese Weise die wahre, durch Geburt und Tod gehende geistige Wesenheit des Menschen kennen, und erst dann ist man in der Lage, den ganzen Menschen aufzufassen.

Was ich so nur prinzipiell, in der Kürze hier geschildert habe, ist der Inhalt einer heute schon reichen Literatur, die wahrhaftig ihre Gewissenhaftigkeit, ihre Erkenntnisverantwortlichkeit von der exaktesten Wissenschaft gelernt hat, die es heute nur geben kann. Man berührt damit eine Geisteswissenschaft, die wirklich der gewöhnlichen Wissenschaft gewachsen sein will.

Aber gerade dadurch lernt man ein anderes kennen: wie das Leben eigentlich aus zwei Strömen besteht. Man spricht heute allgemein von Entwickelung, man spricht davon: das Kind ist klein, es

entwickelt sich, es wächst. Es wuchtet und kraftet, es sprießt und
sproßt das Leben. Man spricht davon, daß sich die niederen Lebewesen zu den höheren entwickelt haben: sprießendes, sprossendes
Leben, das immer komplizierter und komplizierter wird. Mit Recht!
Dieser Strömung des Lebens – das lernt man erkennen – steht eine
andere gegenüber, die auch in jedem Lebewesen, das empfindet, vorhanden ist: die abbauende Strömung. Geradeso wie wir wucherndes,
sprießendes, sprossendes Leben in uns haben, aufbauendes Leben, so
haben wir auch abbauendes Leben in uns. Durch eine solche Erkenntnisart, wie ich sie beschrieben habe, lernt man einsehen, daß man nicht
nur sagen kann: unser Leben geht hinauf bis in unser Gehirn und Nervensystem; dort richtet sich das Materielle so ein, daß das Nervensystem der Träger des seelischen Lebens werden kann. So ist es nicht.
Es sprießt und sproßt das Leben, aber es gliedert sich ein in dieses
sprießende, sprossende Leben das fortwährende Zerfallen. Fortwährend
zerfällt in uns das Leben. Das sprießende, sprossende Leben macht dem
Zerfall fortwährend Platz. Wir sterben eigentlich teilweise in jedem
Augenblick, es zerfällt etwas in uns. Wir bauen es nur immer wieder
auf. Aber indem etwas in uns materiell zerfällt, hat das Geistig-Seelische Platz, in uns einzutreten, in uns tätig zu sein. Hier kommen wir
an den großen Irrtum des Materialismus: dieser glaubt, daß das sprießende, sprossende Leben sich hinaufentwickelt im Menschen bis zu
den Nerven, und daß gerade so, wie aus dem Blut die Muskeln aufgebaut werden, auch die Nerven sich aufbauen, sie werden es auch.
Aber dadurch entwickelt sich noch kein Denken, daß die Nerven
aufgebaut werden, und ebenso kein Fühlen. Sondern indem die Nerven gewissermaßen zerfallen, gleichsam lauter Löcher bekommen, gliedert sich in das Zerfallende das Geistig-Seelische hinein. Wir müssen
das Materielle zuerst abbauen, damit das Geistig-Seelische in uns erscheinen kann, damit wir selber es erleben können.

Das wird der große Moment in der Entwickelung der richtig ver-
standenen Naturwissenschaft sein, wo sie das Entgegengesetzte der
Entwickelung, an der entsprechenden Stelle, fortsetzend diese Entwickelung erkennen wird, wo sie nicht nur den Aufbau, sondern auch
den Abbau, wo sie zu der Evolution die Devolution erkennen wird.

Dann wird man verstehen, wie das Geistige im Tiere und im Menschen – im Menschen auf eine selbstbewußte Art – das Materielle ergreift. Das Geistige ergreift das Materielle nicht dadurch, daß dieses sich ihm entgegenentwickelt, sondern es ergreift es dadurch, daß das Materielle sich im umgekehrten Prozeß abbaut, und im Abbauen findet das Geistige dann seine Erscheinung, seine Offenbarung. So sind wir erfüllt von Geistigem, das überall da ist, wo Devolution ist, nicht Evolution, wo Ent-Entwickelung ist.

Dann aber lernt man durchschauen, wie dieser ganze Mensch vor uns steht, wie er in einem polarischen Gegensatz vor uns steht. Überall, wo Aufbau ist, in einem jeglichen Organ, muß auch Abbau sein. Und indem wir irgendein Organ, Leber, Lunge oder Herz, anschauen, ist es in einem stetigen Strom, in einem Strom, der sich zusammensetzt aus Aufbau–Abbau, Aufbau–Abbau. Ist es denn nicht so, daß wir eigentlich eine merkwürdige Sprache führen, wenn wir zum Beispiel sagen: Hier fließt der Rhein? – Was ist denn der Rhein? Wenn wir sagen: Hier fließt der Rhein –, so meinen wir gewöhnlich nicht: Da ist das Flußbett «Rhein», aber das fließende Wasser meinen wir, wenn wir hinschauen. Das ist jedoch in jedem Augenblicke ein anderes. Der Rhein ist hundert Jahre, ist tausend Jahre da. Aber was ist denn in jedem Augenblicke da? Was in jedem Augenblicke in dem Strömen in Veränderung begriffen ist! So ist alles, was in uns ist, in dem Strom der Veränderung enthalten, im Aufbau und im Abbau, und im Abbau wird es Träger des Geistigen. Und so gibt es in jedem normalen Menschenleben einen Gleichgewichtszustand zwischen Aufbau und Abbau, und in ihm entwickelt der Mensch seine richtige Fähigkeit für das Geistig-Seelische. Aber dieser Gleichgewichtszustand kann gestört sein, kann so gestört sein, daß ein Organ seinen richtigen Aufbau einem zu geringen Abbau entgegenstellt, so daß sein Wachstum wuchert; oder umgekehrt, ein Organ kann einem normalen Abbau einen zu geringen Aufbau entgegenstellen, dann verkümmert das Organ, trocknet aus, und wir kommen aus dem Physiologischen in das Pathologische hinein.

Nur wer durchschaut, was dieser Gleichgewichtszustand ist, kann auch durchschauen, wie dieser Gleichgewichtszustand durch Hypertrophie des Aufbaues oder Abbaues gestört wird. Wenn wir aber dies erkennen, dann können wir auch den Blick auf die große Welt hinausrichten und können in ihr das finden, was unter Umständen auf den gestörten Aufbau oder Abbau ausgleichend wirken kann. Haben wir zum Beispiel ein Organ des Menschen, das dadurch gestört ist, daß es einen zu großen Abbau in sich hat, und schauen wir dann mit einem durch geisteswissenschaftliche Erkenntnis geschärften Blick auf irgend etwas draußen in der Natur, auf irgendeine Pflanze, so erkennen wir dann in einer bestimmten Pflanze: da ist Aufbau. Nun stellt sich heraus, daß wir in den Arten gewisser Pflanzen immer Aufbaukräfte haben, die genau den Aufbaukräften von menschlichen Organen entsprechen. So können wir finden, wenn wir diese allgemeine, jetzt von mir entwickelte Anschauung haben: im menschlichen Nierenorgan sind aufbauende Kräfte. Nehmen wir an, sie sind zu schwach, sie werden von den Abbaukräften überwuchert. Wir schauen hinaus auf die Pflanzen, finden im gewöhnlichen Ackerschachtelhalm, im Equisetum arvense, Aufbaukräfte, die genau den Aufbaukräften, die wir im Nierenorgan haben, entsprechen. Wenn wir aus Equisetum arvense ein Präparat bereiten und im Zirkulationsprozeß, in der Ernährung, in der richtigen Weise das Präparat an seinen Ort bringen, wo es wirken kann, so verstärken wir durch das Heilmittel die zu schwach gewordenen aufbauenden Kräfte des Nierenorgans. So für jedes Organ. Haben wir nur einmal diese Kenntnis ergriffen, dann haben wir durch die Kräfte, die wir draußen in der Welt finden, die Möglichkeit, Aufbau und Abbau, die aus ihrem Gleichgewicht gekommen sind, wieder ins Gleichgewicht zu bringen. Haben wir irgendwo, etwa auch in den Nieren, zu starke Kräfte des Aufbaues, zu schwache des Abbaues, so müssen wir den Abbau verstärken. In diesem Falle müssen wir zu niederen Pflanzen, etwa den Farnkräutern greifen, die die Abbaukräfte verstärken.

So kann man über das bloße Probieren und Experimentieren, ob irgendein Stoff oder Präparat hilft, hinauskommen. Man durchschaut den menschlichen Organismus nach den Gleichgewichtsverhältnissen seiner Organe; man durchschaut die Natur nach den aufbauenden und den abbauenden Kräften, und man macht nun die Heilkunst zu etwas, was man durchschaut, wo man nicht nur ein Heilmittel deshalb anwendet, weil die Statistik festgestellt hat: in so und so vielen Fällen wirkt es nützlich –, sondern aus dem Durchschauen des Menschen und der Natur weiß man, wie man ganz exakt im einzelnen Falle den Naturvorgang in einem Naturprodukt zum Heilfaktor umgestalten kann, das heißt für das menschliche Organ in bezug auf aufbauende und abbauende Kräfte.

Ich sage nicht, daß nicht die Medizin in der neueren Zeit ungeheure Fortschritte gemacht hat. Auch für die Medizin werden diese Fortschritte von der Anthroposophie voll anerkannt. Es wird von uns nicht mit Ausschluß der modernen Medizin gearbeitet, sondern im Gegenteil, mit vollster Würdigung derselben. Aber gerade wenn man das untersucht, was sich auf dem Gebiete der wirksamen Heilmittel der neueren Zeit herausgestellt hat, so findet man bei alledem, daß man durch langsames Experimentieren dazu gekommen ist, es zu finden. Was sich durch das Durchschauen der menschlichen Natur auf den Gebieten, wo die Medizin schon glücklich war, voll bestätigt hat, dafür liefert die Anthroposophie die durchsichtige Erkenntnis. Dazu aber liefert sie eine ganze Reihe neuer Heilmittel, die zu finden durch dieses Durchschauen der Natur und des Menschen möglich geworden ist.

Lernt man aber auf diese Weise in einer geistigen Art in den Menschen hineinschauen – und ich werde noch zeigen, wie auf den einzelnen Gebieten die Heilkunst befruchtet werden kann durch eine wirkliche Erkenntnis des Geistes –, lernt man so hineinblicken in das geistige Leben neben dem materiellen, dann gelangt man, und jetzt nicht auf die alte träumerische Weise, die dann in den Mythen ihren Ausfluß gefunden hat, sondern auf exakte Weise, dazu, ganz rationell Erkenntnis und Heilkunde zu verbinden. Man lernt heilen aus einer wirklichen, aus künstlerischer Anschauung der Welt erwachsenden Kunst. Und damit ist man wieder bei dem angelangt, was in den alten Zeiten – aber nicht auf diejenige Weise, wie man es heute anstreben muß, nachdem wir die glorreiche Wissenschaft hinter uns haben – durch eine Art traumhafter Erkenntnis vorhanden war, wo man zu dem kam, was zum Anwenden der Kräfte der Natur und der Geisteskräfte gegenüber dem gesunden und kranken Menschen führen kann, gegenüber dem Gesunden in Schule und Volkspädagogik, gegenüber dem Kranken in der Heilkunst. Wir haben in den alten Zeiten Mysterienstätten, in denen eine Erkenntnis gepflegt wurde, die dem Menschen seine religiösen Rätsel lösen und seine Seelensehnsuchten befriedigen sollte; neben diesen Mysterien aber haben wir die Heilstätten. Wir sehen mit Recht heute das als kindlich an, was damals gepflegt worden ist. Aber es lag ein gesunder Kern darin, der Kern, daß sich die Erkenntnis der sogenannten normalen Welt fortsetzen muß in die Erkenntnis der anormalen Welt hinein. Denn, ist es nicht sonderbar, daß wir auf der einen Seite sagen: aus der Natur heraus entsteht der Mensch in seinem gesunden Zustande – und daß wir dann wieder aus den Naturgesetzen heraus den kranken Menschen erklären müssen? Denn jede Krankheit ist wieder aus Naturgesetzen erklärbar. Widerspricht sich die Natur? Wir werden sehen, daß sie sich nicht widerspricht, wenn der Mensch krank wird. Aber die Erkenntnis muß sich aus dem Physisch-Normalen fortsetzen in das Pathologische hinein. Dadurch gewinnt die Erkenntnis erst ihren Lebenswert, daß neben der Pflegestätte für das Normale im Leben sich diejenige für das Erkrankende im Leben findet.

Es ist allerdings die Anthroposophie mit diesen Dingen erst in einem Anfange, aber auf dem Wege zu Zielen, die für den unbefangenen Sinn durchaus als berechtigt erkannt werden können. In dem uns leider abgebrannten Goetheanum bei Dornach in der Schweiz sollte eine Erkenntnisstätte vorhanden sein – sie wird hoffentlich bald wieder aufgebaut sein –, eine Erkenntnisstätte, durch die des Menschen Sehnsucht nach dem Durchschauen seiner eigenen Lebensquellen möglich sein sollte. Wiederum sind wir, ich möchte sagen, aus der Selbstverständlichkeit heraus dazu gekommen, diesem Goetheanum anzugliedern die Heilstätte, zwar auch noch in bescheidener Art, aber doch so, wie es vor einer wirklichen Menschenerkenntnis sein muß: in dem Klinisch-Therapeutischen Institut in Arlesheim, das aus den Bemühungen von Frau Dr. *Wegman* erflossen ist, das dann auch seine Nachfolgeschaft durch das Institut von Dr. *Zeylmans van Emmichoven*, in den Haag, gefunden hat. Damit ist in Dornach neben einer Erkenntnisstätte für das Geistige auch wieder die Heilstätte hingestellt. Und wenn

zu alledem, was die Erkenntnis des Geistes ist, vor allem Mut gehört, so gehört auch zu der Heilweise vor allem Mut. Und das ist
es, was in dem Klinisch-Therapeutischen Institut in Arlesheim lebt,
das zum Goetheanum gehört: der Mut des Heilens, um das, was
aus dem ganzen Menschen an möglicher Beherrschung der Heilkräfte fließt, zum Segen der Menschheit anzuwenden. Deshalb darf,
wenn auch in bescheidener Weise, eine solche Erkenntnisstätte, die
wiederum zum Mysterium hinstrebt – aber im modernen Sinne –, wo
die großen Fragen des Daseins neben dem Erkennen der Kleinigkeiten
des Lebens gepflegt werden sollen, nebeneinandergestellt werden mit
der Heilstätte, die da anstrebt in geistiger Weise, auch die Heilkunst
entsprechend zu vertiefen, insbesondere seitdem in einer vertiefteren
Art noch das aufgetreten ist, was seit letzte Weihnachten in Dornach
gepflegt wird.

Das ist das, was heute schon als die reale Beziehung zwischen Anthroposophie und Medizin dasteht, und was sich dann auslebt auf dem
Gebiete der Medizin durch die hingebungsvolle Arbeit meiner lieben
Mitarbeiterin Frau Dr. Wegman, die sich von Anfang an und schon
seit Jahrzehnten so in die Anthroposophie hineingestellt hat, daß mit
einer gewissen Selbstverständlichkeit die Orientierung in bezug auf
die Heilkunst erfolgen konnte.

In dieser äußerlichen Nebeneinanderstellung von Erkenntnisstätte
und Heilstätte ist auch das äußere Bild vorhanden, wie innerlich nebeneinander stehen sollen die anthroposophische Erkenntnis und die Praxis
des Heilens – aus einer solchen Geistesart heraus, wo aus einer Anschauung des kranken Zustandes des Menschen auch herauswachsen
soll die Anschauung des Therapeutischen, des Heilens, so daß beide
nicht auseinanderfallen, sondern daß sich der diagnostische Prozeß
fortsetzt in den Heilprozeß hinein. So strebt Anthroposophie an, daß
man, indem man die Diagnose ausführt, in der Erkenntnis dessen, was
im Menschen geschieht, wenn er im kranken Zustande ist, zugleich
anschaut: da geschieht dies im Menschen, geschieht dies im Abbauprozeß, geschieht jenes im Aufbauprozeß. Man erkennt dann die Natur
zum Beispiel in Vorgängen, wo Abbaukräfte wirken; man weiß, wo
Abbaukräfte vorhanden sind, und indem man diese im Heilmittel ver-

wendet, ist man in die Lage gesetzt, so zu wirken, daß diese Abbaukräfte einem Aufbauprozeß im Menschen entgegenarbeiten können. Und umgekehrt. So durchschaut man in dem, was im Menschen vor sich geht, den kranken Zustand; aber indem man den kranken Zustand hat, schaut man zugleich in das Wesen der Wirkung des Heilmittels hinein.

Was sich nun aus diesem innerlichen Erfassen des gesunden und kranken Menschen zu diesem äußerlichen Nebeneinanderstellen von Goetheanum und Klinik für die Befruchtung der modernen Heilkunst durch geisteswissenschaftliche Vertiefung sagen läßt, das möchte der Inhalt der nächsten beiden Vorträge sein. Heute wollte ich nur das Wesen des geistigen Erkennens auseinandersetzen und darauf hinweisen, wie aus diesem geistigen Erkennen ein innerliches Durchdrungensein des Menschen wirkt, durch das er nicht bloß theoretisch an Natur- und Geisteskräfte herantritt, sondern so, daß er sie auch handhaben lernt, um aus dem geistigen Erkennen heraus das Leben in seinen gesunden und kranken Zuständen zu gestalten. Das Leben wird mit fortdauernder Zivilisation immer komplizierter und komplizierter. Heute schon waltet auf dem Untergrunde vieler Seelen die Sehnsucht, das zu finden, was diesem immer komplizierter werdenden Leben gewachsen ist. Anthroposophie will vor allem mit diesen Sehnsuchten rechnen. Und man wird sehen, daß sie, gegenüber vielem Zerstörenden im heutigen Leben, in ehrlicher Weise mitarbeiten will am Aufbauenden, am Wachsen und Gedeihen in der Zivilisation – aber nicht in lahmen Phrasen, sondern in der Betätigung, in den praktischen Fragen des Lebens, überall da, wo erkannt werden soll, will sie so erkennen, daß Erkenntnis ins Leben überfließen kann; und überall da, wo etwas im Leben auftritt, will sie so erkennen, daß sie helfen kann.

ACHTER VORTRAG

Arnheim, 21. Juli 1924

In dem einleitenden Vortrage habe ich versucht auseinanderzusetzen, wie durch die von der Anthroposophie gepflegte Erkenntnisart der Mensch nach seiner Totalität, nach seiner Gesamtwesenheit – nach Leib, Seele und Geist – durchschaut werden soll. Wie man nur dann zu einer inneren Erkenntnis der gesunden und kranken Zustände in der menschlichen Wesenheit kommen kann, wenn man diese ganze Natur des Menschen ins Auge faßt, das versuchte ich ferner zu zeigen; und wie man dadurch, daß man kennenlernt die realen Beziehungen desjenigen, was im Menschen vor sich geht, zu den äußeren Vorgängen und substantiellen Verhältnissen in der Natur, nun auch dazu gelangt, eine unmittelbare Verbindungsbrücke zu schlagen zwischen dem Pathologischen und dem Therapeutischen.

Nun aber wird es sich im weiteren darum handeln, dasjenige, was das letzte Mal im allgemeinen gesagt worden ist, an Einzelheiten zu erhärten. Da wird es vor allen Dingen darauf ankommen, richtig ins Auge zu fassen, wie in der menschlichen Organisation ein Abbau stattfindet, wie auf der anderen Seite aber auch fortwährend ein Aufbau stattfindet. Wir haben im Sinne des letzten Vortrages am Menschen zu unterscheiden jenen äußeren physischen Organismus, der durch die äußeren Sinne wahrnehmbar ist, und dessen Offenbarungen durch die Sinneswahrnehmungen mit dem Verstande begriffen werden können. Wir haben außer diesem physischen Leib, in dem Sinne, wie ich dies das letzte Mal auseinandergesetzt habe, einen ersten übersinnlichen Leib im Menschen zu unterscheiden: den ätherischen oder Lebensleib. Diese beiden Organisationsglieder der menschlichen Gesamtwesenheit dienen dem Aufbau der menschlichen Organisation. Der physische Leib wird fortwährend, indem er seine Stoffe ausstößt, erneuert. Der ätherische Leib, der die Kräfte des Wachstums, der Ernährungsfähigkeit in sich enthält, er ist in seiner Gesamtkonstitution etwas, von dem wir eine Anschauung bekommen, wenn wir die wachsende, blühende Pflanzenwelt im Frühling betrachten; denn die Pflanzen enthalten ebenso wie der Mensch einen Äther- oder Lebensleib. Wir haben also in diesen beiden Organisationsgliedern des Menschen eine fortschreitende, aufbauende Entwickelung.

Indem der Mensch ein empfindendes Wesen ist, trägt er des weiteren – man braucht sich nicht an Ausdrücken zu stoßen, sondern nur dasjenige zu sehen, was sie uns erörtern – einen astralischen Leib in sich, der im wesentlichen der Vermittler der Empfindungen ist, der Träger des innerlichen, fühlenden Wesens. Dieser astralische Leib enthält nun in sich nicht mehr Kräfte des Aufbaus, er trägt in sich Kräfte des Abbaus. So wie durch den ätherischen Leib, oder nenne man es, wie man will, aber da ist es, die Menschennatur gewissermaßen sprießt und sproßt, so wird das, was sprießt und sproßt, durch den astralischen Leib fortwährend abgebaut. Und gerade dadurch ist in der menschlichen Organisation eine seelisch-geistige Betätigung, daß das Physisch-Ätherische fortwährend abgebaut wird. Man macht etwas ganz Falsches, wenn man meint, das Geistig-Seelische in der menschlichen Wesenheit liege im Aufbau; und der Aufbau, die fortschreitende Entwickelung, komme zuletzt an einem Punkt – meinetwillen in der Nervenorganisation oder dergleichen – dazu, Träger des Geistig-Seelischen zu sein. Das ist nicht der Fall. Wenn einmal – und alle Anzeichen sind dafür da, daß es in Bälde geschehen wird – unsere tief bewundernswürdigen naturwissenschaftlichen Untersuchungen auf dem Wege weiterschreiten, auf dem sie schon sind, dann wird es sich zeigen, daß im Nervenprinzip nicht ein Aufbauendes das Wesentliche ist; das Aufbauende in der Nervenorganisation ist nur dazu da, damit die Nerven überhaupt bestehen können. Aber der Nervenvorgang ist in einer fortwährenden, wenn auch langsamen Auflösung begriffen; es ist das, was in einem Abbau ist und dadurch gewissermaßen, indem das Physische sich auflöst, dem Geistig-Seelischen den Platz frei macht.

In noch stärkerem Maße ist das der Fall für die eigentliche Ich-Organisation durch die sich der Mensch über alle anderen Naturwesen erhebt, die auf der Erde in seiner Umgebung sind. Die Ich-Organisation ist im wesentlichen immer abbauend; sie macht sich am meisten dort geltend, wo im menschlichen Wesen abgebaut wird.

So hat man also, wenn man in dieses Wundergebilde des menschlichen Organismus hineinschaut, in jedem einzelnen Organ einen Aufbau, wodurch das Organ dem Wachstum, der fortschreitenden Entwickelung dient, und einen Abbau, wodurch es der rückschreitenden physischen Entwickelung dient, aber damit gerade dem Platzgreifen des Geistig-Seelischen im Menschen. Und schon das letzte Mal sagte ich: Der Gleichgewichtszustand zwischen Aufbau und Abbau, der für jedes Organ im Menschen in einer bestimmten Weise da ist, er kann gestört sein. Der Aufbau kann überwuchern, dann haben wir es mit krankhaften Zuständen zu tun. Wenn wir so in die Menschenwesenheit hineinschauen – ich kann die Dinge zunächst nur mit einiger Abstraktion darlegen; sie werden nachher schon konkreter zum Ausdruck kommen – und wenn wir gewissenhaft mit wissenschaftlicher Verantwortung vorgehen, daß wir nicht nur im allgemeinen phrasenhaft herumreden: Es ist Aufbau und Abbau vorhanden –, sondern wenn wir daraufhin jedes einzelne Organ wirklich studieren, und zwar mit derselben wissenschaftlichen Gewissenhaftigkeit, die man gelernt hat an wissenschaftlichen Beobachtungen, die es heute zu so großer Vollkommenheit gebracht haben, dann schaut man eben hinein in jene Gleichgewichtszustände, die für die einzelnen Organe bestehen müssen und hat die Möglichkeit, eine Anschauung zu bekommen von dem gesunden Menschen. Ist irgendwie nach der einen oder anderen Richtung, nach der Richtung des Aufbaues oder nach der des Abbaues, das Gleichgewicht der Organe gestört, dann hat man es zu tun mit irgend etwas Krankhaftem im menschlichen Organismus.

Nun muß man aber berücksichtigen, wie der menschliche Organismus zu der ihn umgebenden äußeren Welt der drei Naturreiche steht, zum mineralischen, pflanzlichen, tierischen Reich, aus denen wir ja unsere Heilmittel nehmen müssen. Wenn man in umfänglicher Weise den Blick so hinlenkt auf die inneren Gleichgewichtszustände des Menschen, wie ich es ja skizziert habe, dann sieht man, wie im menschlichen Organismus nach allen Richtungen überwunden wird das, was außerhalb des menschlichen Organismus in den drei Reichen der Natur vorhanden ist. Nehmen wir das Allereinfachste: die Wärmezustände im menschlichen Organismus. Es darf nichts von äußeren Wärmezuständen im Inneren des menschlichen Organismus sozusagen seine unveränderte Fortsetzung finden. Wenn ich die Wärmeerscheinungen außen in der Natur verfolge, so weiß ich: Wärme erhöht die Temperatur von Dingen der Außenwelt. Wir sagen: Wärme durchdringt die Dinge. Wenn wir ebenso als menschliche Organisation von der Wärme durchdrungen wären, wenn wir sozusagen für die Wärme ein Ding wären, dann wäre die Wärme für uns krankmachend. Nur wenn wir durch die Intensität und das Qualitative unserer Organisation imstande sind, jeden Wärmeprozeß, der auf uns ausgeübt wird, sogleich innerlich mit dem Organismus in Empfang zu nehmen, ihn zu einem inneren Prozeß umzubilden, dann sind wir als menschliche Organisation in der Lage der Gesundheit. Wir werden von Wärme oder Kälte in dem Augenblick beschädigt, wo uns äußere Wärme oder Kälte ergreift und wir nicht in der Lage sind, sofort innerhalb unserer Organisation das in Empfang zu nehmen, was äußere Wärme oder Kälte ist.

Das kann bei Wärme und Kälte sozusagen jeder Mensch leicht einsehen. Bei allen übrigen Naturvorgängen ist jedoch das gleiche der Fall. Nur ein sorgfältiges, durch geistige Anschauung verschärftes Studium führt dazu, zu erkennen, daß jeder Prozeß, der in der Natur stattfindet, im menschlichen Organismus umgesetzt, transformiert, metamorphosiert wird, so daß wir in unserer inneren Organisation fortwährend Überwinder desjenigen sind, was im irdischen Bereiche in unserer Umgebung da ist. Nehmen wir jetzt die gesamte innere Organisation des Menschen, so werden wir sagen: wird die innere Kraft des Menschen, die äußeren Vorgänge und Prozesse innerlich zu verwandeln, die fortwährend auf ihn einwirken, auch dann, wenn er zum Beispiel Nahrungsmittel genießt, wird diese Fähigkeit herabgesetzt, dann wirkt das, was von außen in den Menschen hineinkommt, als Fremdkörper und der Mensch wird gewissermaßen – wenn ich grob, trivial spreche – ausgefüllt mit Fremdkörpern oder mit Fremdprozessen und so weiter. Oder aber der Mensch entwickelt seine höheren Organisationsglieder, die ich als den astralischen Leib und als Ich-Organisation bezeichnet habe, übermäßig stark, dann kann er die äußeren Prozesse, die von der Umgebung in ihn hineinkommen, nicht nur so transformieren, wie sie transformiert werden sollen, sondern stärker transformieren, wuchtiger, übermäßig transformieren. Es findet eine Beschleunigung der Prozesse statt, die in ihn eindringen. Die äußere Natur wird über das Menschliche hinausgeführt, wird gewissermaßen – populär ausgedrückt – zu stark vergeistigt, und wir haben es wiederum mit einer Störung der Gesundheit zu tun. Aber was man so nur in einem ganz abstrakten Prinzip andeutet, ist ja für jedes Organ im Menschen vorhanden; das muß für jedes einzelne Organ besonders studiert werden. Und der Mensch verhält sich in bezug auf die Art und Weise, wie er die äußeren Prozesse umsetzt, wirklich in einer sehr komplizierten Art.

Wer über jene Kenntnisse hinaus, die man durch die ja durchaus nicht anzufechtende heutige Anatomie und Physiologie bekommt, sich weiterzubilden versucht, so daß er das, was man durch das Studium des Leichnams oder durch das Studium von Krankheitsfällen als Anschauung vom menschlichen Organismus bekommt, umsetzt, um es anzuschauen, nicht in einer Art toter Struktur, sondern umsetzt in sein lebendiges Wesen und Weben, der steht der menschlichen Organisation gegenüber in jedem Augenblick eigentlich recht hilflos da; denn gerade je genauer, je lebendiger man die menschliche Organisation kennenlernt, desto komplizierter erscheint sie. Es gibt da jedoch Richtlinien, durch die man gleichsam durch das Labyrinth sich hindurchkämpfen kann. Und wenn ich hier eine persönliche Bemerkung einfügen darf, so mag es diese sein, sie ist zugleich durchaus sachlich.

Solche Richtlinien zu finden, um die menschliche Organisation nach ihrer Ganzheit, nach ihrer Totalität zu durchschauen, beschäftigte mich eigentlich, bevor ich überhaupt öffentlich davon gesprochen habe, was etwa im Jahre 1917 geschah, vorher durch dreißig Jahre hindurch. Als verhältnismäßig junger Mensch, in meinen ersten Zwanzigerjahren, habe ich mir die Frage vorgelegt: Gibt es eine Möglichkeit, in diese komplizierte menschliche Organisation mit gewissen Leitlinien einzudringen, so daß man zu irgendeiner Überschau kommt? Und da stellte sich heraus – wie gesagt, was ich jetzt kurz auseinandersetze, war eine Arbeit, mit der ich mich dreißig Jahre befaßt habe –, daß man die menschliche Gesamtorganisation nach drei Aspekten beurteilen kann, so daß man unterscheidet: die Nerven-Sinnesorganisation, die rhythmische Organisation, und die Stoffwechsel-Gliedmaßenorganisation. Mehr als anderes gehört alles das im menschlichen Organismus zusammen, was man die Nerven-Sinnesorganisation nennen kann. Und sie ist wiederum der Träger alles dessen, was man als das Vorstellungsleben bezeichnen kann. Aber wiederum als in einer gewissen Beziehung in sich geschlossen erweist sich das, was man die rhythmische Organisation in der Menschennatur nennen kann: der Atmungsrhythmus, der Rhythmus des Blutkreislaufes, der Rhythmus, der sich in Schlafen und Wachen offenbart, und zahlreiches andere, was rhythmisch im Menschen verläuft. Gerade durch eine sachgemäße, exakte Unterscheidung der rhythmischen Organisation von der Nerven-Sinnesorganisation kam ich zunächst darauf, diese Gliederung im Menschen vorzunehmen. Ich mußte mir damals, vor jetzt fast vierzig Jahren, wo mehr als heute die prinzipiellen physiologischen Fragen auf den Menschenherzen lasteten, die Frage vorlegen: Ist es denn möglich nach der Erscheinung, die sich in der Erfahrung darbietet, so zu sprechen, daß das gesamte Seelenleben nach Denken, Fühlen und Wollen an das Nervensystem und Sinnessystem gebunden ist? Es ergab sich für mich dabei ein unmöglicher Widerspruch: an das Nerven-Sinnessystem sollen Denken, Fühlen und Wollen gebunden sein? Ich kann heute natürlich nicht im einzelnen dies ausführen, kann auf alles nur hindeuten; allein gerade wenn wir ins therapeutische Gebiet kommen, wird sich uns manches aufhellen. Wenn man zum Beispiel wirklich mit physiologischem Blick, mit Exaktheit die Wirkungen des Musikalischen auf die menschliche Organisation studiert; wenn man die enge Gebundenheit im Erleben des Musikalischen an alles Rhythmische im Menschen kennenlernt, und wenn man auf der anderen Seite das Seelische im Musikalischen erfaßt, das Gefühlsmäßige im Erfassen des Melodischen, des Harmonischen unbefangen studiert, so sagt man sich zunächst: Das ganze Gefühlsleben des Menschen ist nicht unmittelbar an das Nervensystem gebunden, sondern es wird erlebt im rhythmischen System; und nur wenn wir ins Vorstellen heraufheben, was wir zunächst an Musikalischem unmittelbar im rhythmischen System erleben und was, indem es dort erlebt wird, Gefühlswelt wird, dann wird die Vorstellung davon erst vom Nervensystem getragen. Da kommt man darauf, daß das Nervensystem und das rhythmische System wirklich voneinander innerlich, organisatorisch voneinander geschieden sind.

Nehmen Sie die gegenwärtige Physiologie mit allem, was sie Ihnen bieten kann; nehmen Sie vor allem alles, was sie Ihnen bieten kann an äußeren Erfahrungen, die Sie mit dem Musikalischen machen können, und studieren Sie so etwas wie das menschliche Ohr im Wahrnehmen der Töne, studieren Sie es, dieses Ohr, indem es musikalisch gegliederte Töne erfaßt, dann werden Sie sich schon sagen: Hörbares, das heißt sinnlich Wahrnehmbares einer Art, wird zunächst dem rhythmischen System des Menschen einverleibt, rhythmet herauf in die Sinnesorganisation, rhythmet heran an das Nervensystem und wird dann durch das Nervensystem vorgestellt. Unmittelbar steht unser rhythmisches System mit dem Gefühlsleben in Verbindung, mittelbar nur das Nervensystem, das der Träger des Denkens ist – der Träger des Fühlens jedoch nur insofern, als wir uns unserer Gefühle bewußt werden in Gedanken, und die Gedanken werden dann vom Nervensystem getragen.

Ebenso kommt man weiter, wenn man das Physiologische bis zu dem treibt, was Stoffwechsel-Gliedmaßensystem ist. Es könnte paradox erscheinen, daß ich diese zwei Dinge zusammenfasse: Stoffwechsel und Gliedmaßen; aber Sie brauchen nur zu bedenken, wie alles Motorische, alles, was in Bewegung ist und mit den Gliedmaßen zusammenhängt, auf den Stoffwechsel zurückwirkt. Das Stoffwechsel-Gliedmaßensystem ist schon ein einheitliches Ganzes. Und wenn man nicht in konfuser, sondern in exakter Weise die Dinge untersucht, so erweist sich wiederum, daß das Stoffwechsel-Gliedmaßensystem der unmittelbare Träger aller Willenserscheinungen im Menschen ist. Wiederum ist es so: Wenn das, was im Stoffwechsel-Gliedmaßensystem als dem Träger der Willenserscheinungen vorgeht, heraufwirkt, heraufkraftet in das rhythmische System – wir haben in der menschlichen Organisation unmittelbar den Zusammenhang zwischen Stoffwechselsystem und rhythmischem System gegeben –, dann geht es ins Gefühl über. Wir entwickeln unsere Gefühle in unserem Willen, indem unser Wille sich unmittelbar in den Stoffwechselvorgängen auslebt, unmittelbar. Wir erleben mittelbar im rhythmischen System fühlend den Willen.

Und wir machen uns Gedanken über das, was wir wollen, indem Stoffwechselsystem und rhythmisches System heraufkraften in das Nerven-Sinnessystem.

Da schaut man hinein in eine Gliederung des Menschen, die nun wirklich Leitlinien für ein Durchschauen der menschlichen Organisation abgibt. Denn durchschaut man das, was im Nerven-Sinnessystem gegeben ist und vergleicht es mit dem, was im Stoffwechsel-Gliedmaßensystem gegeben ist – lassen wir zunächst das rhythmische System zwischendrinnen liegen –, dann findet man einen vollständigen polarischen Gegensatz nach jeder Richtung: Nerven-Sinnessystem und Stoffwechsel-Gliedmaßensystem sind polarisch einander entgegengesetzt; wo das Stoffwechsel-Gliedmaßensystem aufbaut, da baut das Nerven-Sinnessystem ab, und umgekehrt. Dieses und vieles andere erweist sich als polarischer Gegensatz. Erst wenn man in dieser Weise den menschlichen Organismus durchschaut und dann sieht, wie alles das, was Ich-Organisation ist, im engeren Sinne gebunden ist an das Nerven-Sinnessystem; wie alles das, was Ätherleib des menschlichen Organismus ist, gebunden ist im engeren Sinne an das Stoffwechsel-Gliedmaßensystem; wie alles das, was astralischer Leib ist, gebunden ist an das rhythmische System; und wie der physische Leib das ganze durchdringt, aber fortwährend überwunden wird von den drei anderen Gliedern der menschlichen Organisation, dann lernt man eben auch in das Normale oder Abnorme, in die sogenannten normalen oder abnormen Prozesse der menschlichen Organisation hineinschauen.

Lassen Sie uns, damit wir das im einzelnen erörtern können, einmal etwas im Detail betrachten. Nehmen wir die Nerven-Sinnesorganisation. Ich möchte, damit ich nicht mißverstanden werde, hier etwas einfügen. Ein sehr übelwollender Naturforscher hat, indem er ganz oberflächlich gehört hatte von dieser Gliederung, die ich der menschlichen Natur zugrunde legte, gesagt, ich hätte zu unterscheiden versucht zwischen Kopforganisation, Brustorganisation und Unterleibsorganisation: ich hätte gewissermaßen also die Nerven-Sinnesorganisation in den Kopf konzentriert, die rhythmische Organisation in die Brust und die Stoffwechsel-Gliedmaßenorganisation in den Unterleib. Aber das ist natürlich eine ganz übelwollende Auslegung. Denn wenn man nicht räumlich abtrennt, dann ist in der menschlichen Organisation das Nerven-Sinnessystem im Kopf hauptsächlich organisiert, aber es ist ebenso in den beiden anderen Systemen zu finden. Die rhythmische Organisation ist vorzugsweise in der Mittelorganisation des Menschen lokalisiert, aber sie ist wieder im ganzen Menschen ausgebreitet. Und ebenso ist die Stoffwechselorganisation überall im Menschen zu finden. Da handelt es sich nicht um eine Unterscheidung nach räumlich voneinander zu sondernden Organen, sondern um etwas, was man qualitativ erfassen muß, und was in den einzelnen Organen lebt und sie durchdringt. – Wenn man, von dieser Auffassung ausgehend, die Nerven-Sinnesorganisation studiert, so findet man sie durch den ganzen Organismus ausgebreitet. Nur ist zum Beispiel das Auge oder das Ohr so organisiert, daß es am intensivsten die Nerven-Sinnesorganisation enthält, weniger stark die rhythmische und noch weniger stark die Stoffwechselorganisation. Ein Organ wie zum Beispiel die Niere hat nicht so viel von Nerven-Sinnesorganisation in sich wie das Auge oder das Ohr, aber es hat auch Nerven-Sinnesorganisation, es hat mehr rhythmische, mehr Stoffwechselorganisation, aber es hat alle drei Glieder der menschlichen Organisation in sich. Und man versteht den Menschen nicht, wenn man ihn so schildert, daß man sagt: hier sind Sinne, dort Verdauungsorgane. So ist es ja nicht. In Wirklichkeit verhält es sich ganz anders. Ein Sinnesorgan ist nur hauptsächlich Sinnesorgan; jedes Sinnesorgan ist auch in einem gewissen Sinne Verdauungsorgan und rhythmisches Organ. Ein Organ wie die Niere oder die Leber, ist nur im hauptsächlichsten Sinne Ernährungs- oder Ausscheidungsorgan; in einem untergeordneten Sinne ist es auch Sinnesorgan. Wenn wir daher von der Nerven-Sinnesorganisation – ihrer Realität nach, nicht nach den phantastischen Begriffen, die sich die Physiologie sehr häufig macht – hinschauen auf die ganze Organisation des Menschen mit den einzelnen, spezifizierten Organen, so finden wir, daß der Mensch durch die einzelnen Sinne – Sehsinn, Geruchssinn, Gehörsinn und so weiter – die Außenwelt wahrnimmt; aber wir sehen, wie der Mensch ganz von Sinnesorganisation durchdrungen ist. Die Niere ist zum Beispiel ein Sinnesorgan, das in feiner Weise das wahrnimmt, was im Verdauungs- und Ausscheidungsprozeß sich vollzieht. Ebenso ist die Leber in gewisser Beziehung Sinnesorgan; das Herz ist sogar in einem hohen Grade innerliches Sinnesorgan, und erst dann versteht man es, wenn man es so auffaßt.

Glauben Sie nicht, daß ich ein Kritiker der gegenwärtigen Wissenschaft irgendwie sein möchte; ich erkenne diese Wissenschaft mit allen ihren Verdiensten voll an und möchte, daß gerade unsere Anschauung voll auf dieser Wissenschaft fußt. Aber man muß sich schon klar werden, daß diese Wissenschaft heute durchaus noch nicht die Möglichkeit hat, exakt in die Menschennatur hineinzuschauen. Würde sie dies können, dann würde sie nicht in der Art, wie sie es heute macht, die tierische Organisation so nahe an die menschliche heranbringen; denn die tierische liegt gerade in bezug auf das Sinnesleben um ein Niveau tiefer als die menschliche Organisation. Die menschliche Nerven-Sinnesorganisation ist in die Ich-Organisation eingespannt; die tierische ist nur in den astralischen Leib eingespannt. Das Sinnesleben des Menschen ist ein ganz anderes als das des Tieres. Wenn das Tier irgendwie durch sein Auge etwas wahrnimmt – Sie können das an einem genaueren Studium der Struktur des Auges erkennen –, so geht im Tiere etwas vor, was sozusagen durch den ganzen Leib des Tieres geht; es spielt sich das nicht so ab wie beim Menschen. Beim Menschen bleibt die Sinneswahrnehmung viel peripherischer, viel mehr an der Oberfläche konzentriert. Das können Sie daraus entnehmen, daß im Tiere feine Organisationen vorhanden sind, die bei höheren Tieren meist nur im Ätherischen da sind. Bei gewissen niederen Tieren aber finden Sie zum Beispiel den Schwertfortsatz, den aber ätherisch auch höhere Tiere haben, oder Sie finden den Fächer im Auge. Das sind Organe, die in der Art, wie sie vom Blut durchdrungen sind, zeigen, daß das Auge an der Gesamtorganisation des Tieres teilnimmt und ein Leben im Umkreis der Umwelt vermittelt. Beim Menschen dagegen sehen wir, wie er mit seiner Nerven-Sinnesorganisation ganz anders zusammenhängt und daher auch in einem viel höheren Sinne als das Tier mit der seinigen in der Außenwelt lebt, während das Tier mehr in sich lebt. Aber alles, was so, durch die höheren geistigen Glieder des Menschen vermittelt, sich auslebt durch die Ich-Organisation als Nerven-Sinnesleben, das braucht ja, weil es im Bereiche des physischen Leibes vorhanden ist, seine Einflüsse, auch seine stofflichen Einflüsse von der Sinneswelt, von der physischen Welt her.

Studiert man nun exakt das Nerven-Sinnessystem des Menschen, wenn es in vollständig gesundem Zustande im Menschen funktioniert, so findet man es abhängig von einem Stoffe und den Prozessen, die in diesem Stoffe vorgehen. Denn ein Stoff ist ja niemals etwas nur Ruhendes, sondern stellt nur dar, was eigentlich ein Vorgang ist. Ein Quarzkristall ist zum Beispiel nur deshalb ein Begrenztes, Konturiertes, weil wir nie sehen, daß dies ein Prozeß ist, ein Prozeß, der zwar sehr langsam abläuft, aber es ist ein Vorgang. Man muß in den menschlichen Organismus immer mehr eindringen, die Wechselwirkung verstehen. Was als äußerlich Physisches in den Organismus hineinkommt, das muß in der Weise, wie ich es in der Einleitung charakterisiert habe, von dem Organismus aufgenommen und in ihm überwunden werden. Da ist nun ganz besonders das interessant, daß das menschliche Nerven-Sinnessystem, wenn es im sogenannten normalen, das heißt, gesund zu nennenden Zustande ist – was natürlich relativ zu nehmen ist –, abhängig ist von einem feinen Prozeß, der sich unter dem Einfluß der in den Organismus eindringenden Kieselsäure abspielt. Die Kieselsäure, die äußerlich in der physischen Natur sich zu dem schönen Quarzkristall gestaltet, zeigt die Eigentümlichkeit, wenn sie in die menschliche Organisation eindringt und von ihr überwunden wird, aufgenommen zu werden von den Prozessen des Nerven-Sinnessystems; so daß man, wenn man geistig schauen kann, was im Nerven-Sinnessystem des Menschen vorgeht, einen wunderbar feinen Prozeß sieht, der in der Kieselsäuresubstanz wirkt. Aber wenn Sie auf der anderen Seite auf das schauen, was ich vorhin gesagt habe, daß der Mensch überall Sinn ist, dann werden Sie gewahr, daß nur in dem Umkreis des Menschen – da, wo die Sinne vorzugsweise konzentriert sind – ein intensiver Kieselsäureprozeß sich abspielt; daß aber, wenn man mehr ins Innere des Organismus kommt, wo die Organe Lunge, Leber, Niere sind, jener Kieselsäureprozeß weniger stark sich zeigt, wieder dünner wird, während er dann in den Knochen wiederum stark wird. So bekommt man auf diese Weise eine merkwürdige Gliederung des Menschen. Man hat sozusagen die Peripherie und den Umkreis, wo die

172

Sinne konzentriert sind; man hat das, was die Gliedmaßen ausfüllt und trägt, das Knochensystem; dazwischen hat man das Muskelsystem, das Drüsensystem und so weiter. In dem, was ich als Umkreis und als das Zentrierte bezeichnet habe, hat man den stärksten Kieselsäureprozeß; und man verfolgt in den Organen, die dazwischenliegen, spezifiziert überall eigene, aber schwächere Kieselsäureprozesse als im Umkreis. Da sagt man sich: nach außen hin, wo der Mensch von den Nerven weiter hinaus übergeht ins Sinnessystem, da braucht er immer mehr und mehr Kieselsäure; in der Mitte seines Organismus braucht er verhältnismäßig wenig Kieselsäure; dort aber, wo seinem motorischen System das Knochensystem zugrunde liegt, da braucht er wiederum mehr Kieselsäure.

Damit haben wir durch das Anschauen der ganzen Organisation des Menschen auch erkannt, wie ein besonders spezifizierter Prozeß im Menschen sich abspielt: ein Kieselsäureprozeß im menschlichen Wesen. Lernt man dies einmal kennen, dann kommt man schon auch darauf, wie wenig exakt die heutigen physiologischen Angaben sind. Wenn wir heute nämlich – ich betone nochmals: ich will hier nicht kritisieren, ich will nur Angaben machen – das Leben des Menschen im Sinne der gegenwärtigen Physiologie studieren, so werden wir zum Beispiel auf den Atmungsprozeß gelenkt. Er ist in einer gewissen Beziehung kompliziert, im wesentlichen aber besteht er darin, daß der Mensch von außen Sauerstoff aus der Luft aufnimmt und Kohlensäure durch die Ausatmung wieder abgibt. Das ist jener rhythmische Prozeß, der eigentlich die Grundlage des menschlichen organischen Lebens ist. Wir verfolgen ihn so, daß wir sagen: Sauerstoff wird durch Einatmung aus der Luft aufgenommen, geht durch die Vorgänge, die in der Physiologie beschrieben werden, über in den ganzen Organismus, vereinigt sich mit dem Kohlenstoff aus dem menschlichen Blut und wird dann mit der Ausatmung als Kohlensäure wieder ausgeschieden. Diese Darstellung ist nach einer bloß äußerlichen Beobachtungsweise richtig. Aber dieser Prozeß, der sich da an dem Sauerstoff und Kohlenstoff abspielt, ist mit einem anderen verbunden. Wir atmen nämlich nicht bloß Sauerstoff ein und verbinden ihn mit dem Kohlenstoff in unserer Organisation. Das tun wir vorzugsweise mit demjenigen Sauerstoff, den wir nach unten in unserer Organisation ausbreiten; den verbinden wir vorzugsweise mit dem Kohlenstoff und atmen ihn dann als Kohlensäure wieder aus. Aber es liegt diesem rhythmischen Vorgang noch ein anderer, feinerer Prozeß zugrunde. *Der* Sauerstoff nämlich, der in der menschlichen Organisation gegen den Kopf zu und damit eben – in dem vorher angedeuteten eingeschränkten Sinne – nach dem Nerven-Sinnessystem geht, der verbindet sich mit dem Silizium, das heißt mit dem Stoff, den wir Kiesel nennen, und bildet Kieselsäure. Und während für das Stoffwechselsystem die Erzeugung von Kohlensäure das Wesentliche ist, ist für das Nerven-Sinnessystem die Erzeugung von Kieselsäure im Menschen ein Wesentliches. Nur ist das ein feiner Prozeß, den wir nicht mit unseren groben Instrumenten schon verfolgen können; aber alle Wege sind da, um ihn auch einmal verfolgen zu können. So haben wir also in der Atmung gegeben einen gröberen Prozeß, wo der eingeatmete Sauerstoff sich mit dem Kohlenstoff unseres Organismus verbindet und als Kohlensäure ausgeatmet wird. Daneben haben wir einen feineren Prozeß, wo sich der Sauerstoff mit dem Silizium zu Kieselsäure verbindet und als solche in die menschliche Organisation hinein abgesondert wird. Und durch diese Absonderung von Kieselsäure wird der ganze menschliche Organismus – im höheren Maße an der Peripherie, im minderen Maße in jedem Organ – zum Sinnesorgan.

Sieht man den menschlichen Organismus in dieser Weise an, dann schaut man in sein feines Gefüge hinein, dann schaut man hin, wie jedes einzelne Organ – und wie es sich mit der Kieselsäure verhält, so verhält es sich mit unzähligen anderen Substanzen – seinen bestimmten Gehalt an Prozessen, die an Substanzen gebunden sind, hat und haben muß. Man muß nun verstehen, wenn man Gesundheit oder Krankheit begreifen will, wie diese Prozesse sich in einem menschlichen Organ abspielen. Nehmen wir als Beispiel die menschliche Niere. Man wird nun, wenn man durch irgendwelche Verhältnisse dazu geführt wird, diagnostizieren, durch irgendeinen Symptomkomplex glauben müssen, daß ein Krankheitsprozeß seinen Hauptquell in der Niere hat. Indem wir Geisteswissenschaft mit anwenden zum Diagnostizieren, kommen wir darauf, daß die Niere zu wenig Sinnesorgan ist für die umliegenden Verdauungs- und Ausscheidungsprozesse; sie ist zuviel Stoffwechselorgan, das Gleichgewicht ist also gestört. In solchem Falle haben wir vor allem darüber nachzudenken: Wie machen wir diese Niere wieder in stärkerem Maße zum Sinnesorgan? – Wir können sagen: Weil die Niere zeigt, daß sie nicht genügend Sinnesorgan für die Verdauungsprozesse und Ausscheidungen ist, müssen wir dafür sorgen, daß die nötige Kieselsäure an die Niere herankommt. Wir haben nun im anthroposophischen Sinne drei Wege um dem menschlichen Organismus Stoffe zuzuführen, die er im gesunden Zustande braucht. Der erste Weg ist der, daß wir sie ihm wie die Nahrungsmittel, per os, innerlich geben als Heilmittel. Da müssen wir aber warten, ob der ganze Verdauungsorganismus so eingerichtet ist, daß er die Stoffe gerade dorthin trägt, wo sie wirken sollen. Das ist gewiß bei sehr vielen Dingen der Fall, und man muß wissen, wie ein Stoff im menschlichen Organismus wirkt, ob er auf Herz oder Lungen wirkt und so weiter, wenn wir ihn durch den Mund in die Verdauung hineinbringen. Als zweiten Weg haben wir den durch Injektion. Da bringen wir einen Stoff unmittelbar ins rhythmische System. Da wirkt mehr der Prozeß, da wandelt sich das, was in dem Stoffwechsel stoffliche Organisation ist, gleich in die rhythmische Tätigkeit um, und wir wirken dann unmittelbar auf das rhythmische System. Oder auch, wir versuchen als drittes, dadurch, daß wir den Stoff als Salbe bereiten und am richtigen Orte des Organismus aufstreichen, oder daß wir ihn als Bad verarbeiten, kurz, wir versuchen dadurch zu wirken, daß wir ihn mehr äußerlich an den menschlichen Organismus heranbringen. Es gibt ja noch sehr viele Arten. Auf diese Weise also haben wir drei Wege, um mit den Substanzen an den Menschen heranzukommen.

Betrachten wir jetzt also die Niere, die sich uns im Diagnostizieren so zeigt, daß ihre Sinnesfähigkeit herabgestimmt ist. In diesem Falle müssen wir ihr dann den richtigen Kieselsäureprozeß zuführen. Da müssen wir für eines sorgen: weil bei dem vorhin angedeuteten Prozeß im Atmen, wo Sauerstoff sich mit Kiesel verbindet und dann die Kieselsäure sich im ganzen Körper ausbreitet, weil sich nun dabei zu wenig Kieselsäure nach der Niere hinzieht, müssen wir dafür sorgen, daß sich ein stärkerer Kieselsäureprozeß nach der Niere hinzieht. Dazu müssen wir wissen, wie wir dem Organismus, der selber für die Niere nicht genug Kieselsäure erzeugen kann, zu Hilfe kommen. Da müssen wir dasjenige kennenlernen, was äußerlich dem Prozeß entspricht, der der Niere fehlt. Nun, irgendwo in der Natur finden wir etwas, was gerade der Prozeß enthält, der im Organismus an irgendeiner Stelle fehlt. Wir müssen suchen: Wie können wir Mittel und Wege finden, um den Kieselsäureprozeß gerade in die Niere hineinzubringen?

Da finden wir, daß die Nierenfunktion, insbesondere indem sie auch Sinnesfunktion ist, abhängt von dem astralischen Leib des Menschen. Der astralische Leib liegt namentlich den Ausscheidungsprozessen, dieser besonderen Form der Abbauprozesse, zugrunde. Daher müssen wir den astralischen Leib anregen, aber so anregen, daß er gerade an ein Organ, wie es die Niere ist, Kieselsäure heranbringt, die wir irgendwie von außen zuführen. Wir brauchen also ein Mittel, das erstens den Kieselsäureprozeß anregt, zweitens ihn besonders anregt in der Niere. Wenn wir nun suchen, dann kommen wir im Umkreis der Pflanzenwelt auf Equisetum arvense, auf den gewöhnlichen Ackerschachtelhalm. Der hat das Eigentümliche, daß er in hohem Maße Kieselsäure enthält. Bloße Kieselsäure würde, wenn wir sie dem Menschen eingeben, nicht zur Niere hingelangen. Equisetum enthält außerdem noch schwefelsaure Salze. Wenn wir schwefelsaure Salze allein anwenden, wirken sie auf das rhythmische System, auf die Ausscheidungsorgane und auf die Niere ganz besonders. Und wenn sie mit der Kieselsäure so innig verbunden sind, wie das bei Equisetum arvense der Fall ist – wir können es innerlich geben, aber auch, wenn sich herausstellen sollte, daß dies nicht geht, die anderen angegebenen Wege anwenden –, dann ebnen diese schwefelsauren Salze des Equisetum der Kieselsäure den Weg zur Niere hin.

Jetzt haben wir an einem einzelnen Falle erkannt, was das Pathologische an der Nierenerkrankung ist. Wir sind ganz exakt dabei vorgegangen; wir haben das gesucht, was den mangelhaften Prozeß in der Niere ersetzt; wir führen eine Brücke auf, die Schritt für Schritt überschaubar ist, von der Pathologie zur Therapie.

Nehmen wir einen anderen Fall: Wir hätten es mit irgendwelchen

Störungen im Verdauungssystem zu tun, Störungen, wie man sie etwa zusammenfaßt unter dem Namen Dyspepsie oder dergleichen. Indem man wieder so geisteswissenschaftlich vorgeht, wie ich es charakterisiert habe, wird man durchschauen können, daß es sich vorzugsweise um eine fehlerhafte, nicht stark genug wirkende Ich-Organisation handelt. Warum wirkt diese Ich-Organisation nicht stark genug? Das ist jetzt die Frage. Und wir müssen irgendwo im Funktionieren des menschlichen Organismus suchen, was da zugrunde liegt, daß die Ich-Organisation nicht stark genug wirkt. Wir werden in bestimmten Fällen finden, daß eine mangelhafte Gallenabsonderung vorhanden ist. In solchem Falle müssen wir der Ich-Organisation dadurch zu Hilfe kommen, daß wir ebenso, wie wir es vorher mit dem Equisetum gegenüber der Nierenfunktion getan haben, es nun gegenüber der Gallenabsonderungsfunktion auch dazu bringen, dem Organismus irgend etwas zuzuführen, was, wenn es durch seine Zusammensetzung an seinen richtigen Platz kommt, einer zu schwach wirkenden Ich-Organisation hilft. Ebenso wie wir finden, daß der Kieselsäureprozeß, wenn er in der richtigen Weise – als der Prozeß, der dem normal funktionierenden Nerven-Sinnessystem zugrunde liegt – in die Niere eingeführt wird, ihre Sinnesfähigkeit hebt, so finden wir, daß Prozesse wie die Gallenabsonderung, die vorzugsweise der Ich-Organisation entsprechen, nun zusammenhängen mit einer ganz bestimmten Art, wie – mit anderen im Verhältnis zusammen – Kohlenstoff im Organismus wirkt. Da stellt sich zum Beispiel das Merkwürdige heraus: Wenn wir den Kohlenstoff in der richtigen Weise so in den Organismus einführen wollen, daß wir gerade der Dyspepsie begegnen, dann finden wir, daß der Kohlenstoff, der ja natürlich in jeder Pflanze enthalten ist, gerade im Cichorium intybus so enthalten ist, daß er hindirigiert wird zum Gallenfunktionsorgan. Wenn wir aus Cichorium intybus das richtige Präparat zu gewinnen wissen, dann leiten wir in derselben Art einen gewissen Kohlenstoffprozeß zur Gallenfunktion hin, wie wir mit dem Equisetumpräparat einen Kieselsäureprozeß in die Niere hineinbringen.

Ich habe Ihnen hier an leicht überschaubaren Beispielen, die auf leichte, unter Umständen auch auf sehr schwere Krankheitsfälle hinweisen können, das Prinzip anzudeuten versucht, wie durch ein geisteswissenschaftliches Durchschauen des menschlichen Organismus auf der einen Seite, der verschiedenen Naturgeschöpfe und ihrer Wechselbeziehungen auf der anderen Seite, zustande kommen kann: Erstens ein Durchschauen des Krankheitsprozesses, zweitens aber ein Durchschauen dessen, was notwendig ist, um den Erkrankungsprozeß, der in einer bestimmten Richtung abläuft, zum Umkehren zu bringen. Das Heilen wird dadurch zu einer durchschaubaren Kunst. Das ist das, was Arzneikunst, Heilkunst, Medizin haben kann von jener wissenschaftlichen Forschungsart, die hier Anthroposophie genannt wird. Das ist durchaus keine Phantasterei. Das ist eigentlich das, was bis zur alleräußersten Exaktheit – wie ich das neulich schon gesagt habe – das Forschen dahin bringt, vor allem den ganzen Menschen zu durchschauen, ihn zu begreifen nach der Seite des Physischen, des Seelischen und des Geistigen. Und im Menschen hängt der gesunde und der kranke Zustand von dem Wirken des Physischen, des Seelischen und des Geistigen ab. Dadurch, daß man den Menschen gliedert nach Nerven-Sinnessystem, rhythmischem System und Stoffwechsel-Gliedmaßensystem, schaut man auch hinein in die verschiedenen Prozesse und ihre Grade. Man lernt erkennen, wie in der Niere Sinnesfunktion vorhanden ist, wenn man erst aufmerksam wird auf das Wesentliche der Sinnesfunktion; sonst sucht man die Sinnesfunktion nur in den gröberen Arten in den gewöhnlichen Sinnen. Dann aber kommt man dahin, Krankheiten als solche zu durchschauen.

Ich sagte schon, daß im Stoffwechsel-Gliedmaßensystem die entgegengesetzten Prozesse desjenigen vor sich gehen, was im Nerven-Sinnessystem sich abspielt. Aber es kann sein, daß Prozesse, die ihrer vorzüglichsten Wesenheit nach Nerven-Sinnesprozesse sind und zum Beispiel in den Kopfnerven vor sich gehen, dort also normal sind, nach dem Stoffwechsel-Gliedmaßensystem gewissermaßen disloziert werden können; daß dann im Stoffwechsel-Gliedmaßensystem durch Abnormität des astralischen Leibes und der Ich-Organisation etwas vorgehen kann, was richtig, normal in der Nerven-Sinnesorganisation vor sich gehen würde. Das heißt, daß dasjenige, was für ein System das Richtige ist, sich für ein anderes System metamorphosieren und krankmachend sein kann. Dann entsteht dadurch, daß ein Prozeß, der zum Beispiel ins Nerven-Sinnessystem gehört, in einem anderen System erscheint, ein Krankheitsprozeß. Das ist beim Typhus der Fall. Der Typhus stellt einen Prozeß dar, der ins Nervensystem gehört. Während er sich dort abspielen sollte in der physischen Organisation, spielt er sich tatsächlich ab in der Gegend des Stoffwechselsystems innerhalb der ätherischen Organisation, des Ätherleibes, überträgt sich auf den physischen Leib und tritt als Typhus zutage. Da sieht man hinein in das Wesen eines Erkrankens. Oder es kann auch das eintreten, daß diejenige Dynamik, diejenigen Kräfte, die in einem Sinnesorgan tätig sind, in einem gewissen Grade dort tätig sein müssen, damit das Sinnesorgan als solches entsteht, am falschen Orte sich betätigen. Was in einem Sinnesorgan wirkt, das kann irgendwie transformiert auch an einem anderen Orte sich betätigen. Nehmen wir die Tätigkeit des Ohres: Anstatt im Nerven-Sinnessystem prägt sie sich aus – durch Umstände, die auch beschrieben werden können – an einer anderen Stelle, zum Beispiel irgendwo im Stoffwechselsystem, da, wo dieses sich verbindet mit dem rhythmischen System. Dann kommt am falschen Orte ein abnormes Hintendieren nach einem Sinnesorgan zustande. Und das tritt auf als Karzinom, als Krebsbildung. Nur wenn Sie so die menschliche Organisation zu durchschauen vermögen, können Sie erkennen, daß Sie im Karzinom gewissermaßen eine über die Systeme hin dislozierte Sinnesbildungstendenz haben.

Wenn von der Befruchtung der Medizin durch die Anthroposophie gesprochen wird, dann handelt es sich also darum, daß man hineinschauen lernt, wie Abnormes im menschlichen Organismus sich dadurch bildet, daß etwas, was in einem bestimmten Systeme normal ist, in ein anderes System hineinversetzt wird. Indem man aber so den menschlichen Organismus durchschaut, kommt man erst dadurch in die Lage, ihn im gesunden und kranken Zustande wirklich verstehen und dann die Brücke schlagen zu können von der Pathologie zur Therapie, vom Beobachten des Kranken zum Heilen. Wenn diese Dinge im Zusammenhange dargestellt werden, wird man schon sehen, wie das, was von einem solchen Gesichtspunkte aus gesagt werden kann, durchaus nicht im Widerspruche steht zu der modernen Medizin. Als ein erstes darüber wird – ich glaube in recht kurzer Zeit – das Buch erscheinen können, das von Frau Dr. *Wegman,* der Leiterin des Klinisch-Therapeutischen Instituts in Arlesheim, mit mir zusammen geschrieben, veröffentlicht werden wird, und das im Zusammenhange darstellen soll, was von einem solchen geisteswissenschaftlichen Gesichtspunkte aus – nicht im Widerspruche, sondern als Ergänzung der modernen Medizin – gesagt werden kann. Man wird sich dann überzeugen können, daß es sich nicht um irgendwelche Flunkereien handelt, wie sie heute an der Tagesordnung sind; sondern jenes Buch wird in einer Weise, die der modernen Wissenschaft durchaus gerecht wird, die Befruchtung zeigen, die durch die geisteswissenschaftliche Forschung für die Heilkunst eintreten kann. Gerade wenn man immer mehr und mehr im Detail, mit wissenschaftlicher Gewissenhaftigkeit diese Dinge verfolgen wird, dann wird man auch die Bemühungen erkennen, die in einem solchen Institut wie den Internationalen Laboratorien in Arlesheim gemacht werden, wo nach den hier dargestellten Prinzipien eine ganze Reihe neuer Heilmittel hergestellt werden.

Im dritten Vortrage wird es meine Aufgabe sein, durch die Betrachtung ganz bestimmter einzelner Krankheitsfälle und ihrer möglichen Heilungen – soweit das hier in populärer Weise auseinandergesetzt werden kann – weiter zu erhärten, was über eine rationelle Therapie bisher schon angedeutet worden ist. Wer durchschauen kann, um was es sich hier handelt, der wird wirklich keine Furcht und Sorge haben vor einem genauen Prüfen dessen, was hier angedeutet ist. Wir wissen, daß es auch mit dieser Sache so sein wird, wie auf dem Gesamtgebiete der Anthroposophie: Schimpfen, abkanzeln und kritisieren werden die Sache zunächst die, die sie nicht im Detail kennenlernen. Mit dem Schimpfen werden dann diejenigen aufhören, die sie im Detail kennenlernen. Deshalb werde ich im nächsten Vortrage noch einiges an Einzelheiten anführen, was zeigen soll, daß man nicht mit Umgehung der modernen Wissenschaft, sondern im vollen Einklange mit ihr – aber mit dem Drang, aus geistiger Erkenntnis heraus diese Wissenschaft zu ergänzen – auf dem Gebiete anthroposophischer Medizin vorgehen will. Dann erst, wenn das verstanden wird, wird die Heilkunst auf ihrem richtigen Boden stehen. Denn die Heilkunst hat mit dem Men-

180

schen zu tun. Der Mensch ist ein Wesen, das sich gliedert nach Leib,
Seele und Geist. Eine wirkliche Medizin kann daher nur bestehen,
wenn sie auch eindringt in eine Erkenntnis des Menschen nach Leib,
Seele und Geist.

NEUNTER VORTRAG

Arnheim, 24. Juli 1924

Was ich in den ersten beiden Vorträgen über allgemeine Prinzipien vorbrachte, durch welche die Heilkunde befruchtet werden kann durch die anthroposophische Forschung, das möchte ich heute nach der einen oder anderen Seite hin durch Einzelheiten ergänzen, durch solche Einzelheiten, die zugleich zeigen können, wie man, indem man von dieser Seite her durch Anthroposophie ins praktische Leben hineinwirkt, tatsächlich auch zu einer lebensfreundlichen, zu einer wirklichkeitsgemäßen Handhabung – wenn ich so sagen darf – des Lebens kommt.

In den ersten beiden Vorträgen habe ich angedeutet, wie Anthroposophie genötigt ist, die gesamte menschliche Wesenheit zu gliedern in den physischen Leib, der für die äußeren Sinne wahrgenommen werden kann, der aber im Laufe des Erdenlebens wiederholt abgeworfen und neu gebildet wird; wie dann innerhalb dieses physischen Leibes lebt der sogenannte Äther- oder Lebensleib, der die Wachstumskräfte, die Ernährungskräfte in sich enthält, und den der Mensch mit der Pflanze gemeinschaftlich hat; wie wir aber dann beim Menschen weiter unterscheiden müssen den Träger des Empfindungslebens, des Lebens, das innerlich die äußere Welt spiegelt. Wir kommen damit zu dem astralischen Leib. – Ich sagte schon, man braucht sich an Ausdrücken nicht zu stoßen, sondern sie nur als das zu nehmen, als was sie hier erklärt werden. – Diesen astralischen Leib hat der Mensch nun mit dem Tiere gemeinschaftlich. Dann ragt aber der Mensch über die übrigen Naturreiche innerhalb seiner Erdenumgebung dadurch hinaus, daß er in sich trägt die Ich-Organisation.

Wenn wir nur im allgemeinen den Menschen so gliederten, dann würde eine solche Gliederung eigentlich ihrem Werte nach gar nicht eingesehen werden können. Wenn man aber dazu kommt, einzusehen, welche reale Bedeutung diese vier Glieder der menschlichen Natur haben, dann wird man nicht mehr eine bloße philosophische Begriffsauseinandersetzung oder nur eine Einteilung der am Menschen vorkommenden Erscheinungen darin finden; sondern dann wird man einsehen, daß mit einer solchen Gliederung etwas gewonnen ist für das Hineinschauen in die menschliche Wesenheit. Und man braucht ja nur auf eine alltägliche Erscheinung im menschlichen Leben hinzublicken, auf den Wechselzustand von Wachen und Schlafen, dann wird man schon finden, welche Bedeutung eine solche Gliederung hat. Alltäglich sehen wir den Menschen aus dem Zustande, in dem er von innen heraus seine Glieder bewegt und aus der Außenwelt die Eindrücke aufnimmt, um sie innerlich zu verarbeiten, übergehen in denjenigen Zustand, wo er schlafend regungslos daliegt, wo sein Bewußtsein hinuntersinkt – wenn nicht die Träume heraufgaukeln – in eine innere, unbestimmte Finsternis. Will man nämlich nicht annehmen, daß das, was im Menschen innerlich lebt, innerlich west als Wollen, Fühlen und Denken, beim Einschlafen ins Nichts vergeht, beim Aufwachen aus dem Nichts wieder zurückkehrt, dann wird man sich fragen müssen: Wie verhält sich denn der wachende Mensch zum schlafenden Menschen?

Da zeigt uns diejenige Anschauung, die in der Lage ist, auf diese höheren, übersinnlichen Glieder der menschlichen Wesenheit hinzublicken, daß dasjenige, was vom Menschen während des Schlafens im Bette liegt, nur den physischen Leib und den Äther- oder Lebensleib enthält, während der astralische Leib und die Ich-Organisation sich von den beiden anderen Gliedern getrennt haben. Sobald wir aber – und ich kann diese Dinge natürlich hier nur andeuten als Ergebnisse geisteswissenschaftlicher, anthroposophischer Forschung, die so sicher stehen wie nur irgendein mathematisches oder naturwissenschaftliches Ergebnis – darauf gekommen sind, daß der Mensch sein Astralisches und seine Ich-Organisation, also sein eigentliches reales Geistig-Seelisches, während des Schlafes herausheben kann aus der physischen Organisation, dann kommt man auch auf ein anderes: daß dieses radikale, dieses totale Herausheben während des Schlafes teilweise, partiell, auch während des Wachens eintreten kann. Wir brauchen ja nur darauf hinzuschauen, wie es in der menschlichen Wesenheit immerhin Zustände gibt, die gewissermaßen das Schlafen anheben, aber es nicht bis zum völligen Schlafen bringen: Ohnmachtszustände, Bewußtlosigkeit, Betäubungszustände. Das sind Zustände, in denen die menschliche Wesenheit gewissermaßen das Schlafen anhebt, aber nicht bis zum völligen Schlafen kommt, wo sie so schwebt zwischen Schlafen und Wachen. Was liegt denn beim Menschen vor, wenn derartige Zustände eintreten?

Um das zu verstehen, muß man völlig in die menschliche Wesenheit hineinschauen können. Dazu muß man dessen gedenken, was ich im letzten Vortrage als ein anthroposophisches Forschungsergebnis auseinandergesetzt habe. Ich sagte, daß es möglich geworden ist, die gesamte Organisation des Menschen zu gliedern nach dem Nerven-Sinnesorganismus, nach dem rhythmischen Organismus, der alle rhythmischen Vorgänge als Funktionen umfaßt, und nach dem Stoffwechsel-Gliedmaßenorganismus. Und ich sagte auch schon, daß der Stoffwechsel-Gliedmaßenorganismus polarisch entgegengesetzt ist dem Nerven-Sinnesorganismus, während der rhythmische zwischen beiden vermittelt. Wir können uns schematisch dieses Verhältnis durch die Zeichnung versinnlichen, in der mit A der Nerven-Sinnesorganismus, mit C der Stoffwechsel-Gliedmaßenorganismus angedeutet sein soll, während B den rhythmischen Organismus darstellen soll, der die bei-

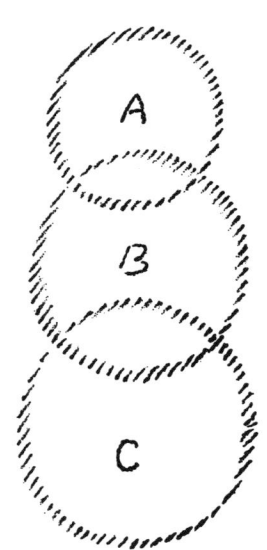

den anderen verbindet, in beide hineingestellt ist. Natürlich ganz schematisch. Durch alle drei dieser Systeme der menschlichen Natur gehen hindurch diese vier Glieder der menschlichen Wesenheit: der physische Leib, der Äther- oder Lebensleib, der astralische Leib und die Ich-Organisation. Aber die menschliche Wesenheit ist eben durchaus kompliziert. Und es ist nicht so, daß man unter allen Umständen sagen kann wie: im Schlafe geht der ganze astralische Organismus und die ganze Ich-Organisation aus dem physischen und dem ätherischen Organismus heraus. Sondern es kann so sein, daß der Nerven-Sinnesorganismus bis zu einem gewissen Grade von dem astralischen Leib und von der Ich-Organisation verlassen wird. Dann ist, weil der Nerven-Sinnesorganismus, wenn er auch den ganzen Menschen erfüllt, hauptsächlich im Haupt konzentriert, lokalisiert ist, dann ist im Gegensatz der menschliche Kopf genötigt, so etwas zu entwickeln, was gegen den Schlaf hinüberneigt. Aber der Mensch schläft nicht; denn sein Stoffwechsel-Gliedmaßensystem und sein rhythmisches System enthalten noch voll den astralischen Organismus und die Ich-Organisation. Diese beiden sind nur aus dem Haupte heraus. Dadurch wird im Kopfe ein dumpfer, ein Betäubungszustand, ein Ohnmachtszustand hervorgerufen. Der übrige Organismus aber funktioniert wie im Wachleben.

Was ich Ihnen hier geschildert habe, das braucht für den Menschen nicht bloß als irgendein Zustand einzutreten, der durch das oder jenes von innen heraus bestimmt ist, sondern es kann dadurch eintreten, daß wir Äußeres auf den Menschen wirken lassen, indem wir ihm zum Beispiel eine gewisse Quantität Blei oder einer Bleiverbindung beibringen. Was den Betäubungszustand, den Schwindelzustand durch Abtrennen des astralischen Leibes und der Ich-Organisation vom Haupte bewirkt, also diesen partiellen Schlafzustand, das können wir dadurch hervorrufen, daß wir dem menschlichen Organismus eine gewisse Dosis Blei zuführen. Wir sehen daraus, daß diese äußere Substanz, das Blei, indem es in den menschlichen Organismus eingeführt wird, den astralischen Organismus und die Ich-Organisation aus dem Kopfe heraustreibt. Wir blicken damit tief hinein in die menschliche Organisation, in ihr Verhältnis zur Umwelt; wir sehen, wie der menschliche Organismus abhängig werden kann von dem, was er in dieser Weise aufnimmt.

Aber nehmen wir jetzt an, wir finden, daß der Mensch die entgegengesetzten Zustände von denjenigen zeigt, die ich soeben geschildert habe, daß er zeigt: sein astralischer Leib und seine Ich-Organisation stecken zu intensiv im Kopfe drinnen, wirken zu stark auf den Kopf. Worin sich das zeigt, kann uns klarwerden, wenn wir einmal prüfen, wie die Hauptesorganisation auf den ganzen menschlichen Organismus wirkt, wenn wir studieren, wie der Organismus sich überhaupt aufbaut. Wir sehen in ihm entstehen die ganz festen Teile, die Skelettteile; wir sehen weiter die weicheren Teile, die Muskeln und so weiter entstehen. Studieren wir die menschliche Entwickelung von Kindheit auf, so finden wir, daß derjenige Teil des Organismus, der uns zunächst durch seinen äußeren Bau zeigt, wie er nach der Verknöcherung hinneigt, der uns durch seine ganze Organisation zeigt, daß er in der Verknöcherung sein Wesentlichstes hat, das Haupt, durch die ganze Entwickelung hin die Kräfte ausstrahlt, welche skelettbildend sind und damit verhärtend, versteifend in der menschlichen Wesenheit wirken. Wir kommen allmählich darauf, welche Aufgaben die Ich-Organisation und der astralische Organismus im Menschen haben, indem sie den Kopf durchdringen: sie wirken so, daß der Mensch vom Kopfe aus im wesentlichen diejenigen Kräfte ausstrahlt, die ihn innerlich verhärten, die namentlich dahin wirken, daß er feste Teile aussondert aus seiner mehr flüssigen Organisation. Wirken nun im menschlichen Haupt der astralische Leib und die Ich-Organisation zu stark, dann wirkt vom Kopfe ausstrahlend ein zu starkes Prinzip der Verhärtung, des Sich-Versteifens. Und die Folge ist, was wir an der menschlichen Organisation beobachten, wenn wir alt werden, wo wir sozusagen die Anlage zur Knochenbildung im Entstehen in der Arteriosklerose, in der Verkalkung der Adern, in uns tragen. Das Versteifungs- oder Verhärtungsprinzip, das sonst in die Knochen hineinschießt, das schießt in der Sklerose in übermäßiger Weise in den Organismus hinein. Wir haben es zu tun mit einer starken Wirkung der Ich-Organisation und des astralischen Leibes; diese beiden setzen sich gewissermaßen zu tief in den Organismus hinein.

Hier beginnt die Anschauung von dem astralischen Leib sehr wirklichkeitsgemäß zu werden. Denn bringen wir dem Organismus Blei bei und ist er normal, so drängen wir seinen astralischen und seinen Ich-Organismus aus dem Kopfe heraus. Stecken diese beiden aber zu stark im Kopfe drinnen, und bringen wir ihm dann die entsprechende Dosis Blei bei, so haben wir recht, daß wir die astralische und die Ich-Organisation etwas aus dem Kopfe herausbringen: wir bekämpfen die Sklerose. Hier sehen wir, wie wir durch äußere Mittel auf diesen Zusammenhang der menschlichen Wesensglieder wirken können: indem wir dem gesunden Organismus Blei beibringen, können wir dahin wirken, daß er krank, betäubt, ohnmächtig wird, indem aus seiner Hauptesorganisation der astralische Leib und das Ich sich abgliedern, wie sonst nur im Schlafe; stecken sie aber zu tief im Kopfe drinnen, wacht der Mensch zu stark, bewirkt er durch sein fortdauerndes zu starkes Wachsein, daß er sich innerlich verhärtet, dann kommt er in die Sklerose, und wir tun in diesem Falle recht, astralischen Leib und Ich aus dem Haupte etwas herauszutreiben. Wir sehen so die innere Wirkung des Heilmittels ein, indem wir gerade die verschiedenen Glieder der menschlichen Natur überblicken.

Nehmen wir nun den entgegengesetzten Fall an: wir haben dieselben Erscheinungen in der Stoffwechsel-Gliedmaßenorganisation. Wenn der Mensch völlig schläft, sind der astralische Leib und die Ich-Organisation auch aus der Stoffwechsel-Gliedmaßenorganisation heraus. Aber ohne daß wir den astralischen Leib und das Ich aus dem Haupte heraustreiben, können wir sie aus dem Stoffwechsel-Gliedmaßensystem heraustreiben; denn wie wir durch Blei die astralische und die Ich-Organisation aus dem Kopfe herausbringen, Betäubungen und dergleichen hervorrufen, so können wir, indem wir eine gewisse Dosis Silber oder einer Silberverbindung dem Menschen beibringen, die astralische und Ich-Organisation aus dem Stoffwechsel-Gliedmaßensystem heraustreiben. Wir bekommen dann entsprechende Erscheinungen in der Verdauung, bekommen Verhärtung in den Abscheidungen, Störung im Verdauungssystem und so weiter.

Nehmen wir aber an, wir haben im Organismus ein zu starkes Durchsetztsein unserer Verdauungsorgane durch den astralischen Leib und durch das Ich. Nun sind diese beiden, astralischer Leib und Ich, die eigentlichen Akteure, die tätigen Motore für die Verdauungsorganisation eben im Stoffwechsel-Gliedmaßensystem. Wenn sie zu stark wirken, sich gewissermaßen zu tief hineinsetzen, dann wird zuviel verdaut, zu stark verdaut. Wir bekommen eine zu schnelle Verdauung, bekommen die Erscheinung von Durchfällen und alles, was damit zusammenhängen kann; wir bekommen auch diejenigen Erscheinungen, die als Folgezustände einer solchen zu oberflächlichen, weil zu schnell vollzogenen Verdauung eintreten.

Aber das ist mit noch etwas anderem verbunden, damit nämlich, daß die Stoffwechsel-Gliedmaßentätigkeit im Überschusse vorhanden sein wird. Im menschlichen Organismus wirkt aber alles zusammen. Ist die Stoffwechsel-Gliedmaßentätigkeit im Überschusse vorhanden, so wirkt sie zu stark, wirkt sowohl auf die rhythmische Organisation wie auf die Kopforganisation, namentlich aber auf die rhythmische; denn in dieser setzt sich die Verdauungsorganisation fort, das Verdaute wird in Blut verwandelt. Von dem, was da stofflich-substantiell in das Blut hineinkommt, hängt wiederum der Rhythmus im Blute ab. Wir bekommen, indem so etwas eintritt, daß der astralische Leib und das Ich zu stark wirken, Fiebererscheinungen, gesteigerte Temperatur. Wenn wir jetzt wissen, wir treiben den astralischen Leib und die Ich-Organisation aus dem Stoffwechsel-Gliedmaßensystem heraus, indem wir dem Menschen eine Dosis Silber zuführen, dann wissen wir jetzt weiter: wenn nun der astralische Organismus und die Ich-Organisation zu tief drinnenstecken im Stoffwechsel-Gliedmaßensystem, so können wir sie nun durch Silber oder eine Silberverbindung als Heilmittel aus diesem System herausbringen.

Daraus sehen Sie wieder, wie wir imstande sind, diese Zusammenhänge in der menschlichen Wesenheit beherrschen zu lernen. Und so versucht die Geisteswissenschaft, die ganze Natur «abzusuchen». Ich habe das letzte Mal gezeigt, im Prinzip, wie man das in bezug auf Pflanzenwesenheiten tun kann; ich habe heute gezeigt, wie man es in bezug auf zwei mineralische Substanzen, Blei und Silber, tun kann. Man lernt das Verhältnis des menschlichen Organismus in bezug auf seine Umgebung dadurch durchschauen, daß man erst aufmerksam wird, wie diese verschiedenen Substanzen, die in der Umwelt sind, von den verschiedenen Gliedern der menschlichen Wesenheit verarbeitet werden.

Und nun wollen wir einmal versuchen, ein Beispiel uns vor die Seele zu rücken, das uns zeigen wird, wie es möglich ist, aus der inneren Einsicht in die Wirkungsweise der menschlichen Organisation vom pathologischen Zustand zum Durchschauen des Therapeutischen zu kommen. Dazu muß ich etwas vorausschicken. – Wir haben eigentlich immerfort eine Art Heilmittel in uns. Die menschliche Natur braucht immerfort eine Art Heilmittel, es ist selbstverständlich nicht ganz genau gesprochen, indem ich dies sage, aber Sie werden sogleich verstehen, was gemeint ist. Die menschliche Natur neigt nämlich dazu, daß die Ich-Organisation und der astralische Leib eigentlich zu stark in den physischen Leib und Ätherleib versinken möchten. Der Mensch möchte immer mehr oder weniger nicht hell, sondern dumpf in die Welt hinausschauen; er möchte auch nicht rührig sein, er möchte eigentlich ruhen, hat so eine Vorliebe für Ruhe. Er hat eigentlich immer die Krankheit des Ruhenwollens etwas in sich. Die muß ihm geheilt werden. Und wir sind nur gesund, wenn der menschliche Organismus fortwährend geheilt wird. Zu diesem Heilen ist das Eisen im Blute. Das Eisen ist dasjenige Metall, das immerfort auf den Organismus so wirkt, daß astralischer Leib und Ich sich nicht zu stark mit physischem Leib und Ätherleib verbinden. Wir haben eigentlich im Menschen fortwährend eine Therapie: die Eisentherapie; und wir haben in dem Moment, wo der Mensch zu wenig von dem Eisen in sich trägt, sogleich die Sehnsucht, ruhig zu werden, schlaff zu werden; und sobald der Mensch zu viel an Eisen in sich entwickelt, haben wir ein unwillkürliches Regsamsein, ein Zappeligsein. Das Eisen ist der Regulator des Zusammenhanges zwischen physischem Leib und ätherischem Leib einerseits und astralischem Leib und Ich-Organisation andererseits. Wenn also in diesem Zusammenhange irgend etwas gestört ist, so werden wir auch sagen können: Vermehrung oder Verminderung des Eisengehaltes im menschlichen Organismus wird das richtige Verhältnis wieder herstellen.

Nun betrachten wir einmal eine Krankheitsform, die von der Medizin nicht sehr geschätzt wird. Man kann ganz gut verstehen, warum. Sie ist nämlich zunächst so verworren, scheinbar, daß man nicht sogleich darauf kommt, worin sie besteht. Daher gibt es dafür auch alle möglichen Heilmittel, so daß, wenn jemandem ein solches empfohlen wird, man auch sagt: dafür hat ja schon jeder der Heilmittelerfinder ein Mittel erfunden. Es ist die Krankheit, die zwar von der Medizin, wie gesagt, nicht sehr geschätzt wird, aber die doch für die von ihr Betroffenen sehr unangenehm ist: die Migräne. Die Migräne scheint verworren zu sein, weil sie in der Tat im Grunde recht kompliziert ist. – Wenn wir den menschlichen Hauptesorganismus betrachten, so haben wir in ihm, zunächst mehr zentral gelegen, die Ausläufer der Sinnesnerven, die in einer wunderbaren Weise sich vernetzen und verstricken. Was mehr in der Mitte des Gehirns im menschlichen Haupte liegt, was die Organisation der Sinnesnerven nach innen ist, das ist eigentlich ein Wunderbau. Das ist im Grunde genommen dasjenige, was am vollkommensten in bezug auf die physische Organisation dasteht; denn da prägt sich das Ich des Menschen in seiner Wirksamkeit auf den physischen Leib am allerintensivsten aus. In jener Art, wie die Sinnesnerven nach innen gehen, sich miteinander verbinden, etwas wie eine innere Gliederung im ganzen Organismus bewirken, da strebt die menschliche Organisation über das Tierische weit, weit hinaus. Das ist ein Wunderbau. Und da ist es sehr leicht möglich, daß – weil gerade dort die menschliche Ich-Organisation, das höchste Glied der menschlichen Wesenheit, eingreifen muß, um diesen Wunderbau zu regulieren –, diese Ich-Organisation zeitweilig versagt, so daß die physische Organisation an dieser Stelle sich selbst überlassen ist. Es ist durchaus möglich, daß sich in dieser sogenannten weißen Substanz des Gehirns ergibt: die Ich-Organisation ist nicht mächtig genug, um sie zu durchdringen, um sie ganz durchzuorganisieren. Es fällt die physische und die ätherische Organisation aus der Ich-Organisation heraus, und so etwas wie Fremdorganisation gliedert sich dem menschlichen Organismus ein.

Nun ist die weiße Gehirnsubstanz umgeben von der grauen Gehirnsubstanz, von jener Substanz, die viel weniger fein gegliedert ist, die zwar von der gewöhnlichen Physiologie als die bedeutendere angesehen wird, aber es nicht ist, deshalb nicht ist, weil sie viel mehr mit der Ernährung zusammenhängt. Wir haben eine viel regsamere Tätigkeit in bezug auf Ernährung, in bezug auf innere Ansammlung von Stoffen in der grauen Gehirnsubstanz als in der weißen, die in der Mitte liegt, die viel mehr dem Geistigen zugrunde liegt. – Nun hängt aber im menschlichen Organismus alles zusammen, denn jedes Glied wirkt auf jedes andere. Und in dem Augenblick, wo das Ich beginnt, sich gewissermaßen von der mittleren Gehirnsubstanz, der weißen, zurückzuziehen, kommt die graue auch gleich in Unordnung. Der astralische Leib und der Ätherleib können in die graue Gehirnsubstanz nicht mehr ordentlich eingreifen; dadurch entsteht im ganzen Inneren des Hauptes eine Unregelmäßigkeit. Die Ich-Organisation zieht sich vom Mittelgehirn, die astralische Organisation mehr vom Umfange des Gehirns zurück; die ganze Organisation des menschlichen Hauptes wird verschoben. Das mittlere Gehirn fängt an, weniger dem Vorstellen zu dienen, ähnlicher zu werden dem grauen Gehirn, eine Art Verdauung zu entwickeln, die es nicht entwickeln sollte; die graue Gehirnsubstanz fängt an, stärker Verdauungsorgan zu werden, als sie es sein sollte, sie sondert zu stark ab. Fremdkörpereinschlüsse, zu starke Absonderungen durchdringen das Gehirn. Alles aber, was in dieser Weise im Haupte sich ausorganisiert, wirkt wieder zurück auf die feineren Atmungsprozesse, namentlich aber auf die rhythmischen Prozesse der Blutzirkulation. Wir haben eine zwar nicht sehr tiefgehende, aber doch bedeutungsvolle Unordnung im menschlichen Organismus und müssen nun die wichtige Frage aufwerfen: Wie bringen wir in das eigentliche Nervensystem, in diese Fortsetzung der Nerven von außen nach innen, wieder die Ich-Organisation hinein? Wie treiben wir das Ich wieder dorthin, wovon es sich zurückgezogen hat: in die mittleren Gehirnpartien?

Das erreichen wir, indem wir diejenige Substanz anwenden, deren Wirkungsweise ich in den zwei ersten Vorträgen dargelegt habe: indem wir dem Organismus Kieselsäure beibringen. Würden wir aber bloß Kieselsäure anwenden, dann würden wir bewirken, daß das Ich zwar in die mittlere Nerven-Sinnesorganisation des Hauptes untertaucht, aber wir ließen die Umgebung, das heißt die graue Gehirnsubstanz, so wie sie ist. Wir müssen deshalb zu gleicher Zeit den Verdauungsprozeß in der grauen Gehirnsubstanz so regeln, daß er nicht übersprudelt, daß er sich rhythmisch eingliedert in den ganzen normalen Zusammenhang der menschlichen Wesenheit. Daher müssen wir gleichzeitig dem Organismus das Eisen zuführen, das da ist, um diesen Zusammenhang immerfort zu regeln, um den rhythmischen Organismus in der richtigen Weise zum ganzen geistigen System des Menschen in Zusammenhang zu stellen.

Nun merken wir aber zugleich, daß wir zu Unregelmäßigkeiten in der Verdauung gerade im Großhirn neigen. Im menschlichen Organismus geschieht aber nichts, ohne daß etwas anderes auch beeinträchtigt wird. Und so treten im ganzen Verdauungssystem dann leise, feine Unordnungen ein. Indem wir nun wiederum die äußeren Substanzen im Zusammenhange mit dem menschlichen Organismus studieren, kommen wir darauf, daß Schwefel und Schwefelverbindungen so wirken, daß vom Verdauungssystem aus eine Regelung der ganzen Verdauung zustande kommt.

Jetzt haben wir die drei Gesichtspunkte erörtert, die bei der Migräne in Betracht kommen: Regelung der Verdauung, deren Unordnung sich zeigt in unregelmäßiger Verdauung im Großhirn; Regelung der Nerven-Sinnestätigkeit vom Ich aus durch die Kieselsäure; Regelung der in Unordnung gekommenen Rhythmik des Zirkulationswesens, indem wir Eisen anwenden. Wir durchschauen so den ganzen Prozeß. Er ist, wie gesagt, von der gewöhnlichen Medizin ein wenig verachtet; aber er ist ungeheuer anschaulich, wenn man den menschlichen Organismus wirklich durchschaut. Und wir kommen darauf, daß uns der Organismus selber befiehlt, ein Präparat herzustellen, das aus Kieselsäure, Schwefel und Eisen in einer bestimmten Weise zusammengesetzt ist. Wir erhalten dann das, was aus anthroposophischer Forschung heraus jetzt in der Welt als Migränemittel verbreitet wird, das aber zugleich überhaupt außerordentlich regulierend wirkt auf die Ich-Organisation, damit diese richtig in den Organismus eingreift, auf alles das, was gestörte Rhythmik in der Blutzirkulation herstellt, und auf alles das, was die Wirkung, die Ausstrahlung der Verdauung in den ganzen menschlichen Organismus in der richtigen Weise bewirkt.

Wer nun den menschlichen Organismus kennt, der weiß, daß von diesen drei Seiten her eigentlich ungeheuer vieles kommt, was Unordnung im Organismus bedeutet, und daß schließlich die Migräne nur ein Symptom dafür ist, daß Ätherleib, astralischer Leib und Ich nicht ordentlich im physischen Leibe drinnen wirken. Es ist daher kein Wunder, daß unser Migränemittel überhaupt dazu geeignet ist, die Zusammenwirkung zwischen Ich, astralischem Organismus, ätherischem Organismus und der physischen Organisation zu regulieren. Wenn daher der Mensch fühlt, diese Glieder seiner Wesenheit wirken nicht ordentlich in ihm zusammen, dann wird unser Migränemittel – das eben nicht ein bloßes Migränemittel ist – unter allen Umständen ihm helfen können. Es ist ein Migränemittel, weil es eben gerade auf das hingeht, was sich in der Migräne in seinen radikalsten Symptomen zeigt, und ich konnte Ihnen gerade an diesem Mittel anschaulich machen, wie man nach anthroposophischen Prinzipien studiert, worin das Wesen einer Krankheit besteht und wie man dann, wenn man weiß, was auf die einzelnen Glieder der menschlichen Wesenheit so oder so wirkt, das Präparat zusammenstellt.

Bei den Heilmitteln, die auf diese Weise hergestellt werden, kommt es eben überall darauf an, daß man erkennt, welches das Verhältnis des menschlichen Organismus zur Umwelt ist. Aber da muß man ganz ernsthaftig darauf ausgehen, dieses Verhältnis seiner Wesenheit nach zu studieren. Ich habe das letzte Mal angeführt, wie man zu Pflanzenheilmitteln kommt, habe das Beispiel des Ackerschachtelhalms, des Equisetum arvense, angeführt. Man kann von jeder Pflanze sagen: sie wirkt in dieser oder jener Weise auf dieses oder jenes Organ. Aber wir müssen uns, wenn wir so etwas studieren wollen, auch dann darüber klar sein, daß eine Pflanze, die draußen irgendwo wächst, im Frühling etwas ganz anderes ist als im Herbst. Wenn wir im Frühling die sprießende, sprossende Pflanze haben, dann ist in ihr enthalten ein Physisches und ein Ätherisches, wie es der Mensch auch in sich trägt. Verwende ich dann irgend etwas Substantielles von diesen Pflanzen im menschlichen Organismus, dann werde ich insbesondere starke Wirkungen auf den physischen Leib und den ätherischen Leib haben können. Lassen wir jetzt die Pflanzen den Sommer hindurch draußen stehen und pflücken wir sie, wenn es gegen den Herbst zu geht, so haben wir die absterbende, die verdorrende und vertrocknende Pflanze.

Schauen wir jetzt zurück auf den menschlichen Organismus. Er sprießt und sproßt durch die Entwickelung seines physischen Leibes, sprießt und sproßt durch das, was der Ätherleib in ihm bewirkt. Durch den astralischen Leib wird abgebaut, durch die Ich-Organisation ebenfalls. Wir haben im Menschen fortwährend sprießendes, sprossendes Leben durch den physischen Leib und durch die ätherische Organisation. Würde nur dies im Menschen sein, er würde nicht ruhiges, besonnenes Bewußtsein entwickeln; denn je mehr wir die Wachstumskräfte anregen, je mehr es in uns sprießt und sproßt, desto unbesonnener werden wir. Und wenn wir gar die Ich-Organisation und den astralischen Organismus im Schlafe aus den beiden anderen Gliedern weg haben, dann sind wir ganz unbewußt, bewußtlos. Was den Menschen aufbaut, das macht ihn wachsend, macht, daß Ernährungskräfte in ihm die aufgenommenen Substanzen verarbeiten; das bringt es aber nicht dahin, daß empfunden und gedacht wird. Sondern damit empfunden und gedacht wird, muß abgebaut werden. Dazu sind der astralische Leib und die Ich-Organisation da. Sie bewirken einen fortwährenden Herbst im Menschen. Durch die physische Organisation und den ätherischen Leib ist fortwährend Frühling im Menschen, sprießendes, sprossendes Leben, aber keine Besonnenheit, kein Bewußtsein, nichts Seelenhaft-Geistiges. Durch die astralische und die Ich-Organisation wird abgebaut; da wird der ätherische Leib in seinen Kräften zurückgestaut, da wird der physische Leib verhärtet, verdorrend gemacht. Aber das muß geschehen. Der physische Leib muß fortwährend hin- und herschwingen zwischen Aufbau und Abbau; der ätherische Leib muß fortwährend hindurch zwischen sprießenden und sprossenden Kräften einerseits und zwischen Kräften, die sich zurückziehen, andererseits. Draußen in der Natur finden wir die Kräfte sich abwechseln vom Frühling gegen den Herbst; die Natur läßt es Frühling und Herbst werden getrennt nach Zeiten. Im Menschen haben wir einen Rhythmus: indem er einschläft, wird es in ihm ganz Frühling, da sprießt und sproßt das physische und ätherische Leben; indem er erwacht, wird das physische und ätherische Leben zurückgedrängt, zurückgestaut, die Besonnenheit macht sich geltend: es wird Herbst und Winter. Daraus kann man sehen, wie äußerlich man eigentlich urteilt, wenn man nur nach äußeren Analogien geht. Wer würde denn nicht, wenn er auf Äußerliches sieht, das Aufwachen des Menschen, sein Übergehen zum Tagesleben als Frühling und Sommer schildern und das Einschlafen als das Hineingehen in die Winterfinsternis? Aber so ist es nicht in Wirklichkeit. Schlafen wir ein, dann fängt es in uns an, weil der astralische Leib und das Ich weg sind, zu sprießen und zu sprossen; da geht auf das Ätherische, das uns sonst in der Pflanze erfreut, da wird es Frühling und Sommer, wenn wir einschlafen; und könnten wir auf den physischen und Ätherleib zurückschauen und beobachten, was da vorgeht, wenn wir sie beide verlassen haben – dazu braucht man natürlich geistiges Wahrnehmungsvermögen; das kann man mit physischen Augen nicht sehen, denn mit ihnen würde man nur den regungslosen Leib sehen –, so würde man das Sprießen und Sprossen schildern können. Und beim Aufwachen würden wir mit geistigem Erkennen wahrnehmen, wie wir hineingehen in den Herbst.

Nehmen wir jetzt nun an, wir suchen nach Pflanzenheilmitteln. Wir pflücken den Enzian im Frühling. Der Enzian ist ein gutes Heilmittel gegen Dyspepsie. Pflücken wir ihn im Frühling, dann werden wir, wenn wir ihn in der richtigen Weise zu einem Heilmittel verwerten, auf das wirken können, was immerfort vorzugsweise von dem physischen und dem ätherischen Leib ausgeht. Haben wir gestörtes Wachstum, gestörte Ernährungskräfte, so werden wir Enzianwurzeln auskochen und die ausgekochte Substanz verwenden, um die Ernährungskräfte zu verbessern und die Störung zu bekämpfen. Verwenden wir aber die Enzianwurzeln, indem wir sie im Herbst ausgraben, wo der ganze Enzian daraufhin organisiert ist, gerade abzubauen, dem ähnlich zu werden, was der astralische Leib im Menschen bewirkt, dann wird nichts aus der Heilung; im Gegenteil, dann verstärken wir die Verdauungsunregelmäßigkeit. Wir müssen daher nicht nur irgendeine Pflanze kennen und von ihr sagen: sie ist für dies oder jenes ein Heilmittel, sondern wir müssen noch wissen, wann wir diese Pflanze pflücken müssen, um sie als Heilmittel zu verwenden.

So müssen wir das ganze Werden der Natur überschauen, wenn wir

Pflanzenheilmittel, die besonders wirksam sein können, verwenden wollen. Deshalb ist bei derjenigen Herstellung von Heilmitteln, wo man zu einer rationellen Therapie tatsächlich aus der Erkenntnis des Krankheitszustandes kommen muß, notwendig, daß man alles berücksichtigt, was sich ergibt auch aus dem Werden der Pflanzenwelt. Man muß also wissen, wenn man seine Präparate herstellt, daß man etwas anderes macht, wenn man die Pflanzen im Herbst sammelt und verwendet, und etwas anderes wiederum, wenn man sie im Frühling sammelt und verwendet. Das aber, was da nur getrennt durch große Zeiträume möglich ist, das ist schon auch in kleinen Zeiträumen möglich. Wenn wir die Präparate, die als Heilmittel dienen sollen, herstellen, so müssen wir lernen, was es heißt: Enzian in der ersten Maiwoche pflükken – Enzian in der letzten Maiwoche pflücken. Denn was der Mensch im Verlaufe von vierundzwanzig Stunden in sich trägt: Frühling, Sommer, Herbst und Winter, das ist draußen in der Natur über dreihundertfünfundsechzig Tage ausgedehnt; wir brauchen für den Menschen für den Zeitraum von vierundzwanzig Stunden das, was sich draußen in der Natur in dreihundertfünfundsechzig Tagen entwickelt.

Daraus sehen Sie, was es heißt: anthroposophische Prinzipien auf die Heilkunde anwenden. Wir haben heute eine sehr verdienstvolle Heilkunde, und ich habe, weil das besonders betont werden muß, wiederholt während dieser Vorträge gesagt: Was Anthroposophie der Heilkunde an Diensten leisten will, das soll durchaus nicht in Opposition treten gegen das, was von der heute anerkannten Heilkunde geleistet wird. Insofern dieses als berechtigt anerkannt wird, soll anthroposophische Heilkunde durchaus auf dem Boden der heutigen Medizin stehen. Mit jenen Bestrebungen, wo man in laienhafter Weise eigentlich bloß davon ausgeht, daß das, was man studieren soll, zuviel ist, und man nun allerlei pfuscherische Heilmittel auf leichte Weise erlangen möchte, mit denen kann Anthroposophie nicht mitgehen. Denn sie erkennt, daß die Wirklichkeit, wenn man sie geistig durchschaut, sich als viel komplizierter erweist, als man nach der physischen Wissenschaft ahnt. Daher wird das, was nach der einen oder anderen Seite auftritt, wo man wenig zu wissen braucht, um als Heiler zu gelten, vielleicht sehr beliebt werden können; denn das gibt sich so, daß man sagt: Man erspart sich das ärztliche Studium. – Das kann man nicht sagen! Anthroposophie kann den Leuten das ärztliche Studium nicht ersparen, im Gegenteil, sie muß noch vieles andere hinzufügen. Allerdings könnte das ärztliche Studium mit größerer Ökonomie getrieben werden; man könnte auf kürzere Zeit gebracht das lehren, was heute, weil es unübersehbar geworden ist, auf viele Jahre ausgedehnt wird. Aber es muß noch etwas dazukommen: das Durchschauen der menschlichen Wesenheit.

Nehmen Sie noch einmal, was ich in diesen Vorträgen schon gesagt habe, daß das Nerven-Sinnessystem durchdrungen ist von allen vier Gliedern der menschlichen Wesenheit, vom physischen Leib, ätherischen Leib, astralischer Organisation und Ich; und das Stoffwechsel-Gliedmaßensystem ist wiederum von allen vier Gliedern durchdrungen. Aber in verschiedener Weise sind beide von ihnen durchdrungen. Das Stoffwechsel-Gliedmaßensystem ist so davon durchdrungen, daß die Ich-Organisation dem Willen nach wesentlich stärker wirkt. Alles, was Aktivität ist, was den Menschen und die ganze menschliche Organisation in Bewegung bringt, steckt in der Stoffwechsel-Gliedmaßenorganisation; alles, was den Menschen in Ruhe läßt und ihn ausfüllt mit inneren Erlebnissen, mit Vorstellungen, Gedanken und Gefühlserlebnissen, das steckt in der Nerven-Sinnesorganisation. Das stellt einen wesentlichen Unterschied dar, den Unterschied, daß in der Nerven-Sinnesorganisation der physische Leib und der Ätherleib viel wichtiger sind als das Ich und die astralische Organisation; und für die Stoffwechsel-Gliedmaßenorganisation sind insbesondere das Ich und die astralische Organisation wichtig. Wenn daher Ich und astralischer Leib zu stark im Nerven-Sinnessystem wirken, dann wird dasjenige im Menschen auftreten, was das Nerven-Sinnessystem in die übrigen Organisationsglieder der menschlichen Natur hineintreibt. Übersteigerung der Ich-Organisation und der astralischen Organisation im Nerven-Sinnesorganismus treiben diese ganze Nerven-Sinnesorganisation irgendwie in die Stoffwechsel-Gliedmaßenorganisation hinein. Da können die verschiedensten Wege gesucht werden, wie die Nerven-Sinnesorganisation hineingetrieben wird in die Stoffwechsel-Gliedmaßenorganisation: immer entsteht das, was wir unter dem allgemeinen Namen Geschwulstbildung fassen können. Und Geschwulstbildungen lernen wir verstehen, wenn wir sehen, wie durch eine übertriebene Ich-Tätigkeit oder astralische Tätigkeit die Nerven-Sinnesorganisation in den übrigen Organismus hineingetrieben wird.

Nehmen wir umgekehrt an: In dem Stoffwechsel-Gliedmaßenorganismus treten Ich und astralische Organisation zurück; physische und ätherische Organisation werden zu stark, sie strahlen hinein in das Nerven-Sinnessystem, sie überfluten es mit den Vorgängen, die nur dem Stoffwechsel-Gliedmaßensystem angehören sollen: Entzündungszustände entstehen. Wir durchschauen, wie Geschwulstbildungen und Entzündungszustände als polarische Gegensätze auftreten. Wissen wir jetzt, wie wir die Nerven-Sinnesorganisation, wenn sie irgendwo im Stoffwechsel-Gliedmaßensystem zu wirken anfängt, zurücktreiben können, dann kommen wir zu möglichen Heilungsprozessen.

Einer derjenigen Prozesse nun, wo die Nerven-Sinnesorganisation wirklich in einer furchtbaren Art irgendwo innerhalb der Stoffwechsel-Gliedmaßenorganisation auftreten kann, ist die Krebsbildung, die Karzinombildung. In ihr liegt also das vor, daß die Nerven-Sinnesorganisation in die Stoffwechsel-Gliedmaßenorganisation hineingeht und sich innerhalb dieser geltend macht. Im zweiten Vortrage sagte ich, wir sehen innerhalb des Stoffwechsel-Gliedmaßensystems so etwas auftreten wie an falscher Stelle gebildete Sinnes-Organanlagen. Das Ohr, wenn es an richtiger Stelle gebildet wird, ist normal; wird eine Ohranlage oder überhaupt eine Sinnesorgananlage – nur eben in der ganz spärlichen Anlage – an falschem Orte gebildet, so haben wir es mit einer Karzinombildung, mit einer Krebsorganisation zu tun. Dieser Neigung des menschlichen Organismus, an falscher Stelle Sinnesorgane bilden zu wollen, müssen wir entgegenwirken. Dazu muß man nun tief hineinschauen in die ganze Entwickelung, die in der Welt, im Kosmos, zum Menschen heraufgeführt hat.

Wenn Sie die anthroposophische Literatur durchgehen, so werden Sie eine ganz andere Kosmologie und eine ganz andere Weltentstehungslehre finden, als der Materialismus sie zeigt. Sie werden finden, daß unsere Erdenbildung eine andere, vorhergehende Bildung hatte, in welcher der Mensch noch nicht in seiner heutigen Form vorhanden

war, aber doch – in einer gewissen Beziehung – das Tier geistig überragend vorhanden war. Nur waren seine Sinne damals noch nicht
ausgebildet. Sie sind erst innerhalb der Erdentwickelung beim Menschen in ihrer letzten Ausbildung entstanden. Veranlagt sind sie am
längsten; aber ihre letzte Ausbildung, wo sie so, wie sie heute sind, von
der Ich-Organisation durchsetzt sind, haben sie erst während der Erdentwickelung erlangt. Das menschliche Ich schoß in Augen, Ohren
und in die übrigen Sinne während der Erdentwickelung hinein. Wird
daher die Ich-Entwickelung zu stark, so bildet sich im menschlichen
Organismus nicht bloß der Sinn in normaler Weise, sondern es entsteht eine zu starke Neigung, Sinne zu bilden. Und die Karzinombildung tritt auf. Was muß ich tun, wenn ich hier heilend eingreifen will?
Ich muß zu früheren Zuständen der Erdentwickelung zurückgehen,
wo auf der Erde noch nicht diejenigen Organismen vorhanden waren,
wie sie heute da sind; ich muß irgendwo nachschauen, wo etwas ist,
was der letzte Rest, das Überbleibsel, die Erbschaft von früheren Erdenzuständen ist. Da komme ich darauf, daß es diejenigen Pflanzen
sind, die als Parasiten, als Viscumbildungen, als Mistelbildungen auf
den Bäumen wachsen, die es nicht dazu gebracht haben, im Erdboden
zu wurzeln, sondern auf Lebendigem wuchern müssen. Warum müssen sie das? Weil sie sich eigentlich entwickelt haben, bevor unsere
Erde diese feste mineralische Erde geworden ist. Ich sehe heute in der
Mistel das, was nicht reine Erdenbildung hat werden können; es muß
auf der fremden Pflanze aufsitzen, weil das Mineralreich am letzten
in der Erdentwickelung entstanden ist. Und in der Mistelsubstanz haben wir das, was in der entsprechenden Weise verarbeitet, sich als
Heilmittel gegen die Karzinombildung darstellt, das die Sinnesorganbildung an falscher Stelle innerhalb des menschlichen Organismus austreibt. – Die Natur durchschauen, bedeutet, die Möglichkeit zu haben,
dasjenige zu bekämpfen, was aus der normalen Entwickelung irgendwie im krankhaften Zustande herausfällt. Der Mensch wird zu stark
Erde, indem er die Krebsbildung in sich hat; er bildet zu stark die
Erdkräfte in sich aus. Diesen übertriebenen Erdkräften muß man diejenigen Kräfte entgegensetzen, die einem Zustande der Erde entsprechen, wo das Mineralreich und die heutige Erde noch nicht da waren.

Deshalb arbeiten wir auf dem Boden anthroposophischer Forschung das Karzinommittel aus in einem bestimmten Viscumpräparat. Und es wird dadurch ganz zweifellos aus der Anschauung der Wesenheit dieser Krankheit das Heilmittel gefunden, das die gewöhnlichen Heilungsprozesse, die Operationsprozesse, allmählich unnötig machen wird.

Damit habe ich Ihnen Details angegeben. Ich könnte dem noch vieles hinzufügen, denn unsere Heilmittel sind schon in großer Anzahl vorhanden. So könnte ich zum Beispiel folgendes zeigen: Indem es möglich ist, daß die Stoffwechsel-Gliedmaßenorganisation einstrahlt in der äußersten Peripherie in die Sinnesorganisation hinein, kommt dies in einer bestimmten Form von Erkrankung zum Ausdruck, und zwar im sogenannten Heuschnupfen. Da haben wir das Umgekehrte von dem, was ich vorhin gezeichnet habe: wenn die Nerven-Sinnesorganisation gewissermaßen hinunterrutscht in die Stoffwechsel-Gliedmaßenorganisation, so hat dies Geschwulstbildung zur Folge; geht die Stoffwechsel-Gliedmaßenorganisation dagegen in die Nerven-Sinnesorganisation hinein, so bekommen wir solche Erscheinungen, wie sie zum Beispiel im Heuschnupfen vorliegen. Bei diesem handelt es sich darum, jene zentrifugalen Prozesse, wo die Stoffwechsel-Gliedmaßentätigkeit zu stark nach der Peripherie des Organismus hingelenkt ist, zu paralysieren durch etwas, was die ätherischen Kräfte wiederum zurückdrängt. Wie versuchen das mit einem Präparat, das gewonnen wird aus solchen Früchten, die sich mit bestimmten Schalenbildungen umkleiden, wo durch die Schalenbildung das Ätherische im Stoffwechsel zurückgetrieben wird. Wir setzen in unserem Präparat den zu stark auftretenden zentrifugal wirkenden Kräften im Heuschnupfen andere, stark zentripetal wirkende Kräfte entgegen, die die ersteren bekämpfen. Man durchschaut ganz genau den pathologischen und den Heilungsprozeß. Und wir können ja darauf hinweisen, wie gerade die schönsten Erfolge mit unseren Heilmitteln auf solchen Gebieten zu verzeichnen sind, mit denen man kaum so leicht heute etwas anzufangen weiß. Auf dem Gebiete der Heuschnupfenbekämpfung zum Beispiel sind sehr schöne Erfolge gerade mit den Präparaten erzielt worden, die aus dem angegebenen Gesichtspunkte heraus gewonnen worden sind.

200

So könnten viele Details angeführt werden. Und sie würden zeigen, daß durch dieses charakterisierte Durchschauen der menschlichen Wesenheit, das der anthroposophischen Forschung möglich ist, die Brücke geschlagen wird zwischen Pathologie und Therapie. Denn, wie wirken denn schließlich das Ich und der astralische Organismus? Sie bauen ab. Dadurch, daß wir abbauen, sind wir geistig-seelische Wesen. Es ist immer eine reine Giftwirkung vorhanden, wenn etwas abgebaut wird; die Organe werden zerstört. Wuchern Organe, so müssen wir sie auch stark abbauen. Aber eine Abbautätigkeit im Menschen ist die astralische und die Ich-Tätigkeit. Haben wir die äußeren Gifte, gleichgültig ob metallische oder pflanzliche Gifte, so sind diese in ihrer Wirkung auf den menschlichen Organismus verwandt der Tätigkeit der astralischen und der Ich-Organisation. Wir müssen nur verstehen, wieviel in der ganzen normalen Tätigkeit im Menschen, dadurch daß das Ich und der astralische Leib in ihm wirken, auch Giftwirkungen stattfinden. In aller Denktätigkeit, in aller seelischen Entwickelung wirken wir auf den Leib in Giftwirkungen. Wir lernen verstehen die Ähnlichkeit der äußerlich sprießenden und sprossenden Kräfte in den Pflanzen, die wir auch essen können, ohne daß sie uns schaden, mit den physischen und ätherischen Kräften im Menschen; und wir lernen erkennen die Ähnlichkeit der Wirkung des Ich und des astralischen Leibes auf den menschlichen Organismus mit der Wirkung der Kräfte und Substanzen in jenen Pflanzen, die wir nicht essen können, weil sie uns schaden; die aber, weil sie in ihrer Wirkung ähnlich werden dem, was normale Abbautätigkeit im Menschen ist, in entsprechender Verwendung als Heilmittel wirken können.

So lernen wir die ganze Natur einteilen einmal in das, was den Kräften unseres physischen und ätherischen Leibes ähnlich ist, in das also, was wir essen, wo wir das Wuchern, das Wachstum fördern wollen; und zweitens in das, wo wir abbauen, das heißt in die Giftwirkungen, die unserem astralischen Leibe und der Ich-Organisation ähnlich sind. Durchschauen wir so diese vier Glieder der menschlichen Wesenheit, den physischen Leib, den ätherischen Leib, die astralische Organisation und das Ich, dann schauen wir in ganz anderer Weise auf diesen polarischen Gegensatz hin zwischen Ernährungssubstanzen und giftwirkenden Substanzen. Dann schauen wir hinein in die Heilkräfte, wie sie in den Ernährungskräften innerhalb der Natur ausgebreitet sind. Dann wird uns das Studium der Krankheit eine Fortsetzung des Studiums der Natur. Durchschauen wir beides – Gesundheit und Krankheit –, geistig, dann bereichert sich uns die ganze Naturanschauung. – Es gehört nur eines dazu, um solches Studium anzustellen. Heute liebt man es, Studien anzustellen, wenn der Gegenstand, um den es sich handelt, recht ruhig ist; man will den Gegenstand ja möglichst zur Beruhigung bringen, will einen ruhigen Zustand herstellen, so daß man möglichst lange Zeit hat, um das Ganze zu überschauen. Die Anthroposophie dagegen bringt bei ihrem Studium alles in Bewegung; alles ist Regsamkeit und Bewegung. Da muß alles geschaut werden mit Geistesgegenwart; da kann man nicht sich Zeit lassen, indem man die Dinge erst beruhigt. Aber dadurch kommt man dem Leben und der Wirklichkeit nahe. Und dazu gehört auch etwas, von dem ich immer sage, wie es vorhanden ist in unserem, von unserer lieben Mitarbeiterin, Frau Dr. *Wegman*, geleiteten Institut in Arlesheim: der Mut des Heilens. Dieser Mut des Heilens ist ebenso notwendig wie Kenntnisse im Heilen – der Mut, der nicht einen nebulosen, phantastischen Optimismus im Heilen gibt, aber der einen begründeten Optimismus gibt, der Sicherheit bietet, wo man sagt: hier liegt ein Krankheitsfall vor, man durchschaut ihn, man versucht zu heilen, und man tut das, was man kann. Dann wird auch das Mögliche herauskommen. Dann muß man allerdings, wenn man diese innere Sicherheit haben will, durchaus den Mut haben, die menschliche Wesenheit und die Natur in ihrem Flusse erkennend erfassen zu können. Und so können natürlich solche Heilmittel, wie sie bei uns entstehen, auch nur im Zusammenhange mit dem lebendigen Betriebe des Medizinischen entstehen. Der wird aber in der Weise versucht, wie ich es im ersten Vortrage schon dargelegt habe: Neben dem Goetheanum, das Erkenntnisse erstrebt, wie sie den einzelnen Menschen befriedigen wollen auf dem Gebiete der Anthroposophie für sein Seelenleben, steht – in bescheidener Weise noch, es wird noch vollkommener werden – wie immer die Heilstätte, neben der Mysterienstätte die Klinik, weil ein wirkliches Totalverhältnis der menschlichen Wesenheit zur gesamten Welt die gesundenden aber auch die kränkenden Prozesse umfaßt, und weil ein tiefes Hineinschauen in den Kosmos nur möglich ist, wenn man diejenigen Anlagen, die ins Krankhafte hineinführen, ebenso zu überblicken vermag wie die, die ins Gesunde hineinführen. Könnte das, was menschliche aufsteigende Organisation ist, nicht zurückgedrängt werden, könnte das, was wächst und sprießt und sproßt, nicht fortwährend gedämpft werden, so würde nie geistig-seelisches Wesen möglich sein. Dieselben Erscheinungen, die im Normalzustande des Menschen zur Krankheit werden, zur Zurückbewegung der Entwickelung, die müssen ja doch in einer gewissen Form da sein, um uns überhaupt zu geistigen, zu denkenden Wesen zu machen. Könnten wir als Menschen nicht krank werden, so könnten wir auch keine geistigen Wesen sein; denn nur dadurch sind wir geistige Wesen, daß wir die Möglichkeit zum Krankwerden in uns haben. Was im Denken, Fühlen und Wollen immer auftreten muß, tritt in einer abnormen Weise in der Krankheit auf. Unsere Leber und unsere Nieren müssen dieselben Prozesse durchmachen, die wir im Denken, Fühlen und Wollen durchmachen, die nur über das Ziel hinausschießen, wenn sie in zu großer Zahl auftreten. Könnten wir nicht krank werden – wir müßten Toren bleiben unser Leben lang! Der Möglichkeit, krank zu werden, verdanken wir die andere Möglichkeit, denkende, fühlende und wollende Menschenwesen zu werden.

Wenn wir diesen Zusammenhang durchschauen – und die Anthroposophie bringt ihn uns ganz besonders zum Bewußtsein –, dann wird uns gerade vom anthroposophischen Gesichtspunkte aus eine tiefe Herzensangelegenheit, im Zusammenhange mit der Vergeistigung des Menschen die Begleiterscheinungen, die diese Vergeistigung mit sich führen muß: die Krankheitserscheinungen, zu studieren. Und dann werden uns geistige Entwickelung und das, womit diese geistige Entwickelung bezahlt werden muß, nämlich das Kranksein des Menschen, zu zwei Polen einer und derselben Menschheit, und dann stellen wir uns in der richtigen Weise – auch mit unserem Gemüt und unserem Gefühl – zum Kranksein und zu den notwendigen Heilungsprozessen.

Das ist die innere, die gefühlsmäßige Seite, wie die anthroposophische Geisteswissenschaft die Heilkunde befruchten kann. Sie kann sie befruchten in der Erkenntnis, wie ich das gezeigt habe; sie kann sie aber auch dadurch befruchten, daß sie beim Arzte das Herz an die rechte Stelle zu versetzen vermag, so daß ärztliche Hingabe und ärztliche Opferwilligkeit gerade aus dieser inneren Verwandtschaft von Krankheit und geistiger Entwickelung sich ergeben. Anthroposophie hat überall die Möglichkeit, nicht nur unser Denken, unsere Intellektualität zu vertiefen, sondern auch unser Fühlen, unseren ganzen Menschen zu vertiefen. Das ist es, was ich als die Beantwortung der Frage, die ich als Thema aufgestellt habe, geben wollte: Was kann die Heilkunst durch eine geisteswissenschaftliche Betrachtung gewinnen?

Sie kann das gewinnen, daß der Arzt wirklich in die Lage kommt, als heilender Mensch ein ganzer Mensch zu werden, nicht bloß einer, der mit dem Kopfe nur über die Krankheit nachdenkt, sondern einer, der das Kranksein aus der innersten Menschenwesenheit miterlebt und dadurch in Heilungsprozessen eine richtige, eine menschenwürdige Aufgabe, seine Mission sieht. Dem Arzte wird sein Beruf dadurch erst auf den rechten sozialen Fleck gerückt, daß er durchschaut, wie die Krankheiten die Schatten der geistigen Entwickelung sind. Um aber die Schatten in der rechten Weise zu erkennen, müssen wir auch auf das Licht hinsehen; auf die Natur und Wesenheit der geistigen Prozesse selber. Lernt der Arzt in der entsprechenden Weise auf diese geistigen Prozesse hinschauen, auf das Licht, das in der menschlichen Wesenheit wirkt, dann wird er auch die Schatten in der richtigen Weise zu beurteilen verstehen. Wo Licht ist, muß Schatten sein. Wo geistige Entwickelung ist, wie zum Beispiel innerhalb der Menschheit, da müssen die Krankheitserscheinungen als die Schattenbilder einer solchen Entwickelung auftreten. Sie kann nur derjenige bemeistern, der in richtiger Weise auch zum Lichte hinschaut.

Das ist das, was Anthroposophie dem Arzte und der Heilkunst geben kann.

ZEHNTER VORTRAG

London, 28. August 1924

Vor allem darf ich meinen herzlichst gemeinten Dank Mrs. Larkins und Dr. Larkins dafür aussprechen, daß ich an diesem Abende wiederum, in Wiederholung desjenigen, was ich schon im vorigen Jahre tun durfte, einiges vorbringen kann, was als eine Auffassung über das Medizinische, über die kranke Menschenwesenheit im Gegensatz zur gesunden und über Heilverfahren aus der anthroposophischen Weltauffassung und Forschungsweise heraus gewonnen werden kann.

Wenn ich mit ein paar einleitenden Worten etwas vorausschicken dürfte, so sollte es vor allen Dingen dieses sein: Was durch Anthroposophie, wie sie hier gemeint ist, zu einzelnen Lebenszweigen, zum Beispiel also zum medizinischen, hinzugefügt werden soll, das will nicht irgendwie in einen Widerspruch treten mit demjenigen, was man heute als wissenschaftliche medizinische Auffassung hat. Wenn man gerade von solchen Gesichtspunkten aus spricht, wie ich es am heutigen und morgigen Abend tun werde, wird man sehr leicht deshalb mißverstanden, weil von vornherein heute die Auffassung herrscht, daß dasjenige, was nicht sich beschränkt auf das sogenannt exakt Festgestellte, etwas Sektiererisches sei, daß das etwas sei, das im wissenschaftlichen Sinne nicht ernst genommen werden kann. Deshalb möchte ich von vornherein bemerken: Gerade diejenige Anschauung, die auf Anthroposophie auch das Medizinische stützen will, ist nicht nur voller Anerkennung, sondern auch voll Verständnisses alles desjenigen, was an Bedeutsamem, an Großem in der neueren Zeit auch auf medizinischem Gebiete geleistet worden ist. Und es kann gar nicht die Rede davon sein, daß irgendwie eine dilettantische oder laienhafte Polemik mit demjenigen, was ich sagen werde, geführt werden soll gegen dasjenige, was heute anerkannte medizinische Heilweise oder dergleichen ist. Es handelt sich lediglich darum, daß im Verlauf der letzten Jahrhunderte unsere ganze Weltanschauung eine Form angenommen hat, welche sich beschränkt in der Forschung auf dasjenige, was durch die Sinne festgesetzt werden kann, entweder durch das Experiment oder durch unmittelbare Beobachtungen, und auf das, was dann der menschliche Verstand auf Grundlage dessen, was sinnlich geschaut wird, kombinieren kann.

Diese Art und Weise des Forschens hatte für Jahrhunderte ihre volle Berechtigung. Denn die Menschheit wäre, wenn sie die alten Wege fortgesetzt hätte, ganz und gar ins Phantastische, ins Träumerische gekommen, wäre zu willkürlichen Annahmen und zu einem wüsten Hypothesenbauen gekommen. Aber das gilt denn doch, daß der Mensch, so wie er nun einmal in der Welt steht zwischen Geburt und Tod, nicht ein Wesen ist, das sich durch die Sinne und durch den Verstand wirklich erkennen läßt, daß der Mensch ebenso einen real übersinnlichen Teil hat, wie er einen real sinnlichen Teil hat.

Und wenn wir von dem gesunden und kranken Menschen sprechen, dann können wir nicht anders, als uns auch die Frage stellen: Ist denn Gesundheit und Krankheit wirklich in der Weise allein zu erkennen, wie man das heute will durch die Erforschung des physischen Leibes mit Hilfe der Sinneswerkzeuge, mit Hilfe derjenigen Werkzeuge, welche die Sinne ergänzen, die zu unseren Experimenten führen, und mit Hilfe des Verstandes? Und da kann uns ja eine wirkliche – nicht eine vorurteilsvolle – geschichtliche Betrachtung lehren, daß die Erkenntnis vom Menschen von ganz anderem ausgegangen ist als von der bloßen Sinnesbeobachtung. Wir haben ja nun einmal eine lange menschheitliche Entwickelung auch in bezug auf das geistige Leben hinter uns.

In alten Zeiten, wir können sagen noch vor drei Jahrtausenden, aber durchaus noch in der Zeit, in der das Griechentum, das ältere Griechentum geblüht hat, gab es ja nicht Schulen, an denen man so lernte, wie man in heutigen Schulen lernt. An den heutigen Schulen lernt man so, daß man als jüngerer Mensch an die Hochschule herankommt und nun das ganze Gefüge seiner Seele fertig hat. Man wird an die einzelnen wissenschaftlichen Disziplinen geführt, zum Beispiel auch an die für die Medizin vorbereitende Disziplin, und man soll da urteilen nach dem Stande der Seele, den man als achtzehn-, neunzehn- und zwanzigjähriger Mensch einnimmt.

Dies war nicht der Standpunkt des Lernens in älteren Zeiten, sondern der Standpunkt des Lernens in älteren Zeiten war der, daß man zuerst in der Seele Kräfte zu entwickeln hatte, sich weiterzuerziehen hatte, weiterzuentwickeln hatte, um dann dasjenige erst zu erkennen, was eigentlich am Menschen ist.

Nun, gerade dadurch, daß in älteren Zeiten die Menschen durch ihre mehr primitive Seelenart nicht zur Phantastik neigten, war es möglich, in den sogenannten Mysterien alle Lebenszweige auf Grundlage zunächst einer solchen geistigen Schulung, einer solchen geistigen Disziplin zu erlernen.

Das hat etwa aufgehört, ich möchte sagen, gerade seit der Begründung unserer Universitäten im 12., 13., 14. Jahrhundert. Seit jener Zeit lernen wir nur noch auf rationalistische Weise. Der Rationalismus, der zu einer scharfen Logik führt, er führt aber auch auf der anderen Seite wiederum dazu, nur das äußere Materielle sehen zu können.

Nun hat einmal die neuere Zeit im Laufe der letzten Jahrhunderte ein großartiges Kapital an äußeren sinnlichen Wahrheiten hervorgebracht. Das ist nicht zu leugnen. Wir haben sogar ein so außerordentlich großes Kapital an sinnlichen Wahrheiten der Biologie, der Physiologie, aller die Medizin namentlich vorbereitenden Wissenschaften, daß wir gar noch nicht dazu gekommen sind, alle die einzelnen Beobachtungen zu ordnen. Es ist ungeheuer viel in den Beobachtungen, aus dem noch Unermeßliches gewonnen werden kann. Aber zurückgetreten ist in diesen letzten Jahrhunderten alle Anschauung der Menschen, die dahin geht, man müsse die Seelen dazu bringen, auch das Übersinnliche zu schauen. Dadurch aber ist es eigentlich unmöglich geworden, die menschliche Wesenheit nach Gesundheit und Krankheit wirklich real zu erforschen. Um das einigermaßen zu erhärten, was ich sage, möchte ich nur darauf hinweisen, daß es auch heute möglich ist, wie ich in meinen Büchern, unter anderem auch in dem Buch, das unter dem Titel «Initiation» hier übersetzt ist, dargestellt habe, die Seele heraufzubringen zum Erfassen des Spirituellen im Menschen gegenüber dem Materiellen, gegenüber dem Physischen.

Dieses Spirituelle im Menschen ist für eine geistige Beobachtung ebenso schaubar, ebenso sichtbar zu machen wie das Physische, das Materielle für die Sinnesbeobachtung. Nur wird die Sinnesbeobachtung unserem Körper organisch eingegliedert, ohne daß wir etwas dazu tun; die geistige Beobachtung müssen wir uns erwerben. Diese geistige Beobachtung, sie kann aber herbeigeführt werden durchaus nicht etwa durch allerlei mystische, nebulose Trainierungen, sondern sie kann gerade dadurch herbeigeführt werden, daß man das strenge Leben im Gedanken, das Ruhen auf dem Gedanken in sich ausbildet. Man muß nur dasjenige, was man sonst wie fertig besitzen will, dieses Ruhen im Gedanken, dieses Leben im Gedanken, methodisch in Seelenerziehung umwandeln. Wenn man es wirklich, so wie man sonst im Äußeren experimentiert, dazu bringt, eine Zeitlang sozusagen mit der Seele selber zu experimentieren, die Seele ruhen zu lassen auf einem leicht überschaubaren Gedanken, ohne daß man dabei etwa verfällt in irgendeine Autosuggestion, in irgendeine Art herabgedämmerten Bewußtseins, etwa in einen hypnotischen Zustand, sondern wenn man so übt, daß man dasjenige, was mit dem gewöhnlichen Denken behalten werden kann, weiterbildet – die Besonnenheit bleibt, aber innerlich seelisch das durchgeführt wird, daß äußerlich trivial physisch das zutage tritt, daß, wenn man einen Muskel immerfort trainiert, er sich stärkt, man mehr damit kann –, wenn man die Seele fort und fort methodisch betätigt, so wird sie stärker, wird kräftiger, schaut anderes.

Das erste, was sie schaut, ist, daß der Mensch tatsächlich nicht bloß aus diesem physischen Leib besteht, den man entweder mit bloßem Auge oder durch das Mikroskop oder irgendwie sonst untersuchen kann, sondern daß der Mensch außer diesem physischen Leib einen Ätherleib an sich trägt. Stoßen Sie sich nicht an dem Terminus «Ätherleib», ich könnte ebensogut einen anderen Ausdruck wählen, aber man muß eben einen Terminus haben. Man kann also schauen am Menschen, außer dem gewöhnlichen physischen Leibe, der in der Art gestaltet ist, der durch Anatomie und Physiologie in unserem heutigen Sinne untersucht werden kann, den Ätherleib. Der ist nicht einerlei mit dem, was die dilettantische Lebenskraft in früheren wissenschaftlichen Zeitaltern darstellte, der ist etwas wirklich Wahrnehmbares, wirklich Schaubares. Und soll ich Ihnen einen qualitativen Unterschied dieses Ätherleibes vom physischen Leibe geben, so möchte ich herausgreifen aus den zahlreichen qualitativen Unterschieden, die da bestehen, nur den: Der physische Leib des Menschen unterliegt der Schwere, der Gravitation. Er tendiert nach der Erde hin. Der Ätherleib des Menschen tendiert nach der Peripherie des Weltenalls, das heißt nach allen Seiten. Wir rechnen gewöhnlich, weil wir ja heute gerne der Waage uns in der Forschung bedienen, mit dem, was schwer ist. Aber dem Schweren stellt der menschliche Organismus dasjenige entgegen, was nicht nur nicht schwer ist, sondern was wegstrebt von der Erde, was der gewöhnlichen Erdengravitation entgegenstrebt. So tragen wir nicht nur Schwerekräfte in uns, sondern wir tragen Kräfte in uns, die von der Erde wegstreben.

Das ist der erste übersinnliche Leib. Ich könnte noch viele andere ätherische Merkmale für diesen ersten übersinnlichen Leib nennen, aber ich will mich darauf beschränken. Wir haben sozusagen in uns einen ersten Menschen, den physischen Menschen, der in bezug auf die Erde zentripetal orientiert ist, hinstrebt nach der Erde; wir haben einen zweiten Menschen, der zentrifugal orientiert ist, der wegstrebt von der Erde. Wir haben das eigentliche Leben dadurch gegeben, daß das Gleichgewicht gehalten werden soll zwischen diesen beiden Konfigurationen der menschlichen Wesenheit, dem schweren, der Gravitation unterliegenden physischen Leib und dem nach allen Seiten des Weltenalls strebenden ätherischen Leib, der unsere zweite Organisation ist.

Nun nehmen Sie nur einmal diese Konfiguration der Kräfte des physischen Leibes, des Ätherleibes. Sie können sich sagen: Der Ätherleib strebt nach allen Seiten; er will also gewissermaßen immer so groß werden wie das Weltenall. Der physische Leib unterliegt der Gravitation, der Schwere. Er strebt nach dem Mittelpunkt der Erde. Er rundet den Ätherleib, so daß der Ätherleib das Weltenall, den Kosmos nachahmt, aber zunächst vom physischen Leib in seinen Grenzen gehalten wird. Und so nur bekommen wir eine wirkliche, durchdringende, reale Anschauung vom Menschen, wenn wir das Gleichgewicht zwischen dem physischen Leib und dem ätherischen Leib ins Auge fassen.

Nun weiter! Haben wir also wirklich einmal einen Begriff von diesen von der Erde wegstrebenden zentrifugalen Kräften, dann sehen wir diese zentrifugalen Kräfte auch in den Pflanzen. Physisch sind für uns nur die Mineralien. In denen finden wir nichts von zentrifugalen Kräften. Die Mineralien sind rein der Gravitation unterworfen. Bei den Pflanzen finden wir auch die äußere Gestalt, die sie haben, als Resultat der beiden Kräfte. Aber wir werden uns auch klar darüber, daß wir nicht bei diesen zwei Konfigurationen stehenbleiben können, wenn wir Höheres in der Organismenreihe als die Pflanzen betrachten wollen, denn die Pflanze hat ihren Ätherleib; das Tier, wenn wir es betrachten, es hat Leben in sich, wie wir es als Empfindung bezeichnen. Es erschafft innerlich sich eine Welt. Das macht uns darauf aufmerksam, daß wir weiterforschen sollen.

Nun können wir tatsächlich das menschliche Bewußtsein weiter ausbilden. Es ist schon eine Ausbildung des Bewußtseins, wenn wir dazu kommen, nun nicht bloß den physischen Leib des Menschen zu sehen, sondern diesen physischen Leib eingebettet wie in einer Wolke im Ätherleib zu sehen.

Aber das ist nicht alles am Menschen; sondern wir können nun, wenn wir so, wie wir einen Armmuskel verstärken, indem wir ihn fortwährend belasten mit Kraftanstrengung, unsere Seele verstärken und kräftigen, daß sie sozusagen mehr und mehr Realität in ihren Gedanken hat, dann können wir zu dem anderen übergehen, was jetzt schwierig ist, nicht so leicht ist; wir können dazu übergehen, diese Gedanken, die dann stark in uns sind, weil wir sie ja erkraftet haben, diese Gedanken zu unterdrücken.

Wenn man im gewöhnlichen Bewußtsein nach und nach zum Verlöschen bringt das Sehvermögen, das Hörvermögen, die Sinne, das Denken, so schläft der Mensch ein – ein leicht auszuführendes Experiment. Wenn man aber in dieser Weise die Seele erkraftet hat, wie ich es geschildert habe, durch eine Denktrainierung, durch eine Trainierung des ganzen Vorstellungs- und Gefühlslebens, dann kann man dieses Gefühlsleben wiederum unterdrücken. Denn vor allen Dingen kommt man zu einem Zustand, in dem man nicht schläft, in dem man sehr wach ist. Man muß sogar achtgeben, daß man nicht den Schlaf verliert, wenn man diesen Zustand ausbildet. Doch wenn man so verfährt, wie ich es in meinen Büchern dargestellt habe, sind alle Vorkehren dazu getroffen, daß man nicht Störungen in seinem Leben erfährt. Man gelangt dazu, recht wach zu sein, aber nichts mehr zu sehen, zu hören, was sonst die Sinne wahrnehmen. Man gelangt auch dazu, die gewöhnliche Erinnerung, das gewöhnliche Gedächtnis wegzubringen. Man steht da vor der Welt mit leerem, aber ganz wachem Bewußtsein.

Dann sieht man einen dritten Organismus im Menschen, den ich – stoßen Sie sich wieder nicht an dem Terminus – den astralischen Organismus nenne. Ihn haben auch die Tiere. Er ist dasjenige, was am Menschen die Möglichkeit hervorruft, nicht nur den Ätherleib zu haben mit den Kräften, die wegstreben von der Erde, sondern ein wirkliches Innenleben zu entfalten, Empfindung zu entfalten. Das ist etwas, was nun weder zusammenhängt mit den Tiefen der Erde noch mit den Weiten des Weltenalls, sondern das ist etwas, was zusammenhängt mit einem innerlichen Durchdrungensein mit Kräften, die man schauen kann als astralischen Leib. Das ist ein drittes Glied der menschlichen Organisation. Ich werde von einem vierten Gliede nachher noch zu sprechen haben. Ich möchte von diesem dritten Gliede nun das Folgende sagen.

Lernt man dieses dritte Glied der menschlichen Organisation kennen auf dem Wege, wie ich es angedeutet habe, so ist das wissenschaftlich etwas ungeheuer Aufklärendes, denn jetzt ist es einem plötzlich, wenn man das kennenlernt, wie wenn einem die Schuppen von den Augen fielen. Denn vorher sagt man sich eigentlich, wenn man wirklich unbefangen nachdenkt über das menschliche Wachsen: lauter Unmöglichkeiten! – Man sieht den Menschen wachsen von Kindheit auf; seine Vitalkräfte sind tätig; immerzu wächst der Mensch. Aber er wächst ja nicht nur, er entwickelt Bewußtsein, er entwickelt eine innerliche Spiegelung der äußeren Welt, Bewußtsein entwickelt er. Kann das vom Wachsen kommen? Kann das von denselben Kräften kommen, die der Ernährung zugrunde liegen, dem Wachstum zugrunde liegen?

Ja, wenn die Organkräfte, die der Ernährung und dem Wachstum zugrunde liegen in uns, die Oberhand gewinnen, so wird ja das Bewußtsein gerade trüb. Wenn also irgend etwas in uns sitzt, was eine Hypertrophie der Wachstumskräfte darstellt, irgend etwas, das uns übermannt, was die Ernährungskräfte darstellt, sogleich wird das Bewußtsein getrübt. Wir brauchen etwas, was nicht mit diesen Wachstums-, mit diesen Ernährungskräften zusammenfällt, sondern was diesen Kräften geradezu entgegenarbeitet. Der Mensch wächst fortwährend, ernährt sich fortwährend; aber wir haben in unserem astralischen Leib, wie ich ihn eben beschrieben habe, etwas, was fortwährend wiederum das Wachstum, die Ernährung unterdrückt, abbaut.

So haben wir im Menschen Aufbau durch den physischen Leib im Anschluß an die Erde, Aufbau im ätherischen Leib im Anschluß an den Kosmos, Abbau im astralischen Leib, fortwährenden Abbau. Der astralische Leib baut fortwährend die organischen Prozesse ab, baut das Zellenleben ab, das Drüsenleben ab, baut ab.

Das ist das Geheimnis der menschlichen Organisation. Jetzt begreifen wir, warum der Mensch eine Seele hat. Wenn der Mensch fortwährend wie eine Pflanze wächst, kann er keine Seele haben. Die Wachstumsprozesse müssen erst abgebaut werden; die vertreiben ja die Seele. Wenn wir immerfort in unserem Gehirn Wachstums-, Aufbauprozesse hätten, nicht Abbauprozesse, Zerstörungsprozesse hätten, könnten wir keine Seele aufnehmen. Die Evolution schließt alle Geradlinigkeit aus. Die Evolution muß nach einer Richtung zurückgehen. Es muß wiederum Platz gemacht werden, abgebaut werden. Das ist das Geheimnis der menschlichen Wesenheit, jeder beseelten Wesenheit.

Ich möchte heute darstellen, ich möchte sagen, das spirituell Physiologische, spirituell Biologische und morgen dann übergehen zu der Beschreibung einzelner Krankheiten und ihrer Heilprozesse. Deshalb wollte ich mit dieser Auseinandersetzung zunächst beginnen und werde mir erlauben, fortzufahren, wenn dieser Teil übersetzt ist.

Solange wir bei der tierischen Organisation stehenbleiben, haben wir es zu tun mit diesen drei Organisationen, dem physischen Leib, dem ätherischen Leib, dem astralischen Leib. In dem Augenblicke, wo wir an den Menschen herantreten, finden wir, wenn wir mit derselben inneren Seelentrainierung weiterschreiten, daß wir ein weiteres Glied der Organisation für die geistige Anschauung vor uns haben.

Wenn wir das Tier gerade mit der geistigen Anschauung durchdringen, so finden wir im Tiere gewissermaßen miteinander neutralisiert, nicht deutlich voneinander geschieden: Denken, Fühlen, Wollen. Man kann beim Tiere gerade, wenn man es durchschaut, nicht sprechen von einem getrennten Denken, Fühlen und Wollen, nur von einer neutralen Vermischung dieser drei Elemente. Beim Menschen beruht das innere Leben gerade darauf, daß er seine Absichten im ruhigen Denken erfassen kann, bei diesen ruhigen Absichten sogar noch stehenbleiben kann, sie ausführen kann, nicht ausführen kann. Das Tier, wenn es einen Impuls hat, führt es ihn aus. Der Mensch trennt Denken, Fühlen und Wollen. Wie das zustande kommt, durchschaut man erst, wenn man das innere seelische Schauen weiter fortführt bis zu dem vierten menschlichen Gliede, zu der Ich-Organisation, so daß wir im Menschen unterscheiden physischen Leib, ätherischen Leib, Astralleib, den der Mensch noch mit den Tieren gemeinschaftlich hat, und die eigentliche Ich-Organisation.

Wir haben gerade uns vor die Seele gestellt, daß der astralische Leib die Prozesse des Wachstums abbaut, die Prozesse der Ernährung fortwährend zurückstaut, gewissermaßen ein langsames Sterben in den menschlichen Organismus hineingliedert. Die Ich-Organisation rettet nun aus diesem Abbau wiederum gewisse Elemente, und von demjenigen, was durch den astralischen Leib schon abgebaut ist, ich möchte sagen, die aus dem Ätherleib und dem physischen Leib herausfallenden Stoffe, die schon im Abbau sind, baut die Ich-Organisation neuerdings auf. Das ist eigentlich das Geheimnis der menschlichen Natur.

Wenn wir ein menschliches Gehirn betrachten, so sehen wir in den hellen Partien, in den mehr unter der Oberfläche liegenden Partien des Gehirns, den Partien, die als Nervenstränge von den Sinnen ausgehen, eine sehr komplizierte Organisation, aber eine Organisation, die für denjenigen, der sie durchschauen kann, in Abbau begriffen ist, in fortwährendem Abbau in Wirklichkeit, wenn der Abbau auch sehr langsam geht, so daß er mit grober Physiologie nicht verfolgt werden kann. Aber aus alledem baut sich auf im Menschen, der sich dadurch gerade vom Tiere unterscheidet, das peripherische Gehirn, das eigentlich der menschlichen Organisation zugrunde liegende Gehirn. In bezug auf den menschlichen Bau ist eigentlich das zentrale Gehirn, die Fortsetzung der Sinnesnerven und ihre Verbindungen, vollkommener.

Das äußere Gehirn, das der gewöhnlichen Organisation des Menschen zugrunde liegt, ist eigentlich mehr noch ein dem Stoffwechsel naheliegendes Organ als die tieferen Partien des Gehirns. Aber dafür ist auch dieses, das dem Menschen eigentümliche peripherische Gehirn, das eigentliche Stirngehirn, eigentlich durch die Ich-Organisation herausgerettet aus demjenigen, was sonst schon zerfällt. Und so geht es durch den ganzen menschlichen Organismus. Die Ich-Organisation rettet aus dem Zerfall, den der astralische Leib bewirkt, wiederum gewisse Elemente, aus denen nun aufgebaut wird dasjenige, was dem harmonisch geordneten Denken, Fühlen und Wollen des Menschen zugrunde liegt.

Ich kann diese Dinge natürlich nur andeuten, möchte aber doch darauf hinweisen, daß wir auf dem Gebiet der geistigen Forschung genau ebenso exakt verfahren, wie nur irgendeine äußere Wissenschaft experimentierend verfahren kann, und uns auch verantwortlich fühlen, so daß wir uns jederzeit fragen: Stimmt dasjenige überein, was wir im geistigen Schauen finden, mit demjenigen, was Ergebnis der äußeren empirischen, physischen Forschung ist? – Anderes wird nicht in Wirklichkeit, wenigstens prinzipiell nicht gelten gelassen.

Aber gerade der Bau des Gehirnes weist uns hin auf dieses, was man dann mit dem Schauen, mit dem geistigen Schauen, mit dem spirituellen Wahrnehmen erkennt, daß beim Menschen zu den drei Gliedern, dem physischen Leib, dem Ätherleib, dem astralischen Leib, die Ich-Organisation zugrunde liegt, die gewissermaßen einen Parasiten aus den Zerfallsprodukten wiederum aufbaut, gewissermaßen wiederum lebendig macht. So haben wir vier Glieder der menschlichen Organisation. Diese vier Glieder der menschlichen Organisation müssen zueinander im gesunden menschlichen Organismus ganz bestimmte Verhältnisse haben.

Ich möchte, wenn ich mich durch ein wissenschaftliches Analogon ausdrücken soll, folgendes sagen: Wir bekommen nur Wasser, wenn wir Wasserstoff und Sauerstoff in einer gewissen Weise nach den Gewichtsverhältnissen miteinander vereinigen; in einer anderen Weise wird aus Sauerstoff und Wasserstoff nicht Wasser. Wasserstoff und

Sauerstoff haben eine gewisse Relation zueinander. Ist diese Relation erfüllt, entsteht Wasser.

Ebenso ist der Mensch da, wenn eine normale Relation – wenn ich mich dieses Ausdruckes bedienen darf – zwischen physischem Leib, ätherischem Leib, astralischem Leib und Ich-Organisation ist. Wir haben nicht nur vier, sondern vier mal vier Relationen. Alle können gestört werden. Es kann der ätherische Leib präponderieren, denn das Lebendige unterscheidet sich von dem Toten dadurch, daß zwar ein Gleichgewicht da ist, dieses Gleichgewicht aber labil ist. Wasser entsteht einfach nicht, wenn nicht die Relation zwischen Wasserstoff und Sauerstoff da ist. Im menschlichen Organismus aber kann ein abnormes Verhältnis eintreten zwischen dem ätherischen Leib und dem physischen Leib oder zwischen dem astralischen Leib und dem ätherischen Leib oder zwischen der Ich-Organisation und einem dieser Glieder. Alle sind sie miteinander verbunden, haben bestimmte Relationen zueinander. Werden sie gestört, haben wir den kranken Organismus vor uns.

Nun aber ist diese Relation, die man durchschauen kann, nicht etwa eine durch den ganzen Menschen hindurchgehende gleichmäßige, sondern sie ist für jedes menschliche Organ verschieden. Betrachten wir eine menschliche Lunge, so stehen in der menschlichen Lunge physischer Leib, ätherischer Leib, astralischer Leib und Ich-Organisation in einem anderen Verhältnis als im Gehirn oder in der Leber. Dadurch gerade ist der Mensch eine so komplizierte Organisation, daß in jedem seiner Organe das Spirituelle und das Materielle in verschiedenen Verhältnissen stehen.

Wenn ich mich heute mehr im Allgemeinen aufhalten darf – ich werde auf Spezielles morgen eingehen –, so möchte ich von diesem Allgemeinen sagen: Da kann für ein Organ, sagen wir Leber, Niere, eine zu starke Astralität vorhanden sein. Ich möchte sagen, es ist ein bestimmtes, für den gesunden menschlichen Organismus taugliches Verhältnis zwischen der Niere als physischem Organ, ätherischem und astralischem Leib und Ich-Organisation da. Es kann die astralische Organisation in der Niere überwiegen, sie kann zu stark sein. Sie kann auch zu schwach sein. Beides bedeutet eine Nierenkrankheit.

Dasselbe aber, Zu-schwach-Sein der astralischen Organisation oder Zu-stark-Sein, ist in einem anderen Organ anders. Sie sehen daraus, es muß genau so, wie der physische Anatom, der physische Physiologe, nach den äußeren physischen Merkmalen den Organismus des Menschen studiert, so muß exakt, nachdem einmal dieses allgemeine spirituelle Schauen zugegeben und geübt ist, die menschliche Organisation studiert werden, Gesundheit und Krankheit jedes Organes für sich beobachtet werden, erkannt werden. Dadurch gelangt man allmählich zu einer vollständigen, zu einer totalen Erkenntnis des menschlichen Organismus. Man erkennt den menschlichen Organismus nicht, wenn man ihn bloß seiner physischen Organisation nach kennt. Man erkennt ihn erst, wenn man ihn nach diesen genannten vier Gliedern erkennt. Und man durchschaut das Wesen einer Krankheit erst dann, wenn man sagen kann, wie im menschlichen Organismus irgendeines der vier Glieder, die genannt worden sind, da oder dort entweder zu stark prädominiert oder zu stark zurücktritt. Dadurch, daß man auf diese Dinge den geistigen Blick hinzulenken vermag, kommt man in der Tat zu einer eben spirituell neben dem Materiellen gehaltenen Diagnose. Und es wird auf dem Gebiet der anthroposophischen Medizin, das da bearbeitet wird, kein Mittel, das die gewöhnliche Medizin hat, vernachlässigt; davon kann gar nicht die Rede sein. Dagegen wird hinzugefügt zu alledem dasjenige, was durch dieses Durchschauen der menschlichen Organisation nach ihren vier Gliedern eben möglich ist in der Beurteilung des gesunden oder kranken Menschen.

Dazu kommt aber, daß es auch möglich ist, die spirituelle Anschauung nicht nur im Menschen, in bezug auf den Menschen zu haben, sondern diese spirituelle Anschauung in bezug auf die ganze Natur zu haben, das heißt, die ganze Natur nicht nur physisch zu durchschauen, sondern sie auch geistig zu durchschauen. Dadurch aber ist man erst wiederum in der Lage, die Beziehung des Menschen zur Natur, im Speziellen in der Medizin, die Beziehung des Menschen zu den Heilmitteln zu finden.

Betrachten wir eines. Ein sehr verbreiteter Stoff der Erdenorganisation ist die Kieselsäure. Die Kieselsäure ist in den schönen, so viel auf der Erde verbreiteten Quarzkristallen enthalten; aber auch fein verteilt in der Luft ist Kieselsäure. Achtundzwanzig Prozent der gesamten Substanz an der Erdoberfläche ist Kieselsäure, achtundvierzig Prozent Sauerstoff. Also Kieselsäure ist kaum viel weniger vorhanden als Sauerstoff auf der Erde. Die Kieselsäure bildet die schönen hellen, sechsseitigen Prismen, sechsseitigen Pyramiden. Wir finden sie in unseren Gebirgen, stellen sie uns ins Zimmer als besondere Stücke, die wir bewundern unter unseren Mineralien.

Diese Kieselsäure stellt einen unendlich wichtigen Bestandteil unserer Erde dar. Aber für denjenigen, der so, wie ich es angedeutet habe, die Dinge auch geistig durchschauen kann, ist alles dasjenige, was sich in allem Quarz, in allem Kieseligen darstellt, zugleich die äußere Offenbarung eines Geistigen.

Da wird der heutige Mensch noch rebellischer, als er wird, wenn man ihm beim Menschen vom Geiste redet. Beim Menschen läßt er sich es manchmal gefallen. Wenn man ihm aber von der Natur spricht, daß überall, wo ein Naturwesen sitzt, auch Geist drinnensitzt in dem Naturwesen: das läßt er sich nicht gefallen! Denn da will er sich überall mit der physischen Natur Genüge tun. Aber es ist nicht so. Es ist ein ganz gewaltiger Unterschied, wenn wir Kieselsäure unter uns haben und sie geistig durchschauen, zum Beispiel Quarzkristall oder auch ganz feine Kieselsäure, oder wenn wir Kohlensäuregas durchschauen mit dem trainierten Bewußtsein. Man ist eben heute gewöhnt, die gewöhnlichen physischen Merkmale gelten zu lassen: Kohlensäure ist Carbo, Kohlenstoff und Oxygen, Sauerstoff; Kieselsäure ist Silizium und Sauerstoff, und man beurteilt Sauerstoff und Kiesel nach den Eigenschaften, die sie in der Retorte zeigen, die man sonst nach Reaktionen im chemischen Laboratorium beobachten kann. Ebenso Kohlenstoff und Sauerstoff.

Aber zu alledem kommt Geistiges. Und das ist nun so, daß bei allem Kieselsäurigen, bei alledem, was so ist, wie in festem Zustande der Quarz ist, der Bergkristall, den wir draußen in unseren Hochgebirgen finden, bei alledem ist es so, daß diese Substanz, diese kieselige Substanz, allem Geistigen einen freien Weg gibt. Die Kieselsäuresubstanz läßt alles Geistige der Welt, das in der Welt webt und lebt, immer durch sich durchgehen.

Das ist das Merkwürdige, wenn man einen Quarzkristall vor sich hat: er ist wie eine Durchgangsstation für das Geistige. Es sind ja um die Erde herum achtundzwanzig Prozent der Gesamtsubstanz Kieselsäure und durch alles, was im Kieselsäureprozeß ist, geht das Geistige durch, wie eben das Licht durch etwas Durchsichtiges durchgeht. Aber der Bergkristall Quarz kommt ja auch im sogenannten Undurchsichtigen vor als sogenannter Rauchtopas; trotzdem das Licht nicht durchgeht, geht alles Geistige durch.

Also wir haben es zu tun in der Natur mit solchen Stoffen, die einfach für den Geist durchlässig sind. Sie sind Träger des Geistes. Geist ist in ihnen, sie nehmen ihn überall auf, halten ihn nirgends zurück zugleich. Sie sind die wahren Durchgangsstationen für den Geist.

Verhalten sich solche Substanzen wie Kieselsäure in dieser Art zum Spirituellen, so ist es ganz anders bei der Kohlensäure. Die Kohlensäure hat die Eigentümlichkeit – und es ist in allem Physischen auch Geistiges –, daß, wenn Geistiges in die Kohlensäure kommt, es darinnen individualisiert wird. Die Kohlensäure will mit aller Kraft alles Geistige festhalten. Das Geistige selber wählt sich die Kohlensäure, um drinnen zu wohnen. Wenn das Geistige in das Kieselige kommt, will es weiter, will alles Kieselige auskosten. Wenn es an Kohlensäure herankommt, will es drinnenbleiben. Es fühlt sich an dem Orte, wo es die Kohlensäure ergriffen hat, außerordentlich heimisch.

Darauf beruht das Folgende: Beim Tiere haben wir in Atmung, Blutzirkulation, den Kohlensäureprozeß. Er ist vorzugsweise gebunden an den astralischen Leib. Der astralische Leib arbeitet; er arbeitet fortwährend in dem Kohlensäureprozeß. Der Kohlensäureprozeß ist das äußerlich Physische beim Tier, der astralische Leib ist das innerlich geistig Arbeitende. Das Spirituelle ist der astralische Leib; sein physisches Korrelat ist der Kohlensäureprozeß, der dem Ausatmen zugrunde liegt.

Die Ich-Organisation ist das spirituell Innerliche. Wir haben Kieselsäure in den Haaren, in den Knochen, in unseren Sinnesorganen, wir haben Kieselsäure an die ganze Peripherie des Leibes verteilt, überall, wo der Mensch irgendwie mit den Kräften der Außenwelt in Berührung kommt, ist Kieselsäure. Diese Kieselsäure ist das äußerliche Korrelat, die Wirksamkeit nach außen für die Ich-Organisation. Astralischer Leib: das innerlich Spirituelle; Kohlensäureprozeß: das äußerliche Physische. Kieselsäureprozeß: das äußerlich Physische; Ich-Organisation: das Innerliche.

Nun bedenken Sie, die Ich-Organisation muß in einer gewissen Weise stark genug sein, um all den Kieselsäureprozeß, der in ihr ist, zu verarbeiten, zu beherrschen. Ist die Ich-Organisation zu schwach, so fällt physisch der Kieselsäureprozeß heraus: ein Krankheitsprozeß. Der astralische Leib muß stark genug sein, den Kohlensäureprozeß zu beherrschen; ist er zu schwach dazu, fallen Kohlensäure oder ihre Zerfallsprodukte heraus: Beginn der Krankheit.

Man schaut also, indem man den starken oder schwachen astralischen Leib kennenlernt, gerade im Spirituellen die Ursache der Krankheit. Man schaut, indem man die Ich-Organisation kennenlernt, die Ursache all derjenigen Erkrankungen, die entweder einen falschen Kieselsäurezerfall im Körper bewirken, oder denen man irgendwie – wir werden davon morgen sprechen – therapeutisch beikommen muß durch einen Kieselsäureprozeß. Aber dasjenige, was daraus hervorgeht, ist ja das Folgende.

Mit der bloßen physischen Naturwissenschaft kann man als Heilmittel Kieselsäure irgendwie verarbeitet verabreichen. Es gibt dies ja natürlich; obwohl in der heutigen Medizin seltener Kieselsäure verwendet wird, wird sie doch verwendet. Aber man denkt dabei doch nur an das, an was der Chemiker denkt, an diese Verbindung von Kieseligem und Sauerstoff, SiO_2. Man denkt nur an das. In Wahrheit verabreicht man aber, wenn man Kieselsäure verabreicht, eine solche äußere materielle Substanz, die nicht den Geist zusammenhält, sondern nur durch sich durchgehen läßt. Das muß man wissen. Verabreicht man dem Menschen Kieselsäure als Heilmittel, so muß man das Präparat so gestalten, daß der Geist in der richtigen Weise drinnensitzt.

Bei Heilmitteln, wo die Kohlensäure drinnensitzt, muß man sich bewußt sein: da drinnen arbeitet der astralische Leib.

Es ist also möglich, an eine Therapie zu denken, die nicht bloß mit den chemischen Agenzien, mit den chemischen Kräften arbeitet, sondern die ein Heilmittel mit dem vollen Bewußtsein verabreicht: Geradeso wie du eine Portion physische Substanz verabreichst, oder wie du in einer bestimmten Prozentuallösung von physischer Substanz baden läßt oder injizierst, so injizierst du mit der bestimmten Substanz in einer ganz bestimmten Weise das Geistige in den menschlichen Organismus hinein.

So ist es durchaus möglich, den Übergang zu machen zu der Erkenntnis nicht bloß der physischen Substanz im Heilmittel, sondern desjenigen, was im Heilmittel als Geistiges wirkt. Das ist dasjenige, was der alten Medizin eben eigen war und wovon noch die Traditionen da sind, wovon gerade bei heute noch angewendeten wichtigen Heilmitteln die Tradition noch da ist.

Das ist dasjenige, wozu wir wieder kommen müssen. Und wir können dazu kommen, wenn wir ohne alle Vernachlässigung der physischen Medizin die spirituelle Erkenntnis zu der physischen, sowohl des Menschen wie der Natur, hinzufügen. Man kann dabei ganz ebenso exakt vorgehen, wie man in der physischen Naturwissenschaft vorgeht.

Das ist eben gerade, was Anthroposophie nicht korrigieren will an der gewöhnlichen Medizin, sondern einfach, weil sie sieht, daß die gewöhnliche Medizin überall das aus sich heraus eigentlich verlangt, es hinzufügen will zur gewöhnlichen Medizin. Davon wird man sich überzeugen, wenn demnächst das Buch erscheinen wird, das sozusagen eigentlich die erste Bearbeitung dieses Gebietes ist, das jetzt eben gerade im Druck ist und das darstellen wird die ersten Elemente. Die Dinge werden ja natürlich erst langsam erarbeitet werden können, und es wird lange Zeit brauchen, bis die ersten Elemente, die jetzt vorhanden sind, zu einem so schönen vollkommenen System werden gestaltet werden können, wie es die heutige Medizin nach allen Seiten darstellt, aber der Weg muß eben gegangen werden und der Weg wird gegangen werden, und das erste, was als Produkt nach dieser Richtung erscheint, ist das Buch, das im Zusammenarbeiten von mir und meiner lieben Freundin und Mitarbeiterin auf medizinischem und auf sonstigem geistesforscherischem Gebiete, auf dem Gesamtgebiete der Geistesforschung, Dr. med. *Ita Wegman*, die das Klinisch-Therapeutische Institut am Goetheanum leitet, entstanden ist. Was in diesem Buche zunächst wenigstens als Anfang wird dargestellt werden – der erste Band ist eben im Drucke –, stellt den einen Anfang dar. Es werden Fortsetzungen folgen, denn dasjenige, was ich Ihnen andeute, ist der Anfang einer ausgebreiteten spirituellen Erkenntnis, an die die Menschheit heute noch wenig glaubt, und man kann verstehen, daß sie noch wenig glaubt. Aber daß schließlich damit auch auf medizinischem Gebiet schon Erfolge errungen werden können, das kann dennoch auch schon in der Praxis studiert werden an dem Klinischen Institut von Frau Dr. Wegman. Und meine Überzeugung ist es, daß diejenigen Persönlichkeiten, welche ohne Vorurteil auf diese Fortsetzung und Ergänzung der Medizin mit demselben guten Willen eingehen, wie man sonst auf die physische Medizin eingeht, daß diese Persönlichkeiten es gar nicht schwierig haben werden, den Zugang zu dieser spirituellen Erfassung des Menschen und der spirituellen Erfassung einer gewissen Heilweise zu finden.

Ich habe versucht, wirklich nur das Prinzipielle anzudeuten. Ich weiß sehr gut, daß man aus solchen Andeutungen wenig gewinnen kann; ich möchte aber dennoch heute dann im dritten Teil die Sache damit beginnen, daß ich, nachdem dieser Teil übersetzt ist, übergehe dazu, zu zeigen, wie aus solchen Voraussetzungen heraus prinzipiell in die Erkenntnis bestimmter Krankheitsprozesse eingetreten werden kann und damit ein Fundament geliefert werden kann, von der Pathologie heraus in die Therapie zu kommen.

Ich darf mir nur noch erlauben, kurz an zwei Beispielen sozusagen die spirituell praktische Ausgestaltung desjenigen, was ich dargestellt habe, zu zeigen. Nehmen wir auf Grundlage dessen, was gesagt worden ist, an: Irgendwie zeigt sich im Menschen vor einer – wenn ich mich so ausdrücken darf – spirituellen Diagnose, daß der Ätherleib irgendwo prädominiert, daß die Tätigkeit des Ätherleibes zu stark ist. Es ist also das Folgende eingetreten: Wir stehen vor der Tatsache, daß einfach sich dem Blicke zeigt, der Ätherleib arbeitet in irgendeinem Organ zu stark. Der astralische Leib und die Ich-Organisation sind nicht in der Lage – die astralische Organisation durch Abbau, die Ich-Organisation durch

Wiederbeleben –, zu beherrschen diesen prädominierenden Prozeß des Ätherleibes in irgendeinem Organ. So stehen wir vor einer zu schwach gewordenen astralischen Organisation, vielleicht auch vor einer zu schwach gelenkten Ich-Organisation, der Ätherleib präponderiert. Er bringt in irgendeinem Organ die Prozesse des Wachstums, der Ernährung, so zustande, daß der menschliche Organismus zu wenig zusammengehalten wird durch den beherrschenden astralischen Leib, durch die beherrschende Ich-Organisation.

An dieser Stelle des prädominierenden Ätherleibes erscheint der menschliche Organismus zu stark ausgesetzt den zentrifugalen Kräften in den Kosmos hinaus. Im Ätherleib wirken diese. Sie stehen nicht im Gleichgewicht mit den zentripetalen Kräften des physischen Leibes. Und was sich entwickelt, kann der astralische Leib nicht beherrschen. Wir stehen in diesem Falle zugleich vor einem Prädominieren des Kieselsäureprozesses, vor einem Nichtbeherrschen des Kieselsäureprozesses durch die Ich-Organisation.

So etwas erblicken wir immer in der Tumorbildung. Und insbesondere eröffnet sich der Weg zum wirklichen Erkennen der Karzinomprozesse, Cancerprozesse auf diese Weise.

Sie werden immer finden, in bezug auf die Erforschung des Karzinoms, Cancer, werden sehr schöne Ansätze genommen. Man hat gerade in bezug auf diese Untersuchungen die besten Erfolge erzielt, die eigentlich auf physischem Gebiete erzielt werden können. Aber das Karzinom läßt sich nicht begreifen, solange man nicht weiß, daß es sich um ein Prädominieren des Ätherleibes handelt, das nicht zurückgedrängt, nicht abgebaut wird durch ein entsprechendes Wirken des astralischen Leibes, der Ich-Organisation. Und es entsteht die Frage: Was hat man zu tun, um nun partiell für das betreffende Organ die astralische Organisation, die Ich-Organisation zu verstärken, damit die prädominierende Ätherorganisation genügend abgebaut werden kann? Das ist die Frage, zunächst abstrakt aufgestellt, die hinübergeführt zur Therapie des Karzinoms, über die ich mir dann erlauben werde, morgen zu sprechen.

Wir sehen also hier aus dem Begreifen des Ätherleibes den Weg eröffnet, eine der allerschlimmsten menschlichen Erkrankungen nach und nach zu durchschauen und durch das Begreifen der spirituellen Wirkungen in den Heilmitteln das Betreffende zu bekämpfen. Das ist ein Beispiel, wo man auf den Ätherleib hinschauen muß, um die Krankheit durchgreifend zu verstehen.

Nehmen wir aber an, der astralische Leib prädominiere, und zwar so, daß der astralische Leib so prädominiert fast durch den ganzen Organismus hindurch, daß man es zu tun hat mit einer allgemeinen, ich möchte sagen, Versteifung des astralischen Leibes, daß der astralische Leib zu stark seine inneren Kräfte entwickelt und eigentlich, ich möchte sagen, sich viel wichtiger macht im Organismus, als ihm zukommt. Was entsteht dadurch? Zunächst, wenn der astralische Leib von der Ich-Organisation nicht beherrscht werden kann, wenn er in seinem Abbau nicht durch einen Wiederbelebungsprozeß in entsprechender Weise paralysiert werden kann, ein Gleichgewicht hergestellt werden kann, dann treten vor allen Dingen Erscheinungen auf, die immer mit einer zu schwachen Ich-Organisation zusammenhängen. Denn wenn der astralische Leib zu stark ist, ist die Ich-Organisation dazu relativ zu schwach. Das ist immer verbunden mit all den Krankheitssymptomen, die von einer zu schwachen Ich-Organisation, zu starken astralischen Organisation herrühren.

Das tritt zunächst auf in den Erscheinungen der abnormen Herztätigkeit. Wir haben also einen Symptomenkomplex aufzusuchen, in dem ein Bestandteil die zu starke Herztätigkeit ist.

Weiter ist ein Ergebnis einer relativ zu schwachen Ich-Tätigkeit in bezug auf den astralischen Leib die hervortretende Tätigkeit der Drüsen. Also mehr oder weniger peripherische Drüsenorgane beginnen, weil sie von der Ich-Organisation nicht genügend beherrscht werden, eine prädominierende Tätigkeit zu entwickeln. Wir sehen zum Beispiel dasjenige auftreten, was diese Drüsen hier (am Halse) anschwellen läßt: die Kropfbildung tritt auf.

Wir sehen weiter, wie durch den sich versteifenden astralischen Leib der Kieselsäureprozeß, der in der Reaktion von innen zurückwirken sollte, nach außen gedrängt wird, wie die Ich-Organisation nicht in der Lage ist, gerade in den Sinnesorganen, wo sie entsprechend stark wirken soll, stark genug zu wirken. Wir sehen daher, wie die Augen aufquellen.

Der astralische Leib treibt die Augen nach außen. Die Ich-Organisation ist dazu da, dieses Nach-außen-Treiben der Augen zu beherrschen. Unsere Augen sind durch das stabil labile Gleichgewicht zwischen der Ich-Organisation und dem astralischen Leib in ihrer der Organisation entsprechenden Lage gehalten. Wir sehen nun die Augen heraustreten, wie wenn sie aus dem Organismus heraustreten sollten, weil die Ich-Organisation zu schwach ist, sie in dem Organismus in der richtigen Weise zu halten. Wir sehen aber auch eine allgemeine Unruhe auftreten, eine Sensitivität, eine Nervosität. Wir sehen endlich, weil die Ich-Organisation nicht in richtiger Weise die organischen Prozesse, insofern sie der astralische Leib bewirkt, zurücktreiben kann, prädominierend die Tätigkeit des astralischen Leibes. Es tritt dasjenige ein, was eintreten muß, wenn die Ich-Organisation zu schwach ist und der Mensch gewissermaßen getrieben und gestoßen wird von der seiner Ich-Organisation untergeordneten astralischen Organisation, wir sehen Schlaflosigkeit, mit diesem Hervortreten der Augen, mit abnormer Drüsentätigkeit verbunden, kurz, wir sehen, indem wir den Menschen begreifen, Morbus Basedow, wir sehen die Basedowsche Krankheit.

Finden wir uns so zurecht, erkennen wir, daß durch eine Störung des Gleichgewichtes zwischen Ich und astralischen Leib die Basedowsche Krankheit, Morbus Basedow, hervorgerufen wird, dann können wir wieder auf entsprechendem Wege versuchen, die Therapie auszubilden.

Sie sehen, die Dinge können durchaus auf exaktem Wege gesucht werden, sowohl hinsichtlich ihrer pathologischen Lage, wie hinsichtlich der Therapie, und mit Hilfe des spirituellen Durchschauens des Menschen, entsprechend gefunden werden.

Das ist dasjenige, was ich zunächst mir erlaubt habe, vorauszusetzen. Ich werde dann insbesondere mir erlauben, morgen überzugehen von diesen beiden Beispielen, die ich gegeben habe, um zu zeigen, wie eine solche spirituelle Pathologie auch hinübergeführt in eine solche spirituelle Therapie. Ich werde ausgehen von diesen beiden, ich möchte sagen, charakteristischen Krankheitsbildern, dem Karzinom und Morbus Basedow, um von da aus zu zeigen, wie man auf diesem Wege zu einer Bereicherung, Ergänzung des Therapeutischen kommen kann, nachdem man zunächst eine wirkliche exakt spirituelle Grundlage für Physiologie und Therapie geschaffen hat.

Auf das Therapeutische, also in bezug auf die beiden Beispiele, werde ich mir erlauben, morgen einzugehen, um daraus ein weiteres Bild von der Therapie zu geben, die aus dieser Fundation folgen kann.

Gestern durfte ich davon sprechen, wie durch die Erkenntnis der übersinnlichen Wesenheit des Menschen Licht verbreitet werden kann über
den gesunden und kranken Zustand dieses Menschen. Ich konnte zeigen, wie die physische, die ätherische, die astralische und Ich-Wesen-
heit im gesunden Menschen ganz bestimmte Relationen haben müssen, die allerdings nicht einem exakten, strikten Gleichgewicht entsprechen, sondern einem mehr labilen, wie aber dennoch von einer
beträchtlichen Abweichung von dem gesunden Verhältnis dieser vier
Glieder der menschlichen Natur das Werden der Krankheit im Menschen abhängt. Und ich habe zwei Beispiele zunächst herausgegrif-
fen, an denen ich zeigen konnte, was sich einer geisteswissenschaftlichen Forschung, einer spirituellen Anschauung ergibt über die Krank-
heitsnatur aus der Erkenntnis des ätherischen Organismus, die da liefert eine bestimmte Einsicht zum Beispiel in das Karzinom, Cancer,
und ich habe dann darauf hingewiesen, wie die Einsicht in das Wesen
des astralischen Organismus dazu führen kann, so etwas wie den komplizierten Symptomkomplex von Morbus Basedow, der Basedowschen
Krankheit, zu überblicken.

Wenn man nun weitergehen will aus dem Pathologischen ins Therapeutische hinein – und das wollen wir zunächst veranschaulichen an
diesen beiden Beispielen –, so muß ich dazu zunächst etwas Prinzipielles noch geben, um zu zeigen, wie überhaupt eine Wirkung entsteht durch die Aufnahme äußerer Natursubstanzen in den menschlichen Organismus.

Das ganze Verhältnis der sogenannten Natur zum menschlichen
Organismus begreift man nämlich erst, wenn man durchschaut, wie
nicht nur dieser menschliche Organismus ein Physisch-Seelisch-Geisti-
ges in physischem Leib, ätherischem Leib, astralischem Leib und Ich-
Organisation ist, sondern wenn man des weiteren begreift, was ich ja
gestern schon für die Kieselsäure und Kohlensäure gezeigt habe, daß
sich überall da, wo Natursubstanzen, Naturprozesse sich finden, als

Grundlage dieser Natursubstanzen und Naturprozesse für die geistige Anschauung konkret ergreifbares Geistiges da ist. Aber man muß eben dann auch in das Konkret-Geistige eingehen. So wie man im Physischen unterscheiden muß zwischen einem Mineral und einer Pflanze, so muß man auch dasjenige, was die Wesen der Welt Geistiges, Spirituelles in sich tragen, in seiner Konkretheit erkennen.

Nun kann ich die Dinge natürlich nur summarisch darstellen, aber ich möchte doch wenigstens auf Hauptkategorien eingehen. Nehmen wir zunächst die mineralische Natur. Wir nehmen ja aus der mineralischen Natur einen beträchtlichen Teil unserer Heilmittel, und auch dasjenige, was als spirituelle Grundlage der Medizin geschaffen werden kann, wird einen beträchtlichen Teil der Heilmittel aus dem Mineralreiche entnehmen müssen.

Schauen wir uns um im ganzen Mineralreich und wir werden finden, daß dasjenige, was im Mineralreich vorhanden ist, das Geistige in sich so gebunden enthält, daß eine gewisse Verwandtschaft des Mineralischen gerade mit der menschlichen Ich-Organisation vorhanden ist, und zwar so: Man könnte glauben, wenn man dem Menschen irgendwie, sei es durch den Mund, sei es durch Injektion, Mineralisches beibringt, dann wirke das Mineralische hauptsächlich auf den menschlichen Organismus und mache ihn gesund oder krank. Nun ist es aber in Wirklichkeit so, daß das Physisch-Mineralische als solches, dasjenige, das der Chemiker untersucht, mit dem es der Physiker zu tun hat, in seinen Gedanken zu tun hat, eigentlich gerade als Physisches auf den menschlichen Organismus nicht wirkt, sondern so bleibt, wie es ist. Gerade das Physische zeigt für die geistige Anschauung, wenn es aus der Außenwelt in den menschlichen Organismus übergeführt wird, kaum eine beträchtliche Metamorphose. Dagegen wirkt das im Physischen vorhandene Geistige beim Mineralischen ganz besonders stark auf die Ich-Organisation des Menschen. So daß wir sagen können: Der Geist eines solchen Bergkristalls zum Beispiel, er wirkt besonders stark auf die Ich-Organisation des Menschen. So daß die Ich-Organisation des Menschen, indem sie zum Beispiel das Kieselige in sich trägt, das Geistige der Kieselsäure, also des Quarzes, in sich beherrscht. Das ist das Bedeutsame.

Gehen wir vom Mineralischen zum Pflanzlichen. Die Pflanzen haben nicht nur einen physischen Leib, sie haben auch dasjenige, was ich gestern als einen Ätherleib charakterisiert habe. Wenn wir nun wiederum Pflanzliches dem Menschen, sei es durch Injektion, sei es durch den Mund beibringen, so wirkt das Pflanzliche im allgemeinen – die Dinge, die ich jetzt sage, sind summarisch im allgemeinen, es finden überall Ausnahmen statt, die können dann auch studiert werden, aber dies gilt im allgemeinen –, so wirkt alles Pflanzliche, das dem Menschen beigebracht wird, unmittelbar auf seinen astralischen Leib. Alles Tierische, also alle diejenigen Essenzen, irgendwie Flüssigkeiten, verarbeitete Stoffe, die wir aus dem Tierreich gewinnen und dem menschlichen Organismus beibringen, die wirken im menschlichen Organismus auf den ätherischen Leib.

Das ist ganz besonders deshalb interessant, weil in der gestern erwähnten, spirituell fundierten Medizin schon für gewisse Krankheitsfälle Produkte aus dem tierischen Reiche genommen werden, zum Beispiel das Sekret der Hypophysis cerebri, des Gehirnanhanges, das mit Erfolg angewendet wird bei rachitischen Kindern oder bei Deformationen von Gliedmaßen im kindlichen Alter und dergleichen. Aber nicht nur dieses Sekret, auch andere Produkte des tierischen Organismus wirken auf den ätherischen Leib des Menschen, verstärken ihn oder schwächen ihn, kurz, haben da ihre hauptsächlichste Wirkung.

Dasjenige, was vom Menschen etwa direkt hinübergeimpft wird auf den anderen Menschen, das hat nur eine Bedeutung für die physische Organisation des Menschen. Es kommt lediglich bei dem eine bloß physische Wirkung in Betracht, was von einem Menschen auf den anderen hinübergeimpft wird. Das ist sehr interessant. Denn wenn zum Beispiel von einem Menschen zu dem anderen Blut hinübergebracht wird, so hat man bloß mit dem zu rechnen, was Blut auf den Organismus als physische Wirkung hervorbringen kann.

Das war besonders gut zu studieren in der Zeit, als der Übergang gemacht worden ist von der Pockenimpfung mit menschlicher Flüssigkeit zu der Kuhpockenimpfung, wo man direkt verfolgen konnte, wie die Wirkung vom physischen Leib bei dem früheren vom Menschen genommenen Impfstoff sozusagen hinaufrückte, dadurch daß man den tierischen Impfstoff verwendete, in den ätherischen Leib.

So können wir sagen: Wir vermögen zu überschauen, wenn wir das spirituelle Anschauen in uns entwickeln, wie stufenweise die Natur auf den Menschen wirkt, wie der Mensch durch seine Ich-Organisation gewissermaßen den Geist des Mineralreiches in sich hereinzieht, wie er durch seine astralische Organisation den Geist des Pflanzenreiches in sich hereinzieht, durch seine ätherische Organisation den Geist, das Spirituelle des Tierreiches und durch seine physische Organisation lediglich das Physische des Menschen. Da können wir nicht mehr vom Geist sprechen. Schon bei der tierischen Organisation, die auf den Ätherleib wirkt, können wir nicht eigentlich mehr vom Geistigen, sondern nur vom Ätherischen im Tiere selber sprechen.

Auf diese Zusammenhänge zu kommen, gibt wirklich eigentlich erst eine wahre Anschauung von der ganzen Art und Weise, wie der Mensch im gesunden und kranken Zustande in die Natur hineingestellt ist. Aber man bekommt auch ein innerliches Schauen von der Fortwirkung des Natürlichen im menschlichen Organismus. Und wenn man dann weiterzugehen hat, zu fragen hat: Wie hat man sich also zum Beispiel zu verhalten bei so etwas wie dem Karzinom, Cancer? – Wir haben gestern gesehen, der ätherische Leib entwickelt an der Stelle irgendeines Organs eine zu starke Kraft von sich aus. Die zentrifugalen Kräfte, das heißt, die in den Kosmos hinauswollenden Kräfte werden zu stark. Der astralische Leib und die Ich-Organisation sind nicht in der Lage, dem in genügender Art entgegenzuwirken. Nun wird man geleitet durch dasjenige, was man spirituell erkannt hat. Man sagt sich, jetzt kann man versuchen: entweder man muß den astralischen Leib stärker machen, dann muß man sich ans Pflanzenreich wenden, oder man muß den ätherischen Leib zurückdrängen in seiner Wirksamkeit, dann müßte man sich an das Tierreich wenden.

Uns hat nun zunächst die spirituelle Forschung dazu geführt, jenen Weg zu betreten, der an den astralischen Leib herangeht, um die Heilung des Karzinoms zu erreichen, so daß der astralische Leib in seiner Kraft verstärkt werde.

Wenn man sich nun für den astralischen Leib um ein Heilmittel

229

bemühen will, so kann es sich nur darum handeln, es zunächst im Pflanzenreiche zu suchen. Im Pflanzenreiche – kann man nun sagen – hat sich dieses Heilmittel auch wirklich gefunden.

Man hat uns vorgeworfen, daß dabei allerlei laienhafte Vorstellungen mitspielten und dergleichen, indem wir eine parasitäre Pflanze, die Mistel, die sonst in der Medizin höchstens bei der Heilung der Epilepsie und ähnlichen Erkrankungen verwendet wird, in besonders präparierter Weise anwenden, um den Weg zu betreten, der zur Heilung des Karzinoms führt.

Aber die Mistel ist eben etwas ganz Besonderes. Wenn Sie sich jemals Bäume angesehen haben, welche diese merkwürdigen Rindenauswüchse haben, Stammauswüchse so wie Geschwülste, namentlich wenn Sie sie im Schnitt, im Durchschnitt angesehen haben, dann werden Sie bemerken, daß da etwas Eigentümliches eintritt.

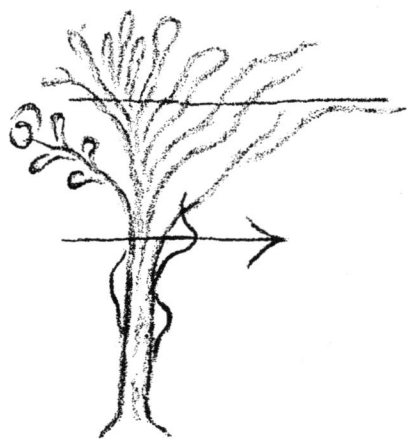

Die ganze Tendenz des Wachstums, die sonst eine vertikale Richtung hat, bekommt an der Stelle eine Ablenkung im rechten Winkel, eine Horizontalrichtung; es drängt alles so hinaus, wie wenn ein zweiter Stamm nach außen wachsen würde, und Sie bekommen etwas, was wie ein aus der Pflanze selber herausgeholtes Parasitäres ist.

Studiert man es genauer, dann findet man, wenn der Baum einen solchen Auswuchs bekommt, daß dann das Folgende eintritt: Irgendwie ist der physische Leib des Baumes gehemmt. Es ist nicht überall genügend physische Materie hergegeben, um dem ätherischen Leib in seiner Wachstumskraft nachzukommen. Er bleibt zurück, der physische Leib. Der ätherische Leib, der sonst bestrebt ist, die physische Materie zentrifugal hinauszuschleudern in das Weltenall, der ist gewissermaßen, wenn hier der erste Auswuchs ist, von da ab alleingelassen für einen gewissen Teil. (Es wird gezeichnet.) Zu wenig physische Materie geht hindurch oder wenigstens Materie, die zu wenig physische Kraft hat. Die Folge davon ist, daß der Ätherleib die Wendung herunternimmt zu der mit stärkerer Kraft ausgerüsteten unteren Partie des Baumes. Es ist also im wesentlichen wiederum der Ätherleib, der stark wird.

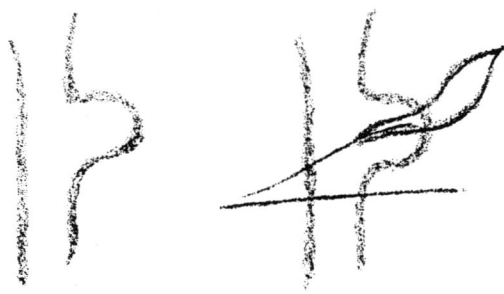

Nun stellen Sie sich aber vor, das geschieht nicht, sondern es setzt sich hier die parasitäre Mistelpflanze auf, dann geschieht durch eine zweite Pflanze, die nun einen eigenen Ätherleib in sich trägt, dasselbe, was sonst mit dem eigenen Ätherleib des Baumes geschieht. Dadurch entsteht ein ganz besonderes Verhältnis der Mistel zu dem Baum. Der Baum, der direkt in der Erde fundiert ist, verarbeitet in sich die der Erde entnommenen Kräfte. Die Mistel, die an dem Baume aufgesetzt ist, verarbeitet dasjenige, was ihr der Baum gibt, benützt gewissermaßen den Baum als Erde. Sie also verursacht dasjenige künstlich, was bei den Auswüchsen ein Überwuchern der Ätherorganisation ist, wenn es ohne die Mistel auftritt. Die Mistel nimmt dem Baume dasjenige weg, was er nur hergibt, wenn er zu wenig physische Materie hat, wenn das

Ätherische in ihm überwuchert. Ein überwucherndes Ätherisches zieht sich von dem Baum aus in die Mistel hinein. Dieses innerlich durchschaut, sagt uns – die Mistel in entsprechender Weise nun so verarbeitet, daß sie dieses dem Baum entrissene Ätherische wirklich auf den Menschen übertragen kann, was unter gewissen Umständen durch Injektionen geschieht –, dieses sagt uns: Die Mistel übernimmt als äußere Substanz dasjenige, was wuchernde Äthersubstanz beim Karzinom ist, verstärkt dadurch, daß sie die physische Substanz zurückdrängt, die Wirkung des astralischen Leibes und bringt dadurch den Tumor des Karzinoms zum Aufbröckeln, zum In-sich-Zerfallen. So daß, wenn wir die Mistelsubstanz in den menschlichen Organismus hineinbringen, wir tatsächlich die Äthersubstanz des Baumes in den Menschen hineinbringen, und die Äthersubstanz des Baumes also, auf dem Wege durch den Mistelträger in den Menschen übergeführt, wirkt verstärkend auf den astralischen Leib des Menschen.

Das ist ein Weg, der sich nur ergeben kann, wenn wir Einsicht haben, wie der Ätherleib der Pflanze auf den astralischen Leib des Menschen wirkt, wenn wir Einsicht haben, wie eben das Geistige der Pflanze, das hier durch die parasitäre Pflanze aus dem Baum herausgezogen wird, auf das Astralische des Menschen wirkt.

Sie sehen, auch im Konkreten bewahrheitet sich das, was ich gestern gesagt habe: Es handelt sich darum, daß wir, wenn wir Heilstoffe anwenden, nicht allein dasjenige anwenden, was der Chemiker denkt dabei, wovon der Chemiker spricht, sondern daß wir dasjenige anwenden, was Geistiges, Spirituelles in den Dingen drinnen ist.

Nun, ich konnte Ihnen darstellen, daß bei Morbus Basedow der astralische Leib sich versteift, die Ich-Organisation diesen astralischen Leib nicht beherrschen kann. Der ganze Symptomkomplex stellt sich, wie ich gestern darstellte, als solches dar. Worauf wird es ankommen? Es wird darauf ankommen, daß man die Kraft der Ich-Organisation verstärkt. Hier handelt es sich darum, daß wir einmal den Blick auf dasjenige werfen, was im gewöhnlichen Verkehre des Menschen mit der Außenwelt eine geringe Rolle spielt. Der Mensch ißt ja manches, hat so manches zu seinen Nahrungsmitteln, aber gewisse Metalle zum Beispiel gehören nicht zu den Nahrungsmitteln. Kupfer oder Kupfererz zum Beispiel, Kupferglanz oder Cuprit gehört nicht zu den Nahrungsmitteln.

Gerade diejenigen Substanzen, welche im gewöhnlichen Verkehre des Menschen mit der Natur nicht eine Rolle spielen, das sind diejenigen, die nun in ihrem geistigen Teil die größte Wirkung haben auf die mehr geistige Wesenheit des Menschen. Zum Beispiel finden wir gerade, daß der Kupferglanz, Kupfer und Schwefel, die denkbar stärkste Wirkung hat auf die Ich-Organisation des Menschen, die Ich-Organisation wirklich verstärkt.

Wenn man nun bei Morbus Basedow dem Menschen im entsprechenden Präparat Kupferglanz beibringt, dann stellt man dem Ihnen gestern beschriebenen, sich versteifenden astralischen Leib gegenüber eine diesen astralischen Leib beherrschende Ich-Organisation, denn der Kupferglanz kommt der Ich-Organisation mit seiner inneren Kraft zu Hilfe, und man stellt das Gleichgewicht her zwischen dem astralischen Leib und der Ich-Organisation, das notwendig ist.

Ich habe diese Beispiele zunächst gewählt aus dem Grunde, um Ihnen innerlich zu zeigen, wie in jedem Produkt der Natur, das wir um uns herum haben, studiert werden kann: Wie wirkt das auf den physischen Leib des Menschen? Wie wirkt das auf den Ätherleib des Menschen? Wie wirkt das auf den astralischen Leib, auf die Ich-Organisation?

Ich habe Ihnen an dem Beispiel der Mistel gezeigt, Viscum, entweder Viscum pini oder Viscum mali, wie die Mistel wirkt auf das Verhältnis des ätherischen Leibes zum astralischen Leibe, das ja besonders berücksichtigt werden muß bei einem therapeutischen Weg, der zur Bekämpfung des Karzinoms führt.

Ich habe Ihnen gezeigt, wie der Kupferglanz wirkt auf die Ich-Organisation. Ich habe Ihnen gezeigt, was bei Morbus Basedow in Betracht kommt, so daß man sagen kann: Ist man in der Lage, hinzuschauen auf den Menschen auf der einen Seite, wie da ineinander webt und lebt physischer, ätherischer, astralischer Leib und Ich, wie das abnorm wird im kranken Zustande, durchschaut man dann auch dasjenige, was draußen in der Natur ist, so hat man zum Beispiel folgende Anschauung: Da ist die Ich-Organisation zu schwach bei Morbus Basedow. Draußen habe ich den Kupferglanz. Dieser Kupferglanz, mit der Ich-Organisation zusammengebracht, verstärkt sie wesentlich. Sehen Sie, wenn Sie so etwas in Betracht ziehen, so ergibt sich ja ein wunderbares Erkennen des Zusammenhanges zwischen Mensch und Natur. Die große, wunderbar wirkende Frage beantwortet sich uns: Warum nimmt der Mensch so viele Substanzen in seine Nahrungsmittel auf? Warum spielen andere eine so geringfügige Rolle? Im gesunden Menschen spielen die letzteren allerdings keine besondere Rolle, im kranken Menschen beginnen sie eine besondere Rolle zu spielen, weil gerade diejenigen Substanzen, die nicht in den Nahrungsmitteln enthalten sind, auf den geistigen Teil des Menschen besonders stark wirken; die nicht in der Nahrung wirkenden Mineralien, Pflanzen, auch tierischen Produkte, sie sind es, die zum Ich, zu der astralischen Organisation ihre besondere Verwandtschaft haben.

Und so handelt es sich wirklich bei diesen Dingen um das Hineinschauen in tiefe Geheimnisse der Natur. Dieses Hineinschauen in tiefe Geheimnisse der Natur, ich möchte sagen, in die Mysterien der Natur, führt eigentlich erst zu der Möglichkeit, die Anschauung des kranken Menschen unmittelbar zu verbinden mit der Anschauung des wirkenden Heilmittels. So wie ich weiß, der Magnet zieht das Eisen an, und wenn ich einen Magneten habe und Eisenfeilspäne in die Nähe bringe, werden die Eisenfeilspäne angezogen, wenn ich erkenne die Wirkung des Magnets auf die Eisenfeilspäne, so weiß ich, was geschieht. Kenne ich in derselben Weise die Art und Weise, wie spirituell der Kupferglanz ist, auf der anderen Seite dasjenige, was dem Menschen fehlt, wenn er die Symptome von Morbus Basedow hat, so ist das dasjenige, was heißt, Medizin zu durchdringen mit spiritueller Anschauung.

Erst dann, wenn man auf den ganzen Zusammenhang zwischen den vier Gliedern der menschlichen Wesenheit eingeht, wird man den Weg finden, diese Beziehungen, die ich nun schon angedeutet habe, zwischen außermenschlichen Substanzen, natürlichen Substanzen, und dem gesunden und kranken Menschen selber zu finden. Da muß man aber zunächst darauf hinschauen, wie sich diese vier Glieder der menschlichen Wesenheit, physischer Leib, ätherischer Leib, astralischer

Leib und Ich, ganz verschieden verhalten in den zwei Wechselzuständen, in denen der Mensch in seinem Erdendasein lebt, in den beiden Zuständen von Wachen und Schlafen. Im Wachen haben wir unsere physische Organisation durchdrungen von der ätherischen Organisation. Darinnen breitet sich gewissermaßen, beide Organisationen innerlich ausfüllend, die astralische Organisation aus. Und das ganze durchdringt wiederum die Ich-Organisation, so daß wir uns, wenn wir uns schematisch das vorstellen wollen, sagen können: Den wachenden Menschen können wir in diesem Schema uns vorstellen, physische und ätherische Organisation, ihn ausfüllend, auch etwas über ihn hervordringend, die astralische und die Ich-Organisation, die ich hier mit anderer Farbe andeute. (Es wird gezeichnet.)

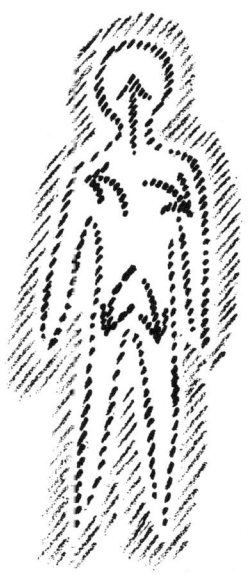

Haben wir dagegen den schlafenden Menschen vor uns, so haben wir im Bette liegend den physischen Leib und den ätherischen Leib. Der Mensch kommt nur dahin, in einer zwar nicht pflanzlichen Organisation, eine mineralische und pflanzliche Tätigkeit zu entwickeln, wie das die Pflanze tut. Wir haben im Bette liegen den physischen

Leib und den ätherischen Leib. Dagegen haben wir den astralischen Leib und die Ich-Organisation außerhalb des physischen und des ätherischen Leibes. Und schematisch kann ich das so zeichnen, daß nunmehr der astralische Leib und die Ich-Organisation (rot) den Äther-

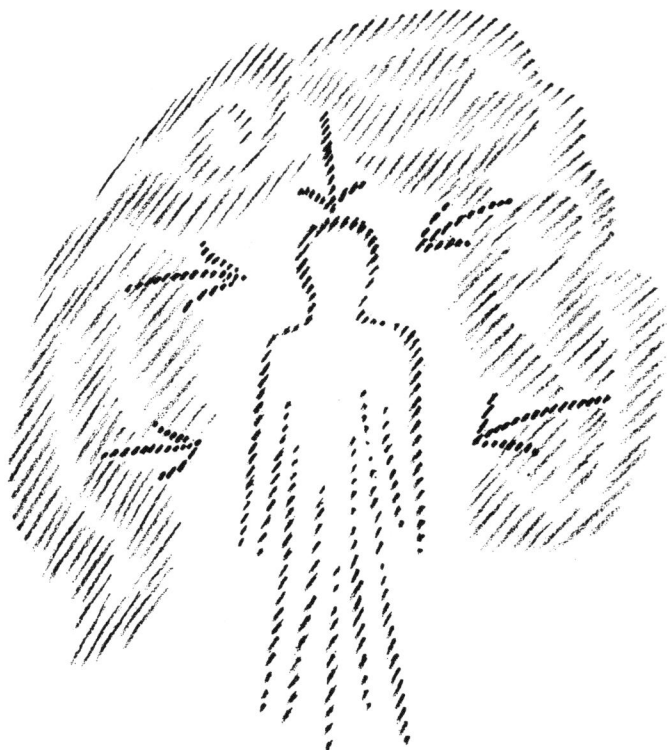

leib und den physischen Leib wie eine Art Wolke, die sich aber ins Unbestimmte verliert, größer und größer wird, umgeben. Aber es ist nun nicht so, daß wir sagen können: Bei Tag, im Wachen, wirken in uns astralischer Leib und Ich-Organisation, und im Schlaf umgekehrt, ist das Ich und die astralische Organisation nicht in dem physischen Leib und Ätherleib; das ist nicht so. Wir können nur sagen: Im Wachen wirkt von innen aus nach allen Seiten, überallhin, wo die Organe respektive die Kräfte der Organe dynamisch das hinführen, Ich-Organisation und astralischer Leib im physischen Leib und Ätherleib. Im Schlafe wirken sie von außen. Gewissermaßen so, wie sonst die Wirkungen des Kosmos in unsere Sinne eindringen und zum Inhalte unseres Bewußtseins werden als Sinneswahrnehmungen und Ideen, so sind wir schlafend eingehüllt von unserem astralischen Leib und unserer Ich-Organisation. Die senken sich außer uns in den Geist des Kosmos ein und wirken durch Augen, durch Ohren, durch alles mögliche, was peripherisch menschliche Organisation ist.

So haben wir den Unterschied zwischen Wachzustand und Schlafzustand dadurch charakterisiert, daß wir sagen können: Unser Ich und unser astralischer Leib wirken von innen aus nach allen Richtungen im Wachzustande. Unser Ich und unser astralischer Leib wirken von außen mit den spirituellen Kräften des Kosmos auf uns zurück im Schlafzustande. Wir haben also die Möglichkeit, einzusehen, daß sowohl von außen wie von innen Wirkungen auf unseren Ätherleib und in unserem physischen Leib durch unsere geistige Organisation stattfinden können.

Nun kommen wir, wenn wir dies durchschauen, darauf, wie wiederum zu diesen Vorgängen, die ja den Menschen konstituieren als schlafenden und als wachenden, in Beziehung stehen die spirituellen Essenzen der Naturprodukte. Zum Beispiel ist es eigentümlich, daß, wenn wir nun wiederum eine Substanz, die nicht in dem gewöhnlichen Nahrungsmittelsystem darinnen ist, das Blei, in irgendeiner Weise in uns aufnehmen, dieses Blei immer die Wirkung hat, daß es sozusagen zuerst den Menschen dazu drängt, seinen astralischen Leib nach außen zu fördern, geradeso wie es im Schlaf geschieht. Das Blei hat eigentlich die Wirkung, den Menschen in den Schlafzustand zu versetzen, astralischen Leib und Ich-Organisation nach außen zu drängen. Stellen Sie sich das nur lebhaft vor. Der Mensch will schlafen, wenn er Blei genießt. Es kommt aber nicht zum Schlaf in Wirklichkeit. Es kommt nur dazu, daß Ich und astralischer Leib herausbefördert werden. Aber das Blei verhindert zu gleicher Zeit, daß die Wirkungen von außen eintreten. Das Blei fördert den astralischen Leib und die Ich-Organisation zentrifugal nach außen, aber es verhindert die zentripetalen, die nach innen wirkenden Kräfte. Der Mensch kommt halb ins Schlafen, kann aber nicht ganz schlafen, weil die Wirkung von außen behindert wird durch den Bleigenuß.

Die Folge davon ist, daß unter normalen Verhältnissen, wenn der gesunde Mensch Blei in sich bekommt, er nicht schlafend wird, sondern Schwindel ihn überfällt, er ohnmächtig wird, und alle diejenigen Zustände eintreten, die mit dem Nachlassen des Ich und der astralischen Organisation bei dem physischen Leib und Ätherleib eintreten müssen.

Nehmen wir aber an, in der menschlichen Organisation ist eine solche Anormalität eingetreten, daß, wenn der Mensch nun in Schlaf versetzt wird, oder sich in Schlaf versetzt, die Ich-Organisation und der astralische Leib zu stark sich einwurzeln in der äußeren Welt, das heißt, zuviel von der Spiritualität des außermenschlichen Kosmos aufnehmen, so daß also diese Wirkungen zu stark werden, daß der Mensch also jedesmal, wenn er in Schlaf kommt, zu starke Wirkungen von außen bekommt, zu starke geistige Wirkungen von außen bekommt, spirituelle Wirkungen. Dann verfällt er in die Sklerose.

Das ist die wirkliche Ursache der Sklerose, daß der Mensch, statt daß er sich innerlich durchorganisieren würde, zu starke Wirkungen von außen bekommt, und zwar dann, wenn er gerade im Schlafzustande ist. Zuweilen weigert sich der menschliche Organismus, wenn er älter wird und diese Wirkungen eintreten können, durch die Schlaflosigkeit gegen dieses zu starke Wirken von außen. Aber man kann ja nicht bei der Schlaflosigkeit verbleiben. Die Folge davon ist, daß, wenn man alt wird und doch schlafen muß, der im Alter heraustretende, aus physischem Leib und ätherischem Leib heraustretende astralische Leib und die Ich-Organisation zuviel Wirkungen von außen einnehmen und zu stark zurückwirken auf den Organismus. Was finden wir nun, wenn man alt wird und doch schlafen muß und der im Alter heraustretende astralische Leib und die Ich-Organisation zuviel Wirkungen von außen einnehmen und zu stark zurückwirken auf den Organismus? Wir finden, wenn wir dem menschlichen Organismus nunmehr Blei beibringen, so tritt nicht Schwindel und Ohnmacht ein, sondern es werden nur abgehalten die sklerotisierenden Kräfte unter Umständen, indem man das Blei zu einem entsprechenden Heilmittel präpariert, es werden die astralischen Kräfte von außen und die Ich-Kräfte von außen, die sklerotisierenden Kräfte dadurch abgehalten, weil der Mensch dann auch Zustände durchmacht, in denen er nicht in den Schlaf kommt, sondern in denen nur durch das Blei sein astralischer Leib und die Ich-Organisation herausgetrieben werden, aber die zu starken Kräfte von außen abgehalten werden.

Man kommt auf diese Weise dazu, durch ein Durchschauen dessen, was das Verhältnis ist zwischen physischem Leib, Ätherleib, astralischem Leib und Ich, ganz durch und durch einzusehen, worauf Bleiwirkung beruhen kann, wie Bleiwirkung eine Gegenwirkung gegen sklerotisierende Wirkung sein kann.

Das ist eben Durchschauen der menschlichen Organisation, Durchschauen der äußeren Natur nach ihren spirituellen Grundlagen, dadurch in die Möglichkeit kommen, die beiden in Wechselwirkung zu bringen und dadurch auf Gesundheit und Krankheit den entsprechenden Einfluß zu haben.

Nun handelt es sich natürlich aber darum, daß man in die Lage kommen muß, die verschiedenen Wirkungen zu kombinieren. Ich habe Ihnen auseinandergesetzt, daß Kieselsäure zu den Sinnesorganen, zu der ganzen Peripherie des menschlichen Organismus Beziehung hat und wiederum zu der Ich-Organisation. Vom Blei haben wir jetzt auch kennengelernt, wie es zur Ich-Organisation eine bestimmte Beziehung hat. Dadurch, daß man nun in entsprechender Weise ein Heilmittel hervorbringt, das man präpariert in der gehörigen Art aus Kieselsäure und Blei zusammen, dadurch verstärkt man unter Umständen die zentrifugale Kraft des Bleis, oder man vermindert die zentripetale Kraft der Kieselsäure, so bekommt man ein Heilmittel, das eigentlich eine innere Lebendigkeit hat, die man durchschaut, von der man weiß, wie sie nun im menschlichen Organismus wirkt.

Das ist das Wesentliche derjenigen Heilmittel, die auf Grundlage einer solchen spirituellen Fundierung der Medizin hergestellt werden können. Sie werden mit vollständigem Durchschauen desjenigen, was eigentlich stattfindet inner- und außerhalb des Menschen, hergestellt; und sie werden so hergestellt, daß es nun darauf ankommt, daß der Betreffende, der sie inauguriert, der sie in die Welt führt, die geistigen

Zusammenhänge, die diesen Heilmitteln mitgegeben werden, überschaut. Es handelt sich also darum, daß man neben den Heilmitteln, bei denen man bloß auf die chemischen Kräfte sieht, die nun einmal in unserer materialistisch gearteten Chemie angeführt werden, auch solche herstellen kann, von denen man sagen kann: Da hinein in dieses Heilmittel ist die Spiritualität der Welt in dieser bestimmten Weise geleitet worden.

Das wird das Wesen der Heilmittel sein, die hergestellt werden, wenn der Medizin diese spirituelle Grundlage gegeben werden wird. Man wird wissen, bei diesen Heilmitteln kommt es darauf an, daß ihnen von ihrer Präparierung her nicht bloß dasjenige, was der Chemiker durchschaut, beigegeben ist, sondern daß ihnen die spirituellen Kräfte der Welt mitgegeben sind. Es wird unmittelbar der Geist selber, die Spiritualität, in der Therapie angewendet. Darauf kommt es an bei diesen Dingen.

Sehen Sie, man kann in dieser Richtung noch weitergehen. Man kann ja, indem man in der Art, wie ich es gestern geschildert habe, die menschliche Organisation durchschaut, darauf kommen, streng exakt – hier kann ich es nur andeuten –, wie der physische und der Ätherleib dasjenige sind, was dem Menschen in der Vererbungsströmung mitgegeben wird, was also abstammt von Vater, Mutter, Großvater, Großmutter und so weiter, wie aber in der Ich-Organisation und im astralischen Leib dasjenige liegt, was aus der geistigen Welt herunterkommt, in den menschlichen physischen und Ätherleib sich einsenkt und wiederum durch die Pforte des Todes hinausgeht in die geistige Welt, was also als das Dauernde, das den physischen Leib Überdauernde, im Menschen lebt und west, sein eigentliches Unsterbliches.

Aber wir dürfen, wenn wir wissenschaftlich sprechen, nicht bloß Unsterbliches sagen, sondern wir müssen zu dem Unsterblichen das andere dazu haben. Geradeso wie das, was im Ich und in der Ich-Organisation und im astralischen Leib durch die Pforte des Todes geht, in die geistige Welt hineingeht, wie das in dieser Art den eigentlichen Kern der menschlichen Wesenheit darstellt, das aber dynamisch eingreift in seine physische und Ätherorganisation, so ist dieses auch vor der Geburt respektive Konzeption vorhanden. Es kommt

240

aus der geistigen Welt, konstituiert, arbeitet, baut mit am physischen und Ätherleib. Wir müssen auch vom Ungeborensein sprechen.

Man ist in der Naturerkenntnis so weit abgekommen von der Wahrheit auf diesem Gebiete, daß man zwar aus gewissen religiös egoistischen Gründen heraus, weil der Mensch wissen möchte, wie es ihm nach dem Tode geht, von Unsterblichkeit spricht, weil der Mensch aber schon da ist, interessiert ihn das nicht, was vor der Geburt lag oder vor der Konzeption. Will man aber wissenschaftlich sprechen, so muß man ebensogut von Ungeborenheit sprechen wie von Unsterblichkeit, denn erst die Ungeborenheit und die Unsterblichkeit zusammen machen die Ewigkeit aus.

So können wir sagen: Dasjenige, was so dieser ewige Wesenskern des Menschen ist, der untertaucht durch Konzeption, Embryonalentwickelung, Geburt, in den physischen und Ätherleib, was wiederum verläßt diese physische und ätherische Organisation im Tode, das muß sich, indem es untertaucht in physische und ätherische Organisation, anpassen an diesen physischen und ätherischen Leib.

Das ist nun in der menschlichen Entwickelung nicht immer ohne weiteres vorhanden. Da findet durchaus ein innerer Kampf statt. Indem das Kind in die Welt tritt, kommt von der geistigen Welt her der astralische Leib und das Ich, aus der Vererbung von den Voreltern der physische Leib und der Ätherleib. Die müssen sich kämpfend ineinanderfügen. Diesen Prozeß des sich kämpfend Ineinanderfügens schauen Sie äußerlich an, in einer äußerlichen Offenbarung, indem Sie die verschiedenen Arten von Kinderkrankheiten anschauen.

Auf die Kinderkrankheiten wird erst das richtige Licht geworfen, wenn man sie so ansieht, daß der ewige Wesenskern des Menschen, die eigentliche spirituelle Grundlage, sich anzupassen hat demjenigen, was durch die Vererbung gegeben ist. Und insbesondere ist es so, daß wenn der ätherische Leib sich schwer anpaßt dem astralischen Leib und der Ich-Organisation, denen er sich doch anpassen muß, aber sich schwer anpaßt, so sehen wir eine Krankheit entstehen, die gerade davon herrührt, daß der ätherische Leib sich prädominierend geltend macht gegenüber dem herandrängenden Ich und der herandrängenden Astralorganisation. Und dieses prädominierende Geltendmachen des ätherischen Leibes, dieses gewissermaßen sich Entgegenstemmen, das drückt sich aus in der Rachitis.

Nun kommt man wiederum darauf, indem man zu dem Physischen das Spirituelle hinzuverfolgt, sich die Frage auf eine besondere Art beantworten zu können: Wie kann ich denn diesem ätherischen Leibe, der sich gewissermaßen stauend entgegenstellt dem astralischen Leibe, wie kann ich dem denn seine entgegenwirkende Kraft nehmen? Was benimmt ihm denn diese Kraft in der normalen Weise, wenn der Mensch aus der geistigen Welt in die physische Welt allmählich herantritt während seiner Embryonalzeit?

Da kommt man dazu, zu studieren, wie der Mensch in der Embryonalzeit hereintritt aus der geistigen Welt in die physische Welt, und da findet man, daß eine besondere Relation besteht zwischen den Kräften, die im Phosphor oder in Phosphorverbindungen vorhanden sind, und denjenigen Kräften, die im Uterus vorhanden sind und im Uterus sich entgegenstellen der Embryonalentwickelung. Wären diese Kräfte im Uterus nicht vorhanden, so würde einfach bei jedem Menschen Rachitis eintreten. Der Uterus ist zu gleicher Zeit ein fortwährender Arzt gegen die Rachitis, indem er Kräfte in sich enthält, die im Organismus von derselben Art sind wie die Kräfte, die in der äußeren Natur in der Mineralsubstanz Phosphor oder in Phosphorverbindungen vorhanden sind.

So enthüllen sich die Mysterien, so daß, wenn man nun dem Menschen, der rachitisch geworden ist, eine Phosphorbehandlung angedeihen läßt, man die mangelnde Phosphorwirkung des Uterus in der Außenwelt nach der Geburt nachholt.

Und so kann man exakt tatsächlich, wenn man die innere spirituelle Natur desjenigen durchschaut, was am Menschen und im Wechselverkehr vom Menschen mit der Natur geschieht, dazu kommen, Krankheitsprozesse, die eben da sind, in der entsprechenden Weise durch ihre Gegenwirkung zu paralysieren.

Sehen Sie, das ist das Prinzip, das jener spirituellen Fundierung der Medizin zugrundeliegt, von der ich gestern gesprochen habe, die eine erste Bearbeitung durch das Buch von Frau Dr. *Wegman* und mir finden soll und die nicht auftreten will mit laienhafter Kritik der wissenschaftlichen Medizin, sondern nur dasjenige, was ebenso exakt wissenschaftlich sein kann, nur eben in die geistige Welt eindringt, hinzufügen will zu dem, was in richtiger Wissenschaftlichkeit da ist.

Und man kann sagen: Gerade derjenige, der recht gut bekannt ist mit den Grundlagen der heutigen wissenschaftlichen Medizin und der diese Grundlagen der heutigen wissenschaftlichen Medizin nur etwas weiterverfolgt, der kommt schon dazu, die Erweiterung nach der spirituellen Seite hin zu suchen.

Und in einer gewissen Beziehung sind für denjenigen Menschen, der nach dem Geistigen im Menschen sucht, die Krankheiten eigentlich, so unerwünscht und unerfreulich und unsympathisch sie natürlich vom Standpunkte des Lebens sind, sie sind für denjenigen, der spirituelle Aufklärung über den Menschen sucht, tatsächlich unendlich Licht verbreitend. Denn in der Krankheit zeigt sich, wie auf abnorme Weise, durch Verstärkung oder Schwächung dasjenige wirkt, was im Menschen fortwährend wirken muß, damit der Mensch überhaupt ein geistiges Wesen sein kann.

Denken Sie nur, wenn der Mensch nicht in sich, ohne daß er Blei unmittelbar in sich hat, die Bleiwirkungen hätte, wäre er kein denkendes Wesen. Es würde sich fortwährend durch eine latente Sklerotisierung der Denkprozeß stumpf erweisen. Weiß man das, dann wirkt der Prozeß, der hier eintritt, den ich hier beschrieben habe, der der Sklerose entgegenwirkende Bleiprozeß, der wirkt wie erhellend auf die Art und Weise, wie das Denken im Menschen überhaupt zustande kommt.

Psychologie oder Seelenwissenschaft kann ungeheuer viel lernen von der Pathologie und von der Therapie.

Das eröffnet aber den Ausblick gerade darauf, daß durch die Verbindung von geistiger Betrachtungsweise mit Medizin unsere Weltanschauung wiederum zu einer etwas universelleren gemacht werden kann, als sie heute in ihrer Spezialisierung ist.

Nur noch ein paar Worte möchte ich zu dem, was ich gesagt habe, nachdem dieses übersetzt ist, am Schlusse hinzufügen.

Man kann auf die Entwickelung der Menschheit zurückblicken, namentlich auf die Entwickelung des Geistes, der die menschliche Zivilisation und die einzelnen Zivilisationen getragen hat, der auch hervorgebracht hat dasjenige, was man Erkenntnis, was man Wissenschaft nennt.

Sieht man zurück in sehr alte Zeiten, in Zeiten, die eigentlich heute auch nur mit dem Blicke der geistigen Forschung, wie ich ihn gestern charakterisiert habe, zu verfolgen sind, so hat man – ich habe das gestern schon angedeutet – Erkenntnisstätten, die nicht so waren wie unsere Schulen, zu suchen, sondern Erkenntnisstätten, in denen der Mensch erst herangeführt wurde an das Durchschauen der Natur, an das Durchschauen des Menschen, nachdem seine Seele vorbereitet worden ist dazu, auch in das Geistige des Äußerlichen hineinzuschauen. Jene Erkenntnisstätten, die man dann gewohnt worden ist, Mysterien zu nennen, sie waren eben nicht einseitig Schulen, sondern sie waren im Grunde genommen das zugleich, was heute getrennt auftritt in der Welt, sie waren religiöse Kultstätten, sie waren Pflegestätten der Künste, sie waren zur gleichen Zeit Pflegestätten der Erkenntnis auf den verschiedensten Gebieten des menschlichen Lebens.

Diese alten Mysterien waren so eingerichtet, daß diejenigen, welche zu lehren hatten, zunächst nicht dasjenige bloß in abstrakten Begriffen vorbrachten, was sie den Menschen mitzuteilen hatten, sondern in Bildern, in Bildern, die aber in ihrer inneren Konfiguration die wirklichen Verhältnisse darstellten, die wirklichen Wirkungen in der Welt. Dadurch waren sie imstande, diese Bilder darzustellen in dem, was wir heute kultusartig nennen würden.

Das verzweigte sich dann nach einer gewissen Richtung hin dazu, dieses Bildhafte in der Weise zu gestalten, daß es die Schönheit in sich trug. Kunstartig wurde der Kultus nach bestimmten Richtungen hin.

Und dann, wenn man dasjenige, was nicht aus einer willkürlichen Phantasie gewonnen wurde, sondern aus jenen Bildern heraus, die abgeschaut wurden den Geheimnissen der Welt selber, in Ideen darstellte, so war das dazumal Wissenschaft. Dasselbe dargestellt so, daß es in seinen Bildern aufrief den Extrakt des menschlichen Willens als

Frömmigkeit, war religiöser Kultus. Dasselbe dargestellt so, daß es den menschlichen Sinn entzückte und erhob, anmutig berührte, erhaben hinaufzog zum Schönen, war Kunst. Und die Kunststätte war unmittelbar vereinigt mit der Kultusstätte. Dasselbe dargestellt in Form von Ideen, war Erkenntnis, war Wissenschaft.

Das aber wendete sich nicht einseitig an den menschlichen Verstand, an die Sinnesbeobachtung, an das äußere sinnliche Experiment, das wendete sich an den ganzen Menschen nach Leib, Seele und Geist. Aber es drang auch vor bis zu denjenigen Tiefen in den Wesenheiten der Dinge, wo sich dasjenige offenbart, was Realität ist nach der einen Seite hin so, daß es göttlich zur Frömmigkeit stimmt, auf der anderen Seite so, daß es sich im wahrhaftigen Ideenzusammenhang ausdrückt. Diese Art, die Wahrheit, die Schönheit und auch das Moralische der Menschennatur zu verfolgen, nannte man, kann man heute noch nennen: den Weg zu den Initien, zu den Anfängen der Dinge. Denn man war sich bewußt, man lebte in den Anfängen der Dinge, indem man sie hineinzauberte, diese Anfänge, in die Kultushandlung, in die schöne Offenbarung, in die wahrhaftig gestaltete Ideenwelt. Und man nannte dann ein solches Sich-Stellen zu den Dingen der Welt Initiationserkenntnis, die Erkenntnis der Anfänge, aus denen heraus alle Dinge begriffen, alle Dinge durch unseren Willen erst behandelt werden können. Initiationswissenschaft, die in die Mysterien der Welt, in die Anfänge eindrang, das war dasjenige, was man eigentlich suchte.

Es mußte eine Zeit in der Menschheitsentwickelung kommen, wo diese Initiationswissenschaft zurücktrat, wo der Mensch seine Geisteskraft dazu verwenden mußte, um mehr in sich selber real bewußt zu werden. Der Mensch bekam die alte Initiationswissenschaft wie träumend, wie instinktiv. Von einer Entwickelung des Menschen zur Freiheit war nicht die Rede. Eine Entwickelung zur Freiheit ist nur dadurch gekommen, daß der Mensch eine Zeitlang abgetrieben worden ist von den Anfängen, verloren hat eine Zeitlang die Initiationsanschauung und nicht an die Anfänge gegangen ist, sondern an dasjenige, was mehr die Enden sind, die äußere sinnliche Offenbarung, und dasjenige, was an den Enden mit dem Experiment erforscht werden kann.

Heute ist wieder die Zeit gekommen, wo wir nach einer unermeßlich weiten, ich möchte sagen, Endenwissenschaft, Oberflächenwissenschaft, die auch nur ein äußerliches Verhältnis zur Kunst und zur Religion haben kann, die Initiationswissenschaft mit Bewußtsein wiederum suchen müssen, mit jenem Bewußtsein, das wir uns anerzogen haben an der exakten Wissenschaft, mit jenem Bewußtsein, das in dieser neueren Initiationswissenschaft nicht weniger exakt sein kann als in der exakten Wissenschaft.

Da aber wird wiederum die Brücke hinübergeschlagen werden von demjenigen, was als Weltanschauung auftritt, um in der innerlichen Ideenbildung die menschliche Seele zusammenzubringen mit ihrem Ursprunge, zu demjenigen, was in der praktischen Handhabung desjenigen, was in der Idee geschaut wird, besteht. In den alten Mysterien war daher vereinigt mit demjenigen, was in dieser Weise Initiationsanschauung war, vor allen Dingen dasjenige, was sich auf das Heilen der Menschen bezog, die Kunst zu heilen. Denn das war auch eine Kunst, die Kunst zu heilen, die zugleich aufrief den Menschen dazu, in dem Heilungsvorgange einen Opfervorgang zu sehen. Sie wird wiederum eine engere Verbindung schließen müssen mit demjenigen, was in mehr oder weniger philosophischer Form als Weltanschauung auftritt, um die menschliche Seele in ihren inneren Bedürfnissen zu befriedigen. Das ist es, was, ich möchte sagen, in der Erkenntnis dessen, was die Zeit von uns fordert, gesucht wird in der anthroposophischen Bewegung.

Diese anthroposophische Bewegung, die ihren Mittelpunkt am Goetheanum in Dornach in der Schweiz hat, sie will nicht irgend etwas Willkürliches in die Welt setzen, sie will auch nicht etwas weltfremd Abstraktes, nebulos Mystisches nur leisten, sie will unmittelbar eingreifen in alles praktische Wirken, in alle praktische Betätigung des Menschen. Sie will wiederum dasjenige in vollbewußter Weise anstreben, was in alten, primitiven Zeiten instinktiv angestrebt worden ist.

Wenn das auch nur zunächst ein Anfang ist, so ist doch dasjenige, was in der engen Verbindung der Stätte, die nach Weltanschauung strebt im spirituellen Sinne, des Goetheanum mit der Klinik von Frau Dr. Wegman gegeben ist, das, was möglich macht, auch das wiederum herzustellen, was in alten Zeiten, als die Erkenntnis Mysterienerkenntnis war, eine Selbstverständlichkeit bedeutete: Die Medizin in engsten Zusammenhang zu bringen mit dem spirituellen Schauen. Und das ist dasjenige, was aus den Forderungen der Zeit heraus die anthroposophische Bewegung erfüllen möchte. Daher dürfen wir die Hoffnung haben, daß aus diesem Zusammenarbeiten von Weltanschaulichem und Klinischem, aus diesem Arbeiten nach den Initien hin, Leben entstehen kann und, neben einer den modernen Anforderungen entsprechenden Initiationserkenntnis, auch wiederum eine initiierte Medizin, eine Medizin als Initiationswissenschaft. Wie das in den Anfängen mit den ersten Schritten gesucht wird, das habe ich in diesen zwei Stunden versucht, mit wenigen Strichen anzudeuten.

Ich weiß, wie wenig getan werden kann mit solchen Andeutungen in wenigen Strichen. Um so dankbarer muß ich sein, daß es mir möglich geworden ist, durch die Liebenswürdigkeit von Mrs. und Dr. Larkins diese Andeutungen hier vor Ihnen zu geben. Ich danke daher Mrs. und Dr. Larkins für ihre so liebenswürdige Bereitwilligkeit, dieses Zusammensein zu ermöglichen. Ich danke Ihnen für Ihre Aufmerksamkeit, die ich zu würdigen weiß, da dasjenige, was ich Ihnen vorzubringen habe, wirklich nicht bloß ein theoretisch Angestrebtes ist, sondern etwas, woran man, wenn man es in der heutigen Zeit vertreten will, wirklich mit den innersten Fasern seines Herzens hängen muß.

HINWEISE

Zu dieser Ausgabe

Die vorliegenden elf Vorträge wurden außer dem ersten (Penmaenmawr) und dem siebenten bis neunten Vortrag (Arnheim) vor Ärzten und Medizinstudierenden gehalten. Der erste Vortrag wurde im Rahmen der «International Summer School» in dem nordwalisischen Ort Penmaenmawr gehalten; die Arnheimer Vorträge waren hingegen öffentlich zugänglich. Die Vorträge in England wurden von Dr. Steiner in deutscher Sprache gehalten und von einem Teilnehmer jeweils unter dreien Malen a tempo ins Englische übersetzt und die Übersetzung vorgelesen. Die Zwischenräume im Text deuten auf diese Unterbrechungen des Vortrages hin.

Auf im Text häufig genannte Institute, Persönlichkeiten und Publikationen ist zusammenfassend hingewiesen (Gruppen von Seitenzahlen).

Textunterlagen: Der in Penmaenmawr am 28. August 1923 gehaltene Vortrag, sowie die am 2. und 3. September 1923 und am 28. und 29. August in London gehaltenen Vorträge wurden von der Berufsstenographin Helene Finckh mitgeschrieben, die Rudolf Steiner auf beiden Vortragsreisen in England begleitete. Dem vorliegenden Text der in England gehaltenen Vorträge liegt ihre Übertragung in Klartext zugrunde. Die in Den Haag am 15. und 16. Nov. 1923 und die in Arnheim am 17., 21. und 24. Juli 1924 gehaltenen Vorträge wurden von Walter Vegelahn stenographisch festgehalten. Von dem Wiener Vortrag vom 2. Okt. 1923 liegen lediglich Vortragsnotizen von L. Kolisko vor.

Der Titel des Bandes «Anthroposophische Menschenerkenntnis und Medizin» stammt von den Herausgebern, die auch für die Zwischentitel zeichnen mit Ausnahme der Arnheimer Vorträge, deren Titel «Was kann die Heilkunst durch eine geisteswissenschaftliche Betrachtung gewinnen?» von Dr. Steiner gegeben wurde.

Einzelausgaben:

Penmaenmawr 28. August 1923: «Richtlinien zum Verständnis für die auf anthroposophischer Geisteswissenschaft aufgebaute Heilmethode», Dornach 1964.

London 2., 3. September 1923: «Zur Therapie und zur Methodik der Heilmittelherstellung». Medizinische Schriftenreihe, 2. Folge, 5. Heft, Basel 1953.

Arnheim 17., 21., 24. Juli 1924: «Was kann die Heilkunst durch eine geisteswissenschaftliche Betrachtung gewinnen?», Dornach 1934 und 1958.

London 28., 29. August 1924: «Die Kunst des Heilens vom Gesichtspunkte der Geisteswissenschaft». Medizinische Schriftenreihe, zweite Folge, 4. Heft, Basel 1952.

Veröffentlichungen in Zeitschriften:

Penmaenmawr 28. Aug. 1923: in «Natura» 1927/28, 2. Jg., Heft 8/9

Wien 2. Okt. 1923: in «Beiträge zur Erweiterung der Heilkunst ...» 1962, 15. Jg., Heft 2

Den Haag 15. Nov. 1923: in «Natura» 1931, 5. Jg., Heft 4

Den Haag 16. Nov. 1923: in «Natura» 1931, 5. Jg., Heft 5

Arnheim 17. Juli 1924: in «Natura» 1927/28, 2. Jg., Heft 3/4

Arnheim 21. Juli 1924: in «Natura» 1927/28, 2. Jg., Heft 5

Arnheim 24. Juli 1924: in «Natura» 1927/28, 2. Jg., Heft 6

Hinweise zum Text

Werke Rudolf Steiners innerhalb der Gesamtausgabe (GA) werden in den Hinweisen mit der Bibliographie-Nummer angegeben. Siehe auch die Übersicht am Schluß des Bandes.

zu Seite

12   *«zur rechten Zeit ein Wort»:* «Faust» I. Teil, Studierzimmer; Mephistopheles: «Schon gut! Nur muß man sich nicht allzu ängstlich quälen; / Denn eben wo Begriffe fehlen, / Da stellt ein Wort zur rechten Zeit sich ein.»

nächtliche «Graue-Kuh-Wissenschaft»: Siehe hierzu die Vorrede G. W. F. Hegels zu seiner «Phänomenologie des Geistes» (1806)

12, 58, 166   *habe ich ... erst vor einigen Jahren auszusprechen gewagt:* Siehe «Von Seelenrätseln» (1917), GA 21.

14   *wie ... einmal ein Professor tat:* Der Professor in Göttingen war Hugo Fuchs.

17, 20, 40, 71   *und dann glänzend, spiegelartig wird:* Wollte man das hier Dargestellte im chemischen Sinne wörtlich nehmen, so wäre es nicht richtig, da aus einem Oxidrauch kein spiegelglänzender Belag entstehen kann. Chemisch verhält sich die Sache folgendermaßen: Versetzt man Antimonmetall oder Antimonerz, z. B. Antimonit, mit Zink und starken Säuren, z. B. Salzsäure, so bildet sich Antimonwasserstoff, der bei Vorhandensein von Sauerstoff, nach Entzünden, unter Bildung von weißem Rauch verbrennt. Bei diesem Rauch handelt es sich um Antimontrioxid, das sich an kalten Wänden zu den sog. Antimonblumen – flores antimonii – niederschlagen kann. Dieser Belag aus Antimontrioxid ist mattweiß bis glitzernd-kristallin und spiegelt nicht. – Der Antimonspiegel entsteht unter Ausschluß von Sauerstoff. Er geht also, wie bereits erwähnt, nicht aus dem weißen Oxidrauch hervor, sondern aus nichtoxidiertem, dampfförmigem Antimonmetall. Wollte man aus dem Oxidrauch einen Spiegel herstellen, so müßte man ihm den Sauerstoff erst wieder entreißen, d. h. man müßte ihn reduzieren. Von einem solchen Vorgang aber ist hier nicht die Rede. Nun kann man jedoch aus dem weißen Rauch das noch nicht oxidierte Antimon abfangen, indem man einen gekühlten Glaskolben sehr nahe an die weiß rauchende Flamme heranbringt; an dem Glaskolben bildet sich alsdann ein metallisch glänzender Spiegel aus reinem Antimon (vgl. Marsh'sche Probe zum Arsennachweis). Es tritt das Antimon, vom Sauerstoff unversehrt, aus dem Rauch heraus, indem es sich an den Glaskolben anlegt und spiegelnd wird. Damit hat man einen weißen Rauch, aus dem sich etwas «an Wände anlegen kann und dann glänzend, spiegelartig wird».

Rudolf Steiner scheint hier auf einen Prozeß hinzuweisen. So wie der physische Leib des Menschen ein trübes Medium ist, aber die Voraussetzung bildet für das klare Denken, so ist der weiße Rauch die Voraussetzung für die Bildung des metallisch glänzenden Spiegels. Und so wie das Denken durch die Überwindung der physischen Kräfte, insbesondere der Schwerkraft, entsteht, so bildet sich auch der Spiegel durch die Abwehrkraft gegen das Trübe. Gelingt es, den sich bilden wollenden Rauch zu verhindern, so entsteht der Spiegel. Es ist eine Art im Chemischen sich ausdrückender Wille, durch welchen aus dem Erz der Spiegel entsteht. In ihm erscheint das Antimon auf einer dem Pflanzlichen verwandten Stufe.

Die Herstellung von Antimonspiegeln geschieht heute meist durch Destillation von Antimon im Vakuum. Eine früher geübte Methode war die thermische Zersetzung von Antimonwasserstoff. Bei beiden Methoden wird unter Sauerstoffausschluß gearbeitet; daher entsteht auch kein Rauch. Gäbe es keinen Rauch, könnte man dessen Entstehung auch nicht verhindern. Daher ist der Rauch die Voraussetzung des Spiegels.

Kaspar Appenzeller

Weitere Ausführungen R. Steiners über das Antimon: GA 27, 232, 312, 314, 316.

17 *Vormittagsvorträgen:* Siehe «Initiations-Erkenntnis. Die geistige und physische Welt- und Menschheitsentwickelung in der Vergangenheit, Gegenwart und Zukunft, vom Gesichtspunkt der Anthroposophie» (Penmaenmawr 1923), GA 227.

29, 47, 77, 87, 107, 118, 127/128, 159, 180, 202, 220, 246 *Klinisch-Therapeutisches Institut in Arlesheim:* Wurde nach Ostern 1920 gegründet und von Frau Dr. Ita Wegman (1876 – 1943) geleitet; jetzt Ita-Wegman-Klinik.

29, 128, 180 *Internationales Pharmazeutisches Laboratorium:* Jetzt Weleda AG in Arlesheim (Stammhaus) und Schwäbisch Gmünd (Betriebsstätte) sowie die Tochtergesellschaften.

34 *Sommerkurse in Ilkley und Penmaenmawr:* Siehe «Gegenwärtiges Geistesleben und Erziehung» (1923), GA 307, und den 2. Hinweis zu Seite 17.

34, 247 *Mrs. Larkins:* Mrs. C. A. M. Larkins, die Frau des Londoner Arztes Dr. Larkins, der auch nach Ratschlägen Rudolf Steiners behandelte. Seine Frau unterstützte die Eurythmiearbeit in London.

35, 36 88, 89, 140 *ganz wichtige Arbeiten:* L. Kolisko «Milzfunktion und Plättchenfrage», 1922; «Physiologischer und physikalischer Nachweis der Wirksamkeit kleinster Entitäten», 1923; «Physiologischer Nachweis der Wirksamkeit kleinster Entitäten bei 7 Metallen / Wirkung von Licht und Finsternis auf das Pflanzenwachstum», 1926.

35, 87, 89 *im biologischen Institute:* Biologisches Institut am Goetheanum, der Freien Hochschule für Geisteswissenschaft in Dornach, in dem Frau Dr. L. Kolisko arbeitete und das sich in Stuttgart befand.

40   *Oxydationsprozessen:* Laut Stenogramm.

48, 50, 53   *Migräneheilmittel Biodoron:* Publikationen darüber aus jener Zeit: «Neue Berichte über die Behandlung von Migräne und chronischem Kopfschmerz mit ‹Biodoron›» aus der Kasuistik zu «Die Migräne und ihre rationelle Behandlung» von Dr. med. Ludwig Noll, und «Die Migräne und ihre Behandlung mit ‹Biodoron›» von Dr. med. S. Knauer.

62   *in meinem Buche, das als «Initiation» ins Englische übersetzt worden ist:* In der deutschen Originalausgabe «Wie erlangt man Erkenntnisse der höheren Welten?» (1904/05), GA 10.

72   *daß wir den Saft der verschiedenen Arten von Viscum verwenden:* Muß eigentlich heißen: daß wir den Saft der verschiedenen Subspecies von Viscum album verwenden.

83   *Theodor Ziehen,* 1863 – 1950, Psychiater und Philosoph. Siehe «Leitfaden der Physiologischen Psychologie», Jena 1900, 5. Aufl., 9. Vorlesung: Der Gefühlston der Vorstellungen – Affekte.

85, 159   *Dr. F. Willem Zeylmans van Emmichoven,* 1893 – 1961, Arzt in Holland; er führte eine eigene Klinik.

86   *Es sind … Ärzte gekommen und haben gefragt:* Die Antwort auf diese Fragen war der von Rudolf Steiner gehaltene erste Ärztekurs: «Geisteswissenschaft und Medizin» (20 Vorträge, Dornach 1920), GA 312.

87   *Institute für Heilmittelbereitung:* Siehe Hinweis zu Seite 29.

des «Kommenden Tages»: Der Kommende Tag, Aktiengesellschaft zur Förderung wirtschaftlicher und geistiger Werte, Stuttgart 1920 – 1925; ein assoziatives Unternehmen im Sinne der Sozialen Dreigliederung, das infolge der damaligen Inflation liquidiert werden mußte.

des «Futurum»: Futurum AG, Ökonomische Gesellschaft zur internationalen Förderung wirtschaftlicher und geistiger Werte, Dornach 1920 – 1924; begründet als assoziatives Unternehmen auf derselben Grundlage wie die Kommende Tag AG, Stuttgart; konnte sich infolge der allgemeinen Wirtschaftskrise nicht behaupten und mußte ebenfalls liquidiert werden.

110   *in den letzten Jahren:* Siehe Hinweis zu Seite 12.

118   *Frau Dr. med. Ita Wegman:* Siehe Hinweis zu Seite 29.

135   Zeile 2 von oben: Nach « … Prozeß … dadurch …» ist eine Lücke im Stenogramm. Es wurde das Wort *Naturprozeß* eingefügt.

142   *Vortragskursus über pädagogische Gegenstände:* «Der pädagogische Wert der Menschenerkenntnis und der Kulturwert der Pädagogik» (Arnheim 1924), GA 310.

143   *Schulen eingerichtet:* Die Waldorfschule in Stuttgart, eingerichtet von Kommerzienrat Emil Molt und geleitet von Rudolf Steiner, war die erste derartige Schule.

157 *da ist Aufbau:* Sinngemäße Änderung.

160 *was seit letzte Weihnachten in Dornach gepflegt wird:* Weihnachten 1923 wurde von Rudolf Steiner die Freie Hochschule für Geisteswissenschaft ins Leben gerufen und die Allgemeine Anthroposophische Gesellschaft unter seiner Führung begründet. Siehe «Die Weihnachtstagung zur Begründung der Allgemeinen Anthroposophischen Gesellschaft 1923/24», GA 260.

166 *was etwa im Jahre 1917 geschah:* Siehe den Hinweis zu Seite 12.

169 *übelwollender Naturforscher:* Siehe Hinweis zu Seite 14.

180, 220, 242 *wird das Buch erscheinen können:* Dr. Rudolf Steiner, Dr. Ita Wegman: «Grundlegendes für eine Erweiterung der Heilkunst» (1925), GA 27.

207 *»Initiation»:* Siehe den Hinweis zu Seite 62.

217 *Achtundzwanzig Prozent Kieselsäure ... achtundvierzig Prozent Sauerstoff:* Siehe «Handwörterbuch der Naturwissenschaft» Band III, 1913, Artikel «Erdrinde».

233 *Viscum pini oder Viscum mali:* Benannt nach dem Wirtsbaum, der Kiefer bzw. dem Apfelbaum.

NAMENREGISTER

(* = ohne Namensnennung)

ÜBER DIE VORTRAGSNACHSCHRIFTEN

*Aus Rudolf Steiners Autobiographie
«Mein Lebensgang» (35. Kap., 1925)*

Es liegen nun aus meinem anthroposophischen Wirken zwei Ergebnisse vor; erstens meine vor aller Welt veröffentlichten Bücher, zweitens eine große Reihe von Kursen, die zunächst als Privatdruck gedacht und verkäuflich nur an Mitglieder der Theosophischen (später Anthroposophischen) Gesellschaft sein sollten. Es waren dies Nachschriften, die bei den Vorträgen mehr oder weniger gut gemacht worden sind und die – wegen mangelnder Zeit – nicht von mir korrigiert werden konnten. Mir wäre es am liebsten gewesen, wenn mündlich gesprochenes Wort mündlich gesprochenes Wort geblieben wäre. Aber die Mitglieder wollten den Privatdruck der Kurse. Und so kam er zustande. Hätte ich Zeit gehabt, die Dinge zu korrigieren, so hätte vom Anfange an die Einschränkung «Nur für Mitglieder» nicht zu bestehen gebraucht. Jetzt ist sie seit mehr als einem Jahre ja fallen gelassen.

Hier in meinem «Lebensgang» ist notwendig, vor allem zu sagen, wie sich die beiden: meine veröffentlichten Bücher und diese Privatdrucke in das einfügen, was ich als Anthroposophie ausarbeitete.

Wer mein eigenes inneres Ringen und Arbeiten für das Hinstellen der Anthroposophie vor das Bewußtsein der gegenwärtigen Zeit verfolgen will, der muß das an Hand der allgemein veröffentlichten Schriften tun. In ihnen setzte ich mich auch mit alle dem auseinander, was an Erkenntnisstreben in der Zeit vorhanden ist. Da ist gegeben, was sich mir in «geistigem Schauen» immer mehr gestaltete, was zum Gebäude der Anthroposophie – allerdings in vieler Hinsicht in unvollkommener Art – wurde.

Neben diese Forderung, die «Anthroposophie» aufzubauen und dabei nur dem zu dienen, was sich ergab, wenn man Mitteilungen aus der Geist-Welt der allgemeinen Bildungswelt von heute zu übergeben hat, trat nun aber die andere, auch dem voll entgegenzukommen, was aus der Mitgliedschaft heraus als Seelenbedürfnis, als Geistessehnsucht sich offenbarte.

253

Da war vor allem eine starke Neigung vorhanden, die Evangelien und den Schrift-Inhalt der Bibel überhaupt in dem Lichte dargestellt zu hören, das sich als das anthroposophische ergeben hatte. Man wollte in Kursen über diese der Menschheit gegebenen Offenbarungen hören.

Indem interne Vortragskurse im Sinne dieser Forderung gehalten wurden, kam dazu noch ein anderes. Bei diesen Vorträgen waren nur Mitglieder. Sie waren mit den Anfangs-Mitteilungen aus Anthroposophie bekannt. Man konnte zu ihnen eben so sprechen, wie zu Vorgeschrittenen auf dem Gebiete der Anthroposophie. Die Haltung dieser internen Vorträge war eine solche, wie sie eben in Schriften nicht sein konnte, die ganz für die Öffentlichkeit bestimmt waren.

Ich durfte in internen Kreisen in einer Art über Dinge sprechen, die ich für die öffentliche Darstellung, wenn sie für sie von Anfang an bestimmt gewesen wären, hätte anders gestalten *müssen*.

So liegt in der Zweiheit, den öffentlichen und den privaten Schriften, in der Tat etwas vor, das aus zwei verschiedenen Untergründen stammt. Die ganz öffentlichen Schriften sind das Ergebnis dessen, was in mir rang und arbeitete; in den Privatdrucken ringt und arbeitet die Gesellschaft mit. Ich höre auf die Schwingungen im Seelenleben der Mitgliedschaft, und in meinem lebendigen Drinnenleben in dem, was ich da höre, entsteht die Haltung der Vorträge.

Es ist nirgends auch nur in geringstem Maße etwas gesagt, was nicht reinstes Ergebnis der sich aufbauenden Anthroposophie wäre. Von irgend einer Konzession an Vorurteile oder Vorempfindungen der Mitgliedschaft kann nicht die Rede sein. Wer diese Privatdrucke liest, kann sie im vollsten Sinne eben als das nehmen, was Anthroposophie zu sagen hat. Deshalb konnte ja auch ohne Bedenken, als die Anklagen nach dieser Richtung zu drängend wurden, von der Einrichtung abgegangen werden, diese Drucke nur im Kreise der Mitgliedschaft zu verbreiten. Es wird eben nur hingenommen werden müssen, daß in den von mir nicht nachgesehenen Vorlagen sich Fehlerhaftes findet.

Ein Urteil über den Inhalt eines solchen Privatdruckes wird ja allerdings nur demjenigen zugestanden werden können, der kennt, was als Urteils-Voraussetzung angenommen wird. Und das ist für die allermeisten dieser Drucke *mindestens* die anthroposophische Erkenntnis des Menschen, des Kosmos, insofern sein Wesen in der Anthroposophie dargestellt wird, und dessen, was als «anthroposophische Geschichte» in den Mitteilungen aus der Geist-Welt sich findet.

RUDOLF STEINER GESAMTAUSGABE

Gliederung nach: Rudolf Steiner – Das literarische
und künstlerische Werk. Eine bibliographische Übersicht
(Bibliographie-Nrn. *kursiv* in Klammern)

A. SCHRIFTEN

I. Werke

Goethes Naturwissenschaftliche Schriften, eingeleitet und kommentiert von R. Steiner,
  5 Bände, 1884–97, Neuausgabe 1975, *(1a–e)*; separate Ausgabe der Einleitungen, 1925 *(1)*

Grundlinien einer Erkenntnistheorie der Goetheschen Weltanschauung, 1886 *(2)*

Wahrheit und Wissenschaft. Vorspiel einer «Philosophie der Freiheit», 1892 *(3)*

Die Philosophie der Freiheit. Grundzüge einer modernen Weltanschauung, 1894 *(4)*

Friedrich Nietzsche, ein Kämpfer gegen seine Zeit, 1895 *(5)*

Goethes Weltanschauung, 1897 *(6)*

Die Mystik im Aufgange des neuzeitlichen Geisteslebens und ihr Verhältnis zur modernen
  Weltanschauung, 1901 *(7)*

Das Christentum als mystische Tatsache und die Mysterien des Altertums, 1902 *(8)*

Theosophie. Einführung in übersinnliche Welterkenntnis und Menschenbestimmung,
  1904 *(9)*

Wie erlangt man Erkenntnisse der höheren Welten? 1904/05 *(10)*

Aus der Akasha-Chronik, 1904–08 *(11)*

Die Stufen der höheren Erkenntnis, 1905–08 *(12)*

Die Geheimwissenschaft im Umriß, 1910 *(13)*

Vier Mysteriendramen: Die Pforte der Einweihung – Die Prüfung der Seele – Der Hüter
  der Schwelle – Der Seelen Erwachen. 1910–13 *(14)*

Die geistige Führung des Menschen und der Menschheit, 1911 *(15)*

Anthroposophischer Seelenkalender, 1912 *(in 40)*

Ein Weg zur Selbsterkenntnis des Menschen, 1912 *(16)*

Die Schwelle der geistigen Welt, 1913 *(17)*

Die Rätsel der Philosophie in ihrer Geschichte als Umriß dargestellt, 1914 *(18)*

Vom Menschenrätsel, 1916 *(20)*

Von Seelenrätseln, 1917 *(21)*

Goethes Geistesart in ihrer Offenbarung durch seinen Faust und durch das Märchen von
  der Schlange und der Lilie, 1918 *(22)*

Die Kernpunkte der sozialen Frage in den Lebensnotwendigkeiten der Gegenwart und
  Zukunft, 1919 *(23)*

Aufsätze über die Dreigliederung des sozialen Organismus und zur Zeitlage 1915–1921 *(24)*

Kosmologie, Religion und Philosophie, 1922 *(25)*

Anthroposophische Leitsätze, 1924/25 *(26)*

Grundlegendes für eine Erweiterung der Heilkunst nach geisteswissenschaftlichen
  Erkenntnissen, 1925. Von Dr. R. Steiner und Dr. I. Wegman *(27)*

Mein Lebensgang, 1923–25 *(28)*

II. Gesammelte Aufsätze

Aufsätze zur Dramaturgie 1889–1901 *(29)* – Methodische Grundlagen der Anthroposophie 1884–1901 *(30)* – Aufsätze zur Kultur- und Zeitgeschichte 1887–1901 *(31)* – Aufsätze zur Literatur 1886–1902 *(32)* – Biographien und biographische Skizzen 1894–1905 *(33)* – Aufsätze aus «Lucifer-Gnosis» 1903–1908 *(34)* – Philosophie und Anthroposophie 1904–1918 *(35)* – Aufsätze aus «Das Goetheanum» 1921–1925 *(36)*

III. Veröffentlichungen aus dem Nachlaß

Briefe – Wahrspruchworte – Bühnenbearbeitungen – Entwürfe zu den Vier Mysteriendramen 1910–1913 – Anthroposophie. Ein Fragment aus dem Jahre 1910 – Gesammelte Skizzen und Fragmente – Aus Notizbüchern und -blättern – *(38–47)*

B. DAS VORTRAGSWERK

I. Öffentliche Vorträge

Die Berliner öffentlichen Vortragsreihen, 1903/04 bis 1917/18 *(51–67)* – Öffentliche Vorträge, Vortragsreihen und Hochschulkurse an anderen Orten Europas 1906–1924 *(68–84)*

II. Vorträge vor Mitgliedern der Anthroposophischen Gesellschaft

Vorträge und Vortragszyklen allgemein-anthroposophischen Inhalts – Christologie und Evangelien-Betrachtungen – Geisteswissenschaftliche Menschenkunde – Kosmische und menschliche Geschichte – Die geistigen Hintergründe der sozialen Frage – Der Mensch in seinem Zusammenhang mit dem Kosmos – Karma-Betrachtungen – *(91–244)* Vorträge und Schriften zur Geschichte der anthroposophischen Bewegung und der Anthroposophischen Gesellschaft – Veröffentlichungen zur Geschichte und aus den Inhalten der Esoterischen Schule *(251–270)*

III. Vorträge und Kurse zu einzelnen Lebensgebieten

Vorträge über Kunst: Allgemein-Künstlerisches – Eurythmie – Sprachgestaltung und Dramatische Kunst – Musik – Bildende Künste – Kunstgeschichte – *(271–292)* – Vorträge über Erziehung *(293–311)* – Vorträge über Medizin *(312–319)* – Vorträge über Naturwissenschaft *(320–327)* – Vorträge über das soziale Leben und die Dreigliederung des sozialen Organismus *(328–341)* – Vorträge für die Arbeiter am Goetheanumbau *(347–354)*

C. DAS KÜNSTLERISCHE WERK

Originalgetreue Wiedergaben von malerischen und graphischen Entwürfen und Skizzen Rudolf Steiners in Kunstmappen oder als Einzelblätter: Entwürfe für die Malerei des Ersten Goetheanum – Schulungsskizzen für Maler – Programmbilder für Eurythmie-Aufführungen – Eurythmieformen – Entwürfe zu den Eurythmiefiguren – Wandtafelzeichnungen zum Vortragswerk, u. a.

Die Bände der Rudolf Steiner Gesamtausgabe
sind innerhalb einzelner Gruppen einheitlich ausgestattet.
Jeder Band ist einzeln erhältlich.